国家级实验教学示范中心
基础医学实验教学系列教材

医学机能学实验

第 3 版

主　编　薛　冰

副主编　李　勤　刘慧青　江　虹
　　　　王婧婧　于　卉　马　湉

编　委（按姓氏笔画排序）

山东大学	于　卉	于书彦	马　湉	马剑峰	马雪莲	王　贞
	王　进	王　越	王　蓉	王双连	王建丽	王姿颖
	王婧婧	刘　杰	刘　萍	刘慧青	江　虹	孙　霞
	苏　擘	李　莉	李　勤	李景新	杨贵忠	张　茜
	陈　琳	陈　融	陈哲宇	周玉琴	姚　伟	柴丽娟
	徐红岩	高建新	郭晓笋	崔　敏	蒋　凡	潘　芳
	薛　冰	魏欣冰				
中南大学	向　阳	徐志文	黄艳红			
中山大学	李　乐	谈　智				
吉林大学	李　晶	郭丽荣				
南方医科大学	张　犁					

科学出版社

北京

内 容 简 介

本教材将同属于机能学科的生理学、药理学、病理生理学、医学心理学和神经生物学的实验教学内容融合成涵盖五个学科的医学机能学实验。编写内容包括五部分，第一篇为医学机能学实验总论，介绍本实验课程的由来、常用仪器设备、实验基本操作技术等。第二篇为基本实验，分五章介绍五个学科的经典实验。第三篇为涉及多学科相关内容的融合实验，旨在培养学生综合分析能力。第四篇是创新实验，培养学生在现有知识基础上，就感兴趣的问题展开思考与研讨，创建科学假说，设计实验加以证实，提高学生创新思维能力。书末为附录，列举常用试剂配制、给药剂量计算、不同实验动物相关生理参数等，以备读者在实验过程中查阅。

本实验教材适合医学院校医、口腔、卫生、护理、药学、检验、影像等多专业本科及长学制学生使用，也可供相关专业研究生参考。

图书在版编目(CIP)数据

医学机能学实验 / 薛冰主编. —3 版. —北京：科学出版社，2019.1
基础医学实验教学系列教材
ISBN 978-7-03-057899-0

Ⅰ. ①医… Ⅱ. ①薛… Ⅲ. ①实验医学–医学院校–教材 Ⅳ. ①R-33

中国版本图书馆 CIP 数据核字(2018)第 127868 号

责任编辑：王锞韫　胡治国 / 责任校对：郭瑞芝
责任印制：赵　博 / 封面设计：王　融

斜 学 虫 版 社 出版

北京东黄城根北街 16 号
邮政编码：100717
http://www.sciencep.com

北京天宇星印刷厂印刷

科学出版社发行　各地新华书店经销
*

2007 年 8 月第 一 版　开本：787×1092　1/16
2019 年 1 月第 三 版　印张：16 1/2
2024 年 8 月第九次印刷　字数：355 000

定价：65.00 元
（如有印装质量问题，我社负责调换）

前　言

　　实验教学是培养创新型人才的重要环节，新的医学机能学实验课程强调实验教学在培养学生实践和创新能力方面的作用，与时俱进，契合现代化的教学理念和改革思路。在教育部"新世纪初高等教育教学改革世界银行贷款项目"资助下，山东大学建立了医学机能学实验课程，将全部医学机能学实验划分成三个层面，即基本实验、融合实验和创新实验。2007年出版了《医学机能学实验》第1版教材。2013年，在第1版基础上出版了《医学机能学实验》第2版。与第1版相比，第2版将第1版内容由三篇改为四篇，调整部分实验内容，增加了融合实验及创新实验。另外，又邀请兄弟院校的教师扩增了部分实验。

　　进入21世纪，以信息科学和网络技术为代表的现代科技渗透到社会的各个领域，也为医学实验教学的发展带来了新的机遇。抓住这个契机，2006年山东大学在医学基础和临床技能两个实验中心基础上组建医学虚拟仿真实验教学中心，2013年获批第一批国家级虚拟仿真实验中心。

　　把教材和网络虚拟实验有机结合起来，是建立虚拟与实训有机结合为特征的完整的医学实验教学体系的主要环节之一。因此设计利用网络手段把文字教材和网络资源有机整合起来，撰写第3版《医学机能学实验》。第3版教材沿用第2版格式，分为机能学实验总论、基本实验、融合实验、创新实验四篇。在实验中插入二维码和虚拟实验平台网络链接，学生可以扫描二维码观看实验视频或登录虚拟实验平台，进行虚拟实验操作。

　　实验教学改革依旧处于探索过程中，加之编者水平所限，教材中不足之处在所难免，恳请同行专家及同学们批评指正。

编　者
2017年12月于济南

目　　录

第一篇　机能学实验总论

第二篇　基 本 实 验

第三篇　融合实验

第四篇　创　新　实　验

第一篇　机能学实验总论

第一章　绪　论

医学机能学实验课程是探讨生物体功能代谢机制的实验科学。主要侧重于从整体及器官系统水平上，以实验动物为对象研究机体正常及异常生命活动变化的原因和机制。本课程在医学实验教学改革过程中由多门基础医学实验课程合并形成。

一、医学机能学实验课程的由来及教学改革实践过程

新中国成立以来，山东大学乃至全国的医学教育，在很长一段时间里一直沿袭传统的教学模式。将医学知识分解到基础与临床多个学科进行教学，各学科教师分别讲解相关的一部分知识，在讲解理论知识的同时进行相应的实验教学。实验教学的主要目的是验证理论知识，便于学生理解和记忆。因此，实验教学成为理论教学的附属，实验内容仅限于某个学科，不利于学生综合分析能力的提高。

随着医学科学的发展与进步，我国对高等医学教育也提出了更高的要求，特别是改革开放以来，社会急需实践和创新能力强的医学生。形势的发展促使医学教育工作者必须不断地进行与要求相适应的教学改革。最初，机能学部分学科在实验内容和教学方法上进行了一些改革探索，如生理学、病理生理学、药理学等在长学制的实验课程中增加了综合性和创新性实验项目，在提高学生的综合思维和创新意识方面取得了一定的经验。病理生理学将病例分析的教学方法从课堂教学扩展到实验教学，强化了临床思维能力的培养。

新形势下要求我们的教育要面向世界、面向未来。纵观全球的医学基本教育模式，大致分为以下三种。

1. 以器官系统为中心的教学模式　欧美多数医学院及受欧美影响较大的国家和地区的医学院多采用这种教学模式，但不同大学的教学模式又不完全一致。例如，美国的哈佛医学院，2007～2008学年课程整合计划如下：前2年包括化学和生物学；遗传、胚胎与生殖；生理学；人体；免疫、微生物与传染病；人类神经系统与行为；人体系统模块Ⅰ（由皮肤病学、呼吸、心血管和血液学构成）；人体系统模块Ⅱ（由胃肠病、肌肉与骨骼、肾、内分泌与生殖构成）；此外，还开设患者与医师、药理学、人体病理学、批判性阅读医学文献、社会医学、预防医学与营养等课程。美国加州大学洛杉矶分校戴维盖芬医学院，则将医学生前2年开设的课程分成9个模块。医学基础Ⅰ包括病理过程、遗传、分子与细胞生物学和基础免疫；心血管、肾和呼吸医学Ⅰ包括解剖、组织病理、生理、生化、遗传、影像和病理生理学；胃肠、内分泌和生殖医学Ⅰ包括解剖、组织病理、生化、营养、遗传和

病理生理学；肌肉骨骼医学包括解剖、影像、组织病理、药理和病理生理学；医学神经科学 I 包括神经解剖、组织病理、神经生物、影像、药理和病理生理学；医学基础 II 包括药理、微生物、免疫、临床试验与流行病学、传染病和肿瘤学；胃肠、内分泌和生殖医学 II 包括内分泌、生殖健康与疾病、消化系统疾病、性病、皮肤病、治疗学、预防医学；医学神经科学 II 包括神经解剖、神经生物、精神病理、神经病和精神药理；心血管、肾和呼吸医学 II 包括病理、病理生理、高血压、生殖疾病、治疗学、临床试验和流行病学、预防医学等。

2. 以问题为基础的教学模式（PBL 模式） 在 20 世纪 60 年代，北美一些医学院开发出该教学模式，强调基础医学与临床实际结合，医学生从入校开始，就接触临床病例，针对实际病例中的问题展开学习，学习方式以自学和讨论为主。目前，欧美越来越多的医学院校引入此种教学模式。我国部分医学院校近年来也开始试点这种教学模式。

3. 以学科为中心的教学模式 该模式将医学教育分为临床医学与基础医学两大学科；基础医学课程主要包括生物化学、分子生物学、细胞生物学、神经生物学、解剖、组织胚胎、生理、心理、病原微生物、寄生虫、遗传、免疫、病理解剖、病理生理及药理学等。基本上每门课程都开设相应的实验课，并配备专用的教学实验室。医学生在学完基础医学课程后，再进行临床医学，即内、外、妇、儿、眼、耳、鼻、喉、口腔及临床辅助诊治技术的学习。此种教学模式是我国一直沿用的教学模式。通过这种教学模式，我们培养了大批临床医学和医学教育的优秀人才。

但教学实践中我们也体会到了这种教学模式存在的问题。

（1）系统完整的知识被人为分成的诸多学科所分割：机体是由多个系统构成的整体，生命的意义在于整体性，健康的机体必然能够在神经体液调节下，保持内环境稳定（homeostasis）。内环境必定能够与外界环境相协调。

疾病概念最重要的内涵是反映系统性和整体性的紊乱，是系统性疾病，不是学科病。用药或任何方法治疗患者更应注意其全身性反应。死亡的概念是"脑死亡"，脑死亡反映机体作为一个整体功能的永久停止。从健康到病死一直贯穿着"系统性和整体性"这条主线。医学教育必须尽量地体现"系统性和整体性"，如生理学课程讲正常心脏为什么按一定的节律搏动；1 年后病理生理学课程讲有病的心脏为什么会出现心律不齐、心肌收缩力下降及其对机体的影响；药理学课程讲用什么药治疗心律不齐和心肌收缩力下降；心理学课程再讲情绪变化怎么样影响心律和心肌收缩力。"心脏功能"这一完整知识的学习就在 2 年多的时间内，由四个教研室分割成四段完成基础部分，之后再由临床课继续。每讲一门课时必须有一定的重复，同时又都不是一个完整的知识。

因此，进行教学改革的目标之一应该是淡化学科界限，整合课程内容。注重"系统性"和"整体性"教学。教学实践中遇到的问题强烈地促使我们要进行教学改革，实现从以学科为中心到重视系统化和整体化知识的教育观念转变。

（2）实验教学投入效益差：四个医学机能学教研室，均有教学实验室，并独立进行实验教学。实验方法相近，许多实验用仪器相同，有些实验内容也重叠。学校有限的教学经费只能分散投资、重复投资，易造成投入不足、利用率低。

（3）师生对实验课重视程度不够：实验课教学从属于理论课（内容），主要目的是验证课堂所学理论。

（4）越来越难以验证课堂讲授的理论：随着医学科学的发展进步，理论教学内容越来越深入（已达到分子水平），越来越难以通过实验教学来验证课堂教学内容。迫使我们提出逆向思维：学生是不是应该去验证所学习的理论？应该验证多少理论？

（5）心理学实验教学需要加强：随着生物医学模式向生物-心理-社会医学模式的转变，理应努力强化心理学教学，尤其是实验课教学。

鉴于这些问题，我们究竟是按传统模式发展，还是需要进行改革？

2000年在教育部"新世纪初高等教育教学改革世界银行贷款项目"、基础医学形态-机能学实验课程教学体系改革研究（2000～2004）和山东省教育厅"课程建设项目"医学机能学课程的支持下，我们开始对机能学学科的实验教学进行改革。

改革目的主要是解决两个问题：①强化系统性、整体性知识的学习。②强化实验课教学。

项目改革的可行性分析：若按系统进行理论课教学改革，会带来许多问题，如打乱整个教学秩序、重编所有教材。另外，目前教师的知识结构也难以适应。而通过实验课教学体现系统性教学可行，编写按系统融合的实验课教材相对容易；教师备课难度相对较小；教学管理部门修改教学计划也相对容易。

改变实验课附属于理论课教学模式的工作设想：设想将一个系统的生理学、病理生理学、药理学和医学心理学的分段实验教学内容有机地结合起来，形成一个包括该系统生理学特征、病理生理学改变、药物治疗和心理干预在内的、系统化的、整体化的综合实验。再将若干系统的综合实验有机统一成为一门独立的实验课程。实验课不再是各科理论课教学的附属内容，而成为一门新的独立课程"医学机能学实验课程"。通过融合性的实验课把学生在课堂上学到的分散的理论知识系统化、整体化。在实验教学领域实现从以学科为中心到以器官和系统为中心的教学模式的转变，从而创建一个传授系统性知识、培养一定研究能力和创新性思维的独立的实验性课程体系。

医学的实践性很强，需要理论联系实际，实验教学是理论联系实际的重要环节。实验课教学直观性强，能提高学生认识客观事物的能力，在培养学生的基本技能与综合素质方面，是课堂教学不能比拟的。

教学改革实践：首先在实验室合并与共享实验平台基础上，将原属于生理学、药理学和病理生理学的实验室进行合并，成立医学机能学实验室，之后更名为医学机能学实验教学平台。将原属于生理学、病理生理学、药理学和医学心理学的实验教学从理论教学中剥脱出来，按照实验性质和器官系统进行整合，在各学科基本实验基础上又创建了部分综合性实验项目，开设了部分以学生自行设计为主的创新实验，形成由机能学实验技能基本训练、各学科经典实验、综合实验和创新实验四大主要模块组成的全新的医学机能学实验课程。

2006年，我校医学基础实验教学中心被评为全国首批医学类国家级实验教学示范中心，医学机能学课程也进入了总结经验、深化改革阶段。具体改进如下：①增加了部分新的融合实验项目（注：此时将原综合实验更名为融合实验），并对原有的融合项目进行了改进和完善，使融合实验项目的质量得到进一步提高；②增加了神经生物学实验内容，使机能学课程包含了五门理论课程的相关知识和方法，学科融合性进一步加强；③调整开课时间，将基本技能训练和各学科经典实验与各学科理论教学同步进行，加强经典实验在强化理论教学方面的功能，使实验教学与理论教学的结合更加紧密。融合和创新实验在各相关理论课程结束后进行，进一步强化这些实验项目在提高学生实践能力、综合思维和创新意识方面的职能。在此思路下修订了《医学机能学实验》教材，由胡维诚教授任主编、机能学全体教师参与的该教材第 1 版于 2007 年由科学出版社出版。2013 年在第 1 版教材的基础上，李瑞峰教授作为主编撰写第 2 版教材。此次改版将医学机能学实验总论单列一章，同时对部分实验内容进行调整，增加了融合实验及创新实验项目。

进入 21 世纪，以信息科学和网络技术为代表的现代科技渗透到社会的各个领域，也为医学实验教学的发展带来新的机遇。医学教育的目的是为社会培养优秀的医学人才，实践能力培养在医学教育中具有非常重要的作用。传统的医学实验教学以实训为主，该模式受实验室空间和实验学时的限制，需要消耗大量的实验动物及人体标本。如何利用先进的信息科学和网络技术，在新形势下改革传统实验教学模式，培养创新型人才，是一个具有挑战性和战略意义的研究课题。抓住这个契机，2006 年山东大学组建医学虚拟仿真实验教学中心，将学校的优质教学资源、教师的学术研究成果与信息网络技术相结合，开发功能学虚拟实验平台，形成了以虚拟与实训有机结合为特征的完整的医学实验教学体系。2013 年获批第一批国家级虚拟仿真实验中心。医学虚拟实验平台的建立大大提升了医学实验教学的深度和广度，拓展了实验教学空间，增强了学生自主学习能力，形成了以虚拟与实训有机结合为特征的完整的医学实验教学体系。

二、医学机能学实验课程学习目的

医学机能学实验课程的学习目的主要有三：①培养动手能力。医学在很大程度上属于实践科学，医学生的教育必须要有良好的实践教学，仅仅通过理论教学，培养不出合格的医师。医学机能学实验课程是学习基础医学阶段唯一在活体动物进行手术操作的实验教学，是在动物身上进行手术操作能力的训练。对于培养学生的实际动手能力至关重要，要求学生对实验动物要像对待人体一样。如何持刀、持剪，如何使每一刀、每一剪，达到心中有底、踏实、不盲目等，从该阶段就要规范。为此，机能实验平台进行了手术无影灯及手术示教设备建设。逐步实现实验前教师为学生示范手术操作，通过反复示教，使学生的规范操作成为习惯，成为自然。②培养运用知识解决问题的能力。医学机能学实验课中的部分实验尤其是融合实验，融合了多学科的知识和技能，目的是通过这些实验提高学生综合运用多学科知识解决问题的能力，使学生能够通过实验课将学过的多学科知识进行融汇整理，转变成能够应用的东西。③培养创新思维能力。创新实验是学生根据所学的知识和实验技术，就自己感兴趣的问题建立科学假说，并设计实验加以证实。通过实验设计，在训练所有医学生的创新意识的同时，对于一些学有余力、创新能力强的学生还采用开放实验室和指导他们参加大学生创新训练等方法使这部分学生的创新能力得到进一步提高。

三、医学机能学实验课程要求及注意事项

本课程是用活体动物进行医学实验，其结果对今后从事的临床工作有重要启迪作用，

要严肃认真对待。做到操作规范、一丝不苟；观察结果认真、仔细，结果记录客观、真实；实验结论依据充分。课前做好预习，事先预测实验结果，通过实验验证预测结果，最后得出科学结论。

从医学机能学实验阶段开始，手术操作要基本上以临床医师进行手术需达到的标准来要求。医务人员的基本素质就是要干净利落、井井有条、严肃认真、有条不紊。

通过开展创新性实验，使学生掌握和运用现代化的实验技术和方法，从而提高学生勇于创新、独立思考、发现问题并运用综合知识解决问题的能力，发挥学生的主动性和创造性。在实验工作中，培养学生对科学工作严肃的态度、严格的要求、严密的方法、实事求是的作风和团结协作的精神。为了实现其目的，要求学生做到下列几个方面。

1. 实验前

（1）仔细阅读实验讲义，了解本次实验的目的要求，充分理解实验原理，熟悉实验步骤、操作程序、实验项目和注意事项。

（2）结合实验内容复习有关理论，做到充分理解。

（3）预测该实验各个步骤可能得到的结果，对预期的实验结果能做出合理的解释。

（4）注意和估计实验中可能发生的误差，并制订防止误差的措施。

2. 实验中

（1）保持实验室的安静，不得进行与实验无关的活动。

（2）注意爱护实验动物和标本，使其始终处于良好的机能状态。按照操作规程正确使用仪器和手术器械。爱护公物，注意节省实验器材和药品。注意安全，严格按照正规方式捉拿动物。

（3）仔细、耐心地观察实验中出现的现象，随时客观地记录实验结果，及时加上必要的文字注释，不可单凭记忆，以免发生错误或遗漏。在实验过程中，实验条件应始终保持一致，如有变动，应加文字说明。

（4）结合有关理论知识对实验结果进行分析，若出现非预期结果，应分析其原因。

3. 实验后

（1）整理实验仪器和用具，关闭仪器、设备的电源开关。清洗、擦干手术器械并安放整齐。清点实验用具，如有损坏或短少应立即报告指导教师。按规定妥善处理实验后的动物和标本。

（2）整理实验记录，对实验结果进行分析讨论，做出实验结论。

（3）认真撰写实验报告，按要求及时交给指导教师评阅。

四、实验观察指标的选择

医学机能学实验室是对人体或动物的生理机能及致病因子、药物引起的机能变化进行实验观察，探讨各种生理机能活动及其异常变化的规律和机制、药物的治疗作用及作用机制。因此，选择实验观察指标应注意以下几点。

1. 该观察指标能灵敏、可靠地反映实验对象的某种机能活动及其变化过程。例如，可采用动脉血压、心率、心排血量和通过计算所得到的外周血管阻力为指标，观察心血管活动及某些因素对心血管活动的影响；采用呼吸运动或膈神经放电为指标，观察呼吸中枢的节律性活动及某些因素对呼吸运动的影响；采用尿量为指标，观察某些因素对尿生成的影响等。

2. 尽量采用可测量的观察指标。因为可测量的指标能客观、精确地反映被观察的机能活动的变化及变化程度，从而消除主观或模棱两可的因素对实验结果判断的影响。而且生物学的实验结果常常受到实验动物本身的机能状况、环境因素等多方面的影响，采用可测量指标所获得的结果数据，可经统计学处理，以判定观察指标的变化是否显著，实验结果有无统计学意义。前面列举的几项实验观察指标均属于可测量指标，其变化数据可通过仪器测量而获得。

3. 有些实验的结果难以用仪器定量记录，但应能客观、具体、准确地描述或用摄像、照相的方法进行记录，如去大脑僵直、大脑皮质机能定位、动物一侧迷路破坏的效应、微循环的观察等实验的结果。有些实验，如微循环的观察，还能应用动态图像分析系统实时记录和分析某些指标数据的变化。

五、实验结果的观察、记录与处理

在实验过程中，要仔细、耐心地观察并及时记录每项实验出现的结果。若出现非预期结果或其他异常现象，也应如实记录。实验记录要做到客观、具体、清楚、完整，如刺激的种类、强度、时间，所用药物的名称、剂量、给药时间和途径，动物或标本对刺激或药物的反应性质、特征、强度、持续时间、变化过程等，都应逐一记录。在每次刺激或给药前，均要有正常对照，以便与刺激或给药后的变化进行对比，要等前一项实验的结果恢复正常后再进行下一项实验。为了保证实验结果真实可靠，并便于分析，实验条件应始终保持一致，如环境温度、动物的机能状态、刺激条件等。如果出现可能影响实验结果的非实验因素，也应及时做文字说明。

实验记录的结果必须进行整理和分析，以明确其可靠性，分析其产生的原因或机制，得出正确的结论。

实验中得到的结果数据，一般称为原始资料。原始资料可分为测量资料和计数资料两大类。测量资料是以数值大小来表示某事物变化的程度，如心率、血压值、血流量、呼吸频率、尿量、血糖浓度、神经冲动频率等。这类资料可用测量仪器测量获得，也可通过测量实验描记的曲线而得到。计数资料是清点数目所得到的结果，如动物实验中记录存活或死亡动物的数目，又如白细胞分类计数等。在取得一定数量标本的原始资料后，即可进行统计学处理，得到可用来对实验结果某些规律性进行适当评价的数值。有些数值，如率、比、平均数、标准差、标准误、相关系数等，称为统计指标。为了便于比较和分析，经统计学处理的结果数据，可用表格或绘图表示。用表格表达实验结果，应事先制出完善的表格。一般将观察项目列在表内左侧，由上而下逐项填写。表内右侧可按时间或数量变化的顺序或不同的观察指标，由左至右逐个写入相应的结果数据，包括均数及标准差或标准误。

绘图表达实验结果，需要周密设计和精心制图，来准确表示实验中某变量的增减或变化过程及诸变量之间的相互关系，使人一目了然，易于理解和便于分析。常用于表达实验结果的图形有直方图和坐标图。

1. 直方图　直方图适用于比较在不同情况下所收集到的一系列不连续的或性质不同的数据。例如，从健康受试者在安静和进行不同强度劳动时测定的能量代谢率或从不同种类的动物收集到安静状态下的血压、心率、呼吸频率等数据，均可用直方图来比较（图 1-1-1）。

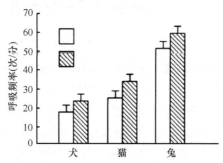

图 1-1-1　实验前后犬、猫和兔的呼吸频率变化直方图

直方图也可用于组间某变量的比较，但各组的直方图应能被区分开来。绘制直方图时，各组直方图的宽度应相同，长度表示该组结果数据的均数；其标准差或标准误的表示方法是在直方图的顶端划一适当长度的垂直线，并在线的两端划一水平短线。

2. 坐标图　当两个相关联的变量呈连续变化时，可采用绘制坐标图（曲线图）的形式表示。例如，在刺激或药物作用下血压的变化过程，可用坐标图表示。绘制坐标图时，一般以横坐标表示的变量不受实验因素影响（如时间）；纵坐标表示的变量是实验因素（如刺激、药物等）引起的变化。可分别将对照组和实验组变量的各数据点连接起来绘成曲线，以表示各组数据变化的过程或趋势（图 1-1-2）。

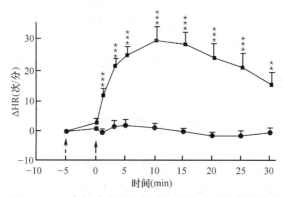

图 1-1-2　室旁核内微量注射荷包牡丹碱对心率的影响

ΔHR 心率的变化（次/分，均值±标准误）；↑注射生理盐水（NS）（0.5μl）；↑注射 NS（0.5μl）或荷包牡丹碱（4μg/0.5μl）；●-●NS 对照组（n=10）；■-■荷包牡丹碱（n=10）；与 NS 对照组比较，**$P<0.01$，***$P<0.001$

曲线中各数据点的数值是样本的变量在该点的均数，其标准差或标准误的表示方法与"直方图"中所述相同。通常将对照组和实验组相同指标的数据变化曲线绘制在同一坐标图上，以便组间比较，但需将各组的曲线加以区分，以便识别。坐标图的纵横两轴应有标目，标目如有单位必须注明。坐标轴上的标度应长短适当，使绘出的曲

线在图中均匀分布，不致过于集中。绘图完成后，必须注明图号、图题和图注，图注应明确简练。

凡有曲线记录的实验，应保持曲线记录的客观性，不可随意修改或取舍。整理曲线图时，应在图上标注说明，要有刺激记号、时间记号等。

六、实验报告的书写要求

实验报告是对实验的总结，也是机能学实验课的一项基本训练。通过书写实验报告，可以熟悉撰写科学论文的基本格式，学会绘制图表的方法，可以应用学过的有关理论知识或查阅有关文献资料，对实验结果进行分析和解释，做出实验结论，从而使学生应用知识、独立思考、分析和解决问题的能力及书写能力得到提高，为将来撰写科学论文打下良好基础。因此，学生应以科学的态度，严肃认真地独立完成实验报告的书写，不应盲目地抄袭书本和他人的实验报告，文字要简练、通顺、书写清楚、整洁。

书写实验报告时应注意以下几点。

1. 实验题目

2. 实验目的

3. 对象与方法　方法和步骤简写。如仪器方法有变动，可作简要说明。

4. 实验结果　是实验中最重要的部分，应将实验中所观察到和记录到的现象真实、正确、详细地记述。如有曲线记录，应进行整理，合理剪贴，并附以图注和必要的文字说明。若原始的曲线记录图只有一份，同实验组的其他同学可采用复印等方法加以解决。有些实验的结果数据，可绘制成图表来表达。

5. 讨论和结论　根据已知的理论知识对结果进行解释和分析。分析推理要有根据，符合逻辑，还要指出实验结果的理论或实际意义。如果出现非预期的结果，应考虑和分析其他可能存在的原因。结论是从实验结果和讨论中归纳出的一般的、概括性的判断，即本次实验所验证的概念或理论的简要总结。结论还应与本次实验的目的相呼应。结论的书写应简明扼要、概括性强，不要罗列具体的结果，也不能轻易推断或引申。未能在实验结果中得到充分证据的理论分析不应写入结论。

七、实验室守则

1. 实验前认真阅读实验讲义，了解实验目的、内容和要求。必要时身穿隔离衣，按时进入实验室，实验时因故外出或早退应向指导教师请假。

2. 保持实验室安静、整洁，认真听取指导教师的讲解及示教，培养有条不紊的工作习惯。

3. 严格按照操作规范进行实验操作，小组同学要相互配合，密切观察实验过程中出现的现象并随时做好记录。培养严谨、认真、求实的科学态度。

4. 各组实验仪器和器材由本组自己使用，不得与他组调换，以免混乱。如仪器发生故障，应及时报告给指导教师，以便修理或更换，不要自行拆卸或修理。因违反操作规程而损坏仪器设备要赔偿。

5. 爱护公共财物，注意节约各种实验器材和用品。

6. 节约试剂及药品，用前必须看清标签，取出药品后盖好瓶盖，放回原处，避免污染。

7. 实验结束后将手术器材洗净、擦干、清点、摆好，实验器材、用品和实验台收拾干净。将动物尸体、废品垃圾放到指定地点，不要随地乱丢。下课后由值日生负责清洁实验室，做好安全检查。

8. 学生在规定时间内按要求实事求是地写出实验报告交给指导教师批阅。

（薛　冰　徐红岩　马剑峰）

第二章 机能学实验常用仪器应用及注意事项

一、BL-420 生物机能实验系统

（一）系统概况

BL-420 生物机能实验系统是配置在计算机上的 4 通道生物信号采集、放大、显示、记录与处理系统，由 PC 机、BL-420 系统硬件、TM-WAVE 生物信号采集与分析软件三部分构成。BL-420 系统硬件是一台程序可控的，带 4 通道生物信号采集与放大功能，并集成高精度、高可靠性及宽适应范围的程控刺激器于一体的设备。TM-WAVE 生物信号采集与分析软件利用微机强大的图形显示与数据处理功能，可同时显示 4 通道从生物体内或离体器官中探测到的生物电信号或张力、压力等生物非电信号的波形，并对实验数据进行存储、分析及打印。该系统可适用于大、中专医学院校、科研单位进行生理、药理、毒理和病理学等实验。

（二）基本原理

BL-420 生物机能实验系统的基本原理：首先将原始的生物机能信号，包括生物电信号和通过传感器引入的生物非电信号进行放大、滤波等处理，然后将数字化后的生物机能信号传输到计算机内部，计算机则通过专用的生物机能实验系统软件接收从生物信号放大、采集卡传入的数字信号，然后对这些收到的信号进行实时处理，一方面进行生物机能波形的显示，另一方面进行生物机能信号的存储。另外，它还要根据使用者的命令对数据进行指定的处理和分析，如平滑滤波、微积分、频谱分析等（图 1-2-1）。

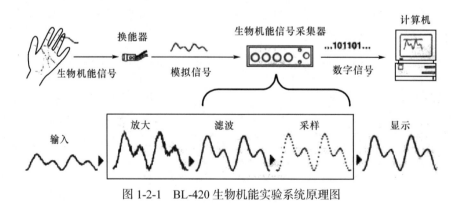

图 1-2-1 BL-420 生物机能实验系统原理图

（三）硬件简介

BL-420 生物机能实验系统为外置式的生物机能实验系统，它的前面板（图 1-2-2）包含 4 个 5 芯生物信号输入接口（CH1～4）、1 个全导联心电输入口（ECG）、1 个触发输入接口、1 个刺激输出接口、1 个记滴输入接口和 1 个电源指示灯。触发输入接口用于刺激触

发方式下，外部触发器通过这个输入口触发 BL-420 系统采样。

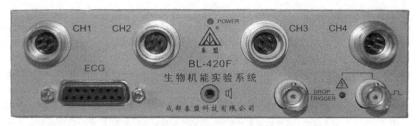

图 1-2-2　BL-420 生物机能实验系统的前面板

（四）软件简介

1. 主界面　BL-420 主界面（图 1-2-3）从上到下依次主要分为标题条、菜单条、工具条、波形显示窗口、数据滚动条及反演按钮区、状态条等 6 个部分；从左到右主要分为标尺调节区、波形显示窗口和分时复用区 3 个部分。在标尺调节区的上方是通道选择区，其下方则是 Mark 标记。分时复用区包括控制参数调节区、显示参数调节区、通用信息显示区、专用信息显示区和刺激参数调节区 5 个分区，它们分时占用屏幕右边相同的一块显示区域，可以通过分时复用区底部的 5 个切换按钮在这 5 个不同用途的区域之间进行切换（表 1-2-1）。

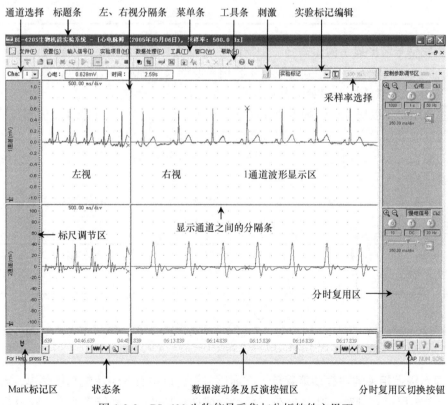

图 1-2-3　BL-420 生物信号采集与分析软件主界面

表 1-2-1　BL-420 软件主界面上各部分功能一览表

名称	功能	备注
标题条	显示 TM-WAVE 软件的名称及实验相关信息	软件标志
菜单条	显示所有的顶层菜单项，您可以选择其中的某一菜单项以弹出其子菜单。最底层的菜单项代表一条命令	菜单条中一共有 8 个顶层菜单项
工具条	一些最常用命令的图形表示集合，它们使常用命令的使用变得方便与直观	共有 22 个工具条命令
左、右视分隔条	用于分隔左、右视，也是调节左、右视大小的调节器	左、右视面积之和相等
特殊实验标记编辑	用于编辑、选择特殊实验标记，然后将选择的特殊实验标记添加到波形曲线旁边	包括特殊标记选择列表和打开特殊标记编辑对话框按钮
标尺调节区	选择标尺单位及调节标尺基线位置	
波形显示窗口	显示生物信号的原始波形或数据处理后的波形，每一个显示窗口对应一个实验采样通道	
显示通道之间的分隔条	用于分隔不同的波形显示通道，也是调节波形显示通道高度的调节器	4/8 个显示通道的面积之和相等
分时复用区	包含硬件参数调节区、显示参数调节区、通用信息区、专用信息区和刺激参数调节区 5 个分时复用区域	这些区域占据屏幕右边相同的区域
Mark 标记区	用于存放和选择 Mark 标记	Mark 标记在光标测量时使用
时间显示窗口	显示记录数据的时间	在数据记录和反演时显示
数据滚动条及反演按钮区	用于实时实验和反演时快速数据查找和定位，可同时调节 4 个通道的扫描速度	
切换按钮	用于在 5 个分时复用区中进行切换	
状态条	显示当前系统命令的执行状态或一些提示信息	

2. 生物信号波形显示窗口简介　生物信号波形显示窗口是 BL-420 软件主界面中最重要的组成部分，实验人员观察到的所有生物信号波形及处理后的结果均显示在波形显示窗口中。在 BL-420 软件处于初始状态时屏幕上将显示 4 个波形窗口。

实验中用户可以根据自己的需要在屏幕上显示 1 个、2 个、3 个或 4 个波形显示窗口，也可以通过波形显示窗口之间的分隔条调节各个波形显示窗口的高度，但由于 4 个波形显示通道的面积之和始终相等，所以当您把其中一个显示窗口的高度调宽时，必然会导致其他显示窗口的高度变窄。

图 1-2-4 表示一个通道的波形显示窗口，包含标尺基线、波形显示和背景标尺格线等三部分。

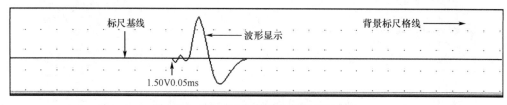

图 1-2-4　BL-420 软件生物信号显示窗口

3. 显示通道相关的快捷功能菜单　在通道显示窗口中有一个快捷功能菜单，当您在信号窗口上单击鼠标右键时，BL-420 软件将会完成两项功能：一是结束所有正在进行的选择操作和测量操作；二是将弹出快捷功能菜单。在这个快捷功能菜单中包含的命令大部分与通道相关，所以如果需要对某个通道进行操作，可以直接在那个通道的显示窗口上单击鼠标右键弹出与那个通道相关的快捷菜单即可。

下面将对与显示通道相关的功能快捷菜单中每个命令进行详细介绍。

（1）自动回零：自动回零功能可以使由于输入饱和而偏离基线的信号迅速回到基线上。

（2）原始数据导出：可以将一段选择的反演实验波形的原始采样数据以文本形式提取出来，并存入到相应的文本文件中。原始数据导出功能只在数据反演阶段起作用，并且在对某个通道的实验数据进行了区域选择之后才有效。数据导出的具体操作步骤如下。

1）拖动反演滚动条在整个反演数据中查找需要导出的实验波形段。

2）将需要导出的实验波形段进行区域选择。

3）在选择的区域上单击鼠标右键弹出通道显示窗口快捷菜单，然后选择数据导出命令，数据导出菜单中有两个子命令"本通道数据"和"所有通道数据"，选择其中一个完成数据导出。

（3）测量点数据导出：测量点数据导出功能可以将测量光标位置处的波形点数据直接导出到 Excel 中，也可以将无创血压测定中得到的收缩压、舒张压、心率等指标直接导出到 Excel 中进行统计分析，这个功能主要用于无创血压测量。

（4）基线显示开关：该命令用于打开或关闭标尺基线（参考 0 刻度线）显示。

（5）门限显示开关：该命令用于打开或关闭频率直方图，或在序列密度直方图中用于选择分析数据范围的上、下门限线的显示。

（6）叠加波形：该命令在刺激触发方式下有效。它用于打开或关闭叠加波形曲线。刺激触发的叠加波形以金黄色显示。

（7）叠加平均波形：该命令在刺激触发方式下有效。它用于打开或关闭叠加平均波形，叠加平均波形以深灰色显示。叠加平均波形是叠加波形除以一个整数倍数得到的。

（8）最近 10 次波形开关：该命令在刺激触发方式下有效。使用该命令可以打开或关闭最近 10 次刺激触发得到的波形。最近 10 次波形的同时显示构成一幅伪三维图形，有助于对前后波形进行比较。在同时显示的 10 次波形中，最上面的一条波形是时间最近的一条波形曲线，越下面的波形时间越远，每两条波形之间相隔在 0～25 个屏幕像素值之间可选。

（9）比较显示：该命令用于打开或关闭比较显示方式。比较显示是指将所有通道的波形一起显示在 1 通道的波形显示窗口中进行比较，这个功能在进行神经干动作电位传导速度的测定实验中非常有用。

（10）信号反向：该命令用于将选择通道的波形曲线进行正负反向显示。

（11）平滑滤波：该命令用于对选择通道的显示波形进行平滑滤波。

（12）添加特殊标记：该命令用于在波形的指定位置添加一个特殊实验标记。当在某一个实验通道的空白处（这里所指的空白处是指与其他特殊实验标记相隔一定距离的地方）单击鼠标右键，此时弹出的窗口快捷菜单中该命令有效，选择该命令，将弹出"特殊标记编辑"对话框，在这个对话框的编辑框中输入新添加的特殊实验标记内容，然后按下"确定"按钮，该特殊实验标记将添加在您单击鼠标右键的地方。需要注意的是添加的特殊实验标记不能超过 30 个汉字。添加的内容将被存盘。

（13）编辑特殊标记：该命令用于编辑记录波形中一个已标记的特殊实验标记。在一个实验通道中某一个已标记的特殊实验标记上单击鼠标右键，此时弹出的窗口快捷菜单中该命令有效，选择该命令，将弹出"特殊标记编辑"对话框，直接在这个对话框的编辑框中修改原有的特殊实验标记内容。

（14）删除特殊标记：该命令用于删除记录波形中一个已标记的特殊实验标记。在一个实验通道中某一个已显示的特殊实验标记上单击鼠标右键，此时弹出的窗口快捷菜单中该命令有效，选择该命令，将弹出删除特殊实验标记确认框，按下"是（Y）"按钮，该特殊标记被删除；如果您按下"否（N）"按钮，那么此次删除无效。

4. 数据提取（数据共享）　数据提取是指从记录的原始实验数据中以某种形式（如图形、BL-420/820 格式数据、通用文本格式数据等）提取出有用的或我们感兴趣的某一段或多段数据，并将其存储为其他格式文件或插入到其他应用程序，如 Word、Excel 中。在 BL-420 生物机能实验系统中，数据提取方式包括 4 种：数据导出、数据剪辑、图形剪辑和区间测量数据结果的导出。

（1）数据导出，详见原始数据导出。

（2）数据剪辑：将选择的一段或多段反演实验波形的原始采样数据按 BL-420 的数据格式提取出来，并存入到指定名字的 BL-420 格式文件中。这个命令只有在对某个通道的数据进行了区域选择之后才起作用。具体操作步骤如下。

1）在整个反演数据中查找需要剪辑的实验波形。

2）将需要剪辑的实验波形进行区域选择，可以同时选择多屏数据。

3）按下工具条上的数据剪辑命令按钮，或者在选择的区域上单击鼠标右键弹出快捷菜单并选择数据剪辑功能，就完成了一段波形的数据剪辑。

（3）图形剪辑：将从通道显示窗口中选择的一段波形连同从这段波形中测出的数据一起以图形的方式发送到 Windows 操作系统的一个公共数据区内，以后可以将这块图形粘贴到 BL-420 软件的剪辑窗口中或任何可以显示图形的 Windows 应用软件如 Word、Excel 或画图中，方法是选择这些软件"编辑"菜单中"粘贴"命令即可。

1）图形剪辑的具体操作步骤：①在实施实验过程中或数据反演中，按下"暂停"按钮使实验处于暂停状态，此时，工具条上的图形剪辑按钮 处于激活状态，按下该按钮将使系统处于图形剪辑状态；②对感兴趣的一段波形进行区域选择，可以只选择一个通道的图形或同时选择多个通道的图形；③当进行了区域选择以后，图形剪辑窗口出现，上一次选择的图形将自动粘贴进入到图形剪辑窗口中；④选择图形剪辑窗口右边工具条上的退出按钮 退出图形剪辑窗口；⑤重复步骤①、②、③、④剪辑其他波形段的图形，然后拼接成一幅整体图形，此时您可以打印或存盘，也可把这张整体图形复制到其他应用程序，如 Word、Excel 中。

2）图形剪辑窗口介绍：图形剪辑窗口是 BL-420 生物机能实验系统的一个特色。您可以在该窗口中完成一些基本的图形操作，参见图 1-2-5。进入图形剪辑窗口的方法有两种：①执行图形剪辑操作后自动进入；②选择工具条上的"进入图形剪辑窗口"命令按钮 或选择"窗口"菜单上的"图形剪辑窗口"命令；③退出图形剪辑窗口的方法只能是选择图形剪辑工具条上的退出命令按钮 。

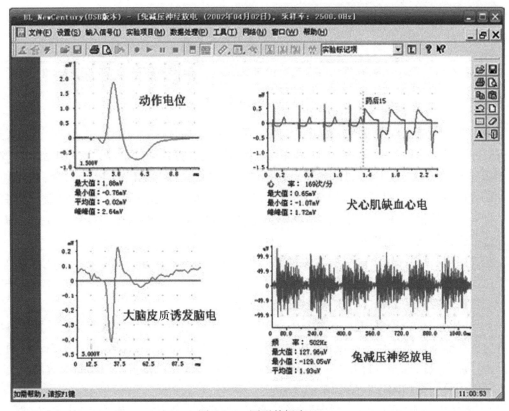

图 1-2-5　图形剪辑窗口

3）图形剪辑窗口分为图形剪辑页和图形剪辑工具条两部分：①图形剪辑页在图形剪辑窗口的左边，占图形剪辑窗口的大部分空间；②图形剪辑页用于拼接和修改从原始数据通道剪辑的波形图；③剪辑的图形只能在剪辑页的白色区域内移动。

4）图形剪辑工具条占据图形剪辑窗口的右边，包含 12 个与图形剪辑相关的命令按钮，它们分别是打开、存储、打印、打印预览、复制、粘贴、撤销、刷新、选择、擦除、写字和退出。

当您刚进入图形剪辑窗口的时候，图形剪辑工具条上的命令按钮处于不可用的灰色状态，只需在图形剪辑页的任意位置单击鼠标左键，命令按钮就变得可以使用了。

（4）区间测量数据结果的导出：区间测量数据结果的导出不是严格意义上的数据提取，因为他导出的是处理后的结果数据而非原始数据，但由于它也是将有用数据从实验波形的测量中提取出来，所以还是将其归为数据提取的一种。在一次实验中使用区间测量进行数据测量时，区间测量的结果将直接写入到 Excel 文件中；同时，这些数据也以 result$n$.txt（n 代表通道号）文件名存储为标准的 Windows 文本文件，之所以同时将测量的数据结果存储为文本文件，是因为文本文件可以直接被读入到 Excel、Access、Word、写字板、MATLAB 等 Windows 通用软件中进行数据处理，因而可以把存储的文本文件当作一种中间输出结果。

5. BL-420 软件中的菜单介绍　BL-420 软件的顶级菜单条（图 1-2-6）相当于对菜单命令进行第一次分类，将相同性质的命令放入到同一顶级菜单项下。在顶级菜单条上一共有 8 个菜单选项，它们是文件、设置、输入信号、实验项目、数据处理、工具、窗口及帮助。

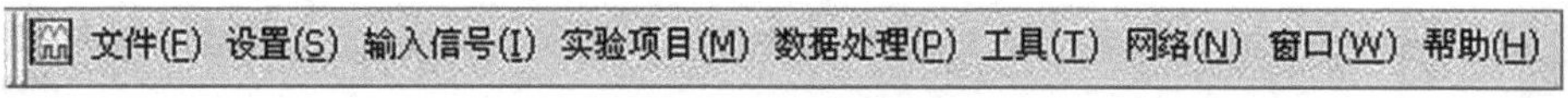

图 1-2-6　顶级菜单条

（1）文件菜单：当您用鼠标单击顶级菜单条上的"文件"菜单项时，"文件"下拉式菜单将被弹出。文件菜单中包含打开、另存为、保存配置、打开配置、打开上一次实验配置、高效/安全记录方式、打印、打印预览、打印设置、最近文件和退出等 12 个命令。

1）打开：该命令打开一个以前记录的数据文件（.tme 类型文件）。选择此命令，将弹出"打开"对话框，在"打开"对话框中选择要打开的文件，然后按"打开"按钮，即可打开这个已存储的数据文件。

2）打开配置：选择该命令后，会弹出一个"自定义模块选择"对话框，从自定义模块名下拉式列表中选择一个您原来存储的实验模块，然后按"确定"按钮，系统将自动按照这个实验模块存储的配置进行实验设置同时启动实验。

3）打开上一次实验配置：该命令是指，当一次实验结束之后，本次实验所设置的各项参数均被存储到配置文件 config.las 中，如果您现在想要重复上一次的实验而不想进行烦琐的设置，那么只需选择"打开上一次实验设置"命令，计算机将自动把实验参数设置成与上一次实验时完全相同。

4）高效/安全记录方式：选择该命令，将在"高效记录方式"和"安全记录方式"之间进行切换。高效记录方式是指，在记录过程中，将不进行记录文件的关闭和打开操作。由于文件的频繁打开与关闭，将占用 CPU 时间，而且还可能造成硬盘空间碎片的增多，从而降低硬盘的运行效率，高效记录方式就是为了克服这些缺点，在记录的整个过程中将不会关闭记录文件，除非您选择了暂停或停止命令。

安全记录方式是指，在记录过程中，只有在写入实验数据的时刻才打开记录文件，其余时刻文件处于安全的关闭状态，这样，在绝大多数计算机系统发生意外的情况下，都不会造成记录数据的丢失，所以称为安全记录方式。

5）打印：选择该命令，首先会弹出"定制打印"对话框，定制的意思就是用户根据自己的要求选择打印参数，该对话框是专门为 BL-420 软件打印功能而设计的，在任何打印机上其界面均一样。

用户可以任意指定打印通道，凡是在通道号前面打一个小钩，即认为该通道需要被打印，您可以通过鼠标单击选择需要打印的通道。默认情况下，BL-420 软件自动选择有数据显示的通道为打印通道。打印位置选项只在 50%打印比例时有效，该选项用于设定打印图形的位置。

（2）设置菜单：当您用鼠标单击顶级菜单条上的"设置"菜单项时，"设置"下拉式菜单将被弹出。设置菜单中包括工具条、状态栏、实验标题、实验人员、实验相关数据、记滴时间、光标类型和定标等 17 个菜单选项，其中工具条、显示方式、显示方向和定标等子菜单下还有二级子菜单。

1）实验标题：选择该命令后，将弹出"设置实验标题"对话框，可以通过该命令来改变实验标题，并且可以为同一个实验设置一个副标题，副标题在打印时使用。当您选择"输入信号"菜单中的命令启动一个实验时，默认的实验标题与最后选择的信号名称一致，信号名称并不足以表达一个实验的真正意义，此时您可以用这个功能重定义实验标题，这样便于对实验意义的理解和打印资料的存档。

2）实验人员：选择该命令，将弹出"实验组及组员名单输入"对话框，用来输入实验人员的名字和实验组号。

3）实验相关数据：在"实验相关数据设置"对话框中，您可以设置本实验中使用的动物名称、动物体重、麻醉方法、麻醉剂和麻醉剂剂量等参数；您可以在动物名称下拉式列表框中选择一个动物名称，也可以自己直接输入。动物名称限定在 5 个汉字以内，而麻醉方法和麻醉剂则限定在 10 个汉字以内。

4）记滴时间：选择该命令，将弹出"记滴时间选择"对话框，它用于选择统计记滴的单位时间，即每次在您选定的时间间隔内统计尿滴数。如果您选择"影响尿生成的因素"实验模块，那么 BL-420 软件不仅将为您实时地统计尿滴的总数，也为您统计单位时间的尿滴数。

5）实时测量时间：选择该命令，将弹出"实时测量时间间隔选择"对话框，实时测量时间是指在实时实验过程中，每过一定时间会对 1/4 屏幕的最新数据进行一次通用测量，测量的结果显示在通用信息显示区中。这个对话框就用于设置实时测量的时间间隔。

6）光标类型：选择该命令，将弹出"选择光标类型"对话框，光标类型是指光标测量时依附于每个通道波形曲线上的测量光标，用户可以根据自己的爱好或需要选择对话框中列举的 6 种光标类型中的任何一种。

7）数据剪辑方式：该子菜单内包含有两个命令，即"单通道数据剪辑"和"多通道数据剪辑"。"单通道数据剪辑"只剪辑选择通道数据形成一个新的.tme 文件，我们可以从多通道数据中提取感兴趣通道的数据。"多通道数据剪辑"剪辑的数据与原始数据具有相同的记录通道数。只能按照一种方式对某个文件进行数据剪辑，在剪辑过程中不能改变方式。

8）显示方式：BL-420 软件内部支持连续扫描、示波器方式、扫描显示方式三种显示方式。

9）显示方向：从右向左和从左向右。

10）显示刷新速度：该子菜单内包含有三个命令，即快、正常和慢。一般而言，显示刷新速度越快越好，效果是波形移动得非常平滑，"快"命令是默认选项。但是在观察扫描速度较快，而波形较细的图形时，如心电信号，快的显示刷新速度使波形移动得太快，容易看不清波形，此时应选择"正常"或"慢"显示。

（3）输入信号菜单：信号输入菜单中包括有 1 通道、2 通道、3 通道、4 通道 4 个菜单项，每个菜单项有一个输入信号选择子菜单，每个通道的输入信号选择子菜单完全相同。

可以通过某个输入通道的信号选择子菜单选择需要观察的信号，当选定了这一通道的输入信号类型后，可以再通过"输入信号"菜单继续选择其他通道的输入信号；当选定所有通道的输入信号类型之后，使用鼠标单击工具条上的"开始"命令按钮，就可以启动数据采样，观察生物信号的波形变化了。

例如，您从 1 通道选择的输入信号为"神经放电"，2 通道选择的输入信号为"压力信号"，然后启动波形显示，就可以代替实验项目中的"减压神经放电"实验模块。

（4）实验项目菜单：实验项目下拉式菜单中包含有12个菜单项，它们分别是肌肉神经实验、循环实验、呼吸实验、消化实验、感觉器官实验、中枢神经实验、泌尿实验、药理学实验、病理生理学实验，以及其他实验10个含子菜单的菜单项和2个命令项（自定义实验模块和续接记录功能）。

1）10个含子菜单的菜单项：这些实验项目组将生理及药理实验按性质分类，在每一组分类实验项目下又包含若干个具体的实验模块，当选择某一类实验，如肌肉神经实验时，则会向右弹出一个包含该类中具体实验模块的子菜单，您可以根据自己的需要从子菜单中选择一个实验模块。当您选择了一个实验模块之后，系统将自动设置该实验所需的各项参数，包括信号采样通道、采样率、增益、时间常数、滤波及刺激器参数等，并且自动启动数据采样，使实验者直接进入到实验状态。当完成实验后，根据不同的实验模块，打印出的实验报告包含有不同的实验数据。

实验模块中预设置的参数基本保证用户可以正常做出实验结果，但由于生物信号千差万别，如心电信号，人的心率大约为60次/分，而小鼠的则可达到600次/分，因此在实验过程中，您还可以根据具体的信号特征调节硬件参数，以达到最佳效果。

2）自定义实验模块：选择该命令，将弹出"用户自定义实验项目"对话框。用户可以按照自己的要求设置实验参数，这些参数包括实验标题、采样率、选择通道、每个通道的增益、时间常数和滤波、波形显示方式等，设置完成后按"确定"按钮完成设置，系统自动按照您的设置启动采样。

（5）数据处理菜单：数据处理菜单中包括有微分、积分、频率直方图、频谱分析，三维频谱分析图、记滴趋势图、计算直线回归方程、计算 pA_2、pD_2 和 $pD_{2'}$，计算药效学参数 LD_{50}、ED_{50}，计算半衰期、t 检验、细胞放电数测量、心肌细胞动作电位测量和血流动力学参数测量等命令。

6. BL-420 软件工具条介绍　工具条上的每一个图形按钮被称为工具条按钮，每一个工具条按钮对应一条命令，当工具条按钮以雕刻效果（灰色）显示时，表明该工具条按钮当前不可使用，此时它对用户的输入没有反应；否则，它将响应用户输入。

BL-420 软件的工具条（图 1-2-7）上一共有 24 个工具条按钮，也就是说它们代表着 24 条不同的命令。

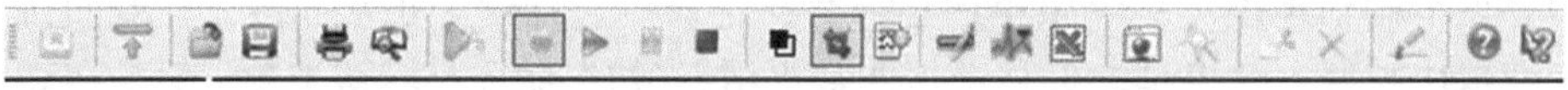

图 1-2-7　工具条

（1）■ 系统复位：选择系统复位命令将对 BL-420 生物机能实验系统的所有硬件及软件参数进行复位，即将这些参数设置为默认值。

（2）■ 拾取零值：选择拾取零值命令是在系统运行时，传感器无法调零情况下，软件强行将其信号回归至零位。

（3）■ 打开反演数据文件：该命令与"文件"菜单中的"打开"命令功能相同。

（4）■ 另存为：该命令与"文件"菜单中的"另存为"命令功能相同。

（5）■ 打印：该命令与"文件"菜单中的"打印"命令功能相同。

（6） 打印预览：该命令与"文件"菜单中的"打印预览"命令功能相同。

（7） 打开上一次实验设置：该命令与"文件"菜单中的"打开上一次实验设置"命令功能相同，请参阅本章前面的相关章节。

（8） 记录："记录"命令是一个双态命令，所谓双态命令是指每执行该命令一次，其所代表的状态就改变一次，这就好像是一盏电灯的开关，这种命令通过按钮标记的不同变化来表示两种不同的状态。当记录命令按钮的红色实心圆标记处于蓝色背景框内时，说明系统现在正处于记录状态，否则系统仅处于观察状态而不进行观察数据的记录。

（9） 启动：选择该命令，将启动数据采集，并将采集到的实验数据显示在计算机屏幕上；如果数据采集处于暂停状态，选择该命令，将继续启动波形显示。

（10） 暂停：选择该命令后，将暂停数据采集与波形动态显示。

（11） 停止实验：选择该命令，将结束当前实验，同时发出"系统参数复位"命令，使整个系统处于开机时的默认状态。

（12） 切换背景颜色：选择该命令，显示通道的背景颜色将在黑色和白色这两种颜色中进行切换。

（13） 格线显示：这是一个双态命令，当波形显示背景没有标尺格线时，单击此按钮可以添加背景标尺格线；当波形显示背景有标尺格线时，单击此按钮可以删除背景标尺格线。

（14） 同步扫描：这是一个双态命令，当这个按钮按下时，所有通道的扫描速度同步调节，这时，只有第一通道的扫描速度调节杆起作用；当不选择同步扫描时，各个显示通道的扫描速度独立可调。

（15） 区间测量：该命令用于测量任意通道波形中选择波形段的时间差、频率、最大值、最小值、平均值、峰值、面积、最大上升速度（dmax/dt）及最大下降速度（dmin/dt）等参数，测量的结果显示在通用信息显示区中。

（16） 心功能参数测量：该命令用于手动测量一个心电波形上的各种参数，包括心率、R波幅度、ST时段等13个参数。这是一个开关命令，只有在命令打开状态下方可测量。有两种心功能参数测量方法：整体测量和局部测量。整体测量一次测量出选择心电的全部13个参数，局部测量则每次测量1个参数。

（17） 打开 Excel：选择该命令，将打开 Excel 电子表格。使用这个命令打开 Excel 电子表格后，Excel 电子表格就和 BL-420 软件之间建立了一种联系，以后的区间测量，心肌细胞动作电位测量和血流动力学测量的结果将会自动被写入到 Excel 电子表格中。

（18） X-Y 输入窗口：X-Y 向量图对话框中的"类型选择"参数用来设定所描绘的 X-Y 向量图的类型，有3种类型可供选择：心电向量、p-dp/dt 和 p-dp/dt/p，其中后两种类型只有在对某一通道的实验数据进行了微分处理后才有效；否则后两种选择将无效（变为灰色）。"X输入"指的是 X-Y 向量图中 X 轴方向所选择的输入通道，可以为 1、2、3 或 4 通道中的任意一个；"Y输入"代表 Y 轴方向的输入通道。

（19） 选择波形放大：在实时实验或波形反演时，如果想查看某一段波形的细节，可以使用这个命令。

（20） 数据剪辑：将选择的一段或多段反演实验波形的原始采样数据提取出来，

并存入到指定名字的文件中。这个命令只有在对某个通道的数据进行了区域选择之后才起作用。

（21）✖ 数据删除：将选取的波形全部从原始文件中剔除，用剩余的原始数据构成一个新的数据文件，适用于从原始数据文件中剔除少量的无用数据。

（22）✎ 添加通用标记：在实时实验过程中，单击该命令，将在波形显示窗口的顶部添加一个通用实验标记，其形状为向下的箭头，箭头前面是该标记的数值编号，箭头后面则显示添加该标记的时间。

（23）❓ 关于：该命令用于打开软件的关于对话框，与"帮助"菜单中的"关于TM-WAVE"命令功能相同。

（24）❓ 及时帮助：该工具条按钮的功能是提供及时帮助，当您选择该工具条命令后，鼠标指示将变成一个带问号的箭头，此时您用鼠标指向屏幕的不同部分，然后按下鼠标左键，将弹出关于指定部分的帮助信息。

（五）BL-420 生物机能实验系统的简单操作流程

1. 启动软件　开启计算机，进入 WinXP 操作系统，鼠标双击 BL-420 软件的启动图标 📷 BL-420F生物机能实验系统 ，进入实验系统。

2. 开始实验　有 4 种方法可以启动 BL-420 生物机能实验系统进行实验。系统会自动启动数据记录功能，在实验过程中，临时数据将默认存储在 data 子目录下的 temp.tme 文件中。

（1）从"实验项目"菜单中选择需要的一个实验项目，直接开始实验。

（2）选择"输入信号"菜单→"通道号"→"信号种类"，为相应通道设定信号种类，然后单击工具条中的"▶启动"按钮，开始实验。

（3）选择工具条上"打开上一次实验设置"按钮，开始实验。

（4）选择"文件"菜单中的"打开配置"命令，启动波形采样。

3. 暂停实验　如果想暂停一下波形观察和记录，可以单击工具条上的 ⏸ "暂停"按钮。

4. 结束实验　单击工具条上的 ⏹ "停止实验"按钮。系统将弹出一个存盘对话框，根据需要可以保持到计算机任何存储盘中。系统默认的指定存盘位置为 data 目录。

5. 反演数据　从工具条上选择"打开文件"命令，选择需要的反演文件名，按"确定"按钮。反演的数据，可以拖动底部窗口的反演滚动条选择不同时间段的数据进行观察和分析，或者通过底部窗口的滚动条和反演按钮窗口中的查找命令按钮查找所需数据。

6. 图形剪辑　见软件介绍图形剪辑部分。

7. 实验报告的打印　可以选择文件菜单中的"打印"命令，或者工具条上的 🖨 "打印"按钮。

8. 退出系统

（六）注意事项

1. 在实验过程中，请一定注意工具条上的 ⏺ "记录"按钮，当按钮的红色实心圆标记处于蓝色背景框内时，数据处于记录状态，否则系统仅处于观察状态而不进行观察数据的记录。

2. 上课前请扫描下方二维码，观看实验视频《生物机能实验系统介绍》，请关注 BL-420 生物机能实验系统的概况、基本原理、软硬件介绍，预习 BL-420 生物机能实验系统的使用方法。

（马　湉　徐红岩）

二、UV-2102C 型分光光度计

（一）概述

1. 原理　分光光度法分析的原理是利用物质对不同波长光的选择吸收现象，进行物质的定性和定量分析，通过对吸收光谱的分析，判断物质的结构及化学组成。

本仪器是根据相对测量原理工作的，即选定某一溶剂（蒸馏水、空气或试样）作为对照溶液，并设定它的透射比（即透过率 T）为 100%，而被测试样的透射比是相对于该对照溶液而得到的。透射比的变化和被测物质的浓度有一定函数关系，在一定的范围内，它符合朗伯-比耳定律：

$$T=I/I_0$$
$$A=KCL=-\lg I/I_0$$

其中：T——透射比（透过率）；A——光密度；C——溶液浓度；K——溶液的吸光系数；L——液层在光路中的长度；I——光透过被测试样后照射到光电转换器上的强度；I_0——光透过对照测试样后照射到光电转换器上的强度。

2. 用途　可供物理学、化学、医学、生物学、药物学等学科进行科学研究，是广泛应用于化工、药品、生化、医学化验等行业中最重要的质量控制仪器之一，是常规实验室的必备仪器。

（二）各部分说明

UV-2102C 型分光光度计各部分说明见图 1-2-8。

1. 液晶显示器（LCD）　用于显示透射比、光密度和浓度参数及当前的波长位置。

2. 键盘（图 1-2-9）　共有 8 个触摸式按键，用于控制和操作仪器。其基本功能及操作方法如下。

（1）方式：按方式键，仪器自动切换测试方式：$\boxed{\text{ABS}} \rightarrow \boxed{\text{CON}} \rightarrow \boxed{\%\text{Tran}}$。其中，ABS 为光密度；CON 为浓度；%Tran 为透射比。

（2）$\boxed{\dfrac{0\text{ABS}}{100\%\,\text{T}}}$：按此键，LCD 显示"×××.×nm BlANKING"。仪器自动调 0%T、100%T，调试完毕，LCD 显示"×××.×nm 100%T"或"×××.×nm 0.000A"。

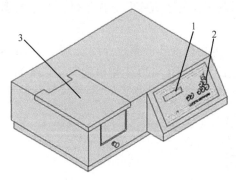

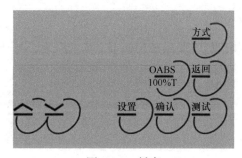

图 1-2-8　UV-2102C 型分光光度计

1. 液晶显示器；2. 键盘；3. 样品室

图 1-2-9　键盘

（3）∧：按此键，参数自动增加。

（4）∨：按此键，参数自动减少。

（5）设置：按此键，第一次显示自动设置的参数，第二次及以后，参数方式将自动切换，循环方式如下。

CONC/STD——标准浓度，设置范围为 0～1999。

C/FACTOR——标准样品浓度斜率，设置范围为 0～1999。

WL——波长，设置范围为 200.0～1000nm。

#TEST——测试方式（自动样品槽具备）。

D_2 OFF? 或 D_2 ON? ——显示当时 D_2 的状态。

W OFF? 或 W ON? ——显示当时 W 的状态。

PRINT?——设置打印状态，进入打印状态后（需要连接打印机），按"确认"键，即可打印出显示器所显示的内容。

PARAMETER——供专业维修人员用。

（6）确认：按此键，确认一切参数设置有效；若不按此键，则设置无效。

（7）测试：测试键（自动样品槽具备），按此键，仪器进入自动测试样品状态，将测试值显示在 LCD 屏上。

（8）返回：①若仪器处于非实时状态，按此键可返回实时状态。②若仪器处于设置参数状态，按此键可返回非设置参数状态。

3. 样品室　用于放置被测样品。

（三）使用方法

UV-2102C 型紫外可见分光光度计有透射比、光密度、已知标准样品的浓度值或斜率，测量样品浓度等测量方式，可根据需要选择合适的测量方式。该光度计设有开机自检功能，自检后波长自动停在 546.0nm，测量方式自动设定在光密度方式（A），并自动调 0A。

开机前，需先确认仪器样品室内是否有物品挡在光路上，光路上有阻挡物将影响仪器自检甚至造成仪器故障。

1. 仪器性能检查

（1）接通电源，预热至少 20min，使仪器进入热稳定工作状态。有时仪器会因受潮产生读数波动等不稳定现象，此时，请保持仪器周围有良好的通风环境，并连续开机数小时，直到读数稳定为止。

（2）接通电源后，即进入预热状态（约20min），然后进行自检，自检状态显示在显示器上。当显示器上显示出"0.000A"和"546.0"时，进入测试状态。

显示器显示仪器各部分自检项目的符号如下。

Welcome——电源接通。

Unlco 2102 uv/vis——2102uv/vis。

SPECTRO PHOTO METER——分光光度计（预热状态）。

WARM UP…TO SKIP——提示：如不需预热按任何键数秒即可进入自检状态。

PRESS ANY KEY——可进入自检状态。

SELFTE　STING——自动样品架测试。

SAMPLE HCLDER（适用于配置自动样品架仪器）。

SELFTE STING——光源灯测试。

LIGHT SOURCE

SELFTE STING——滤色片测试。

FILTER

SELFTE STING：003488

MONOCHROMATOR——单色器测试。

SELFTE STING：003488——进行波长测试。

MONOCHROMATOR 0××××（寻找氖灯谱线）。

SELTE STING：M1××××

MONOCHROMATOR 0×××××——同上。

W=0××××．×nm N ×××××——波长测试完毕。

MONOCHROMATOR S00×××

546.0nm BLANKING——仪器调 0A。

546.0nm–0.000A——仪器自检完毕。

2. 操作程序

（1）基本操作：无论选用何种测量方式，都必须遵循以下基本操作步骤。

1）仪器自检完毕后，进入测试状态；若要实现精确测试或做全性能检查，请再执行一次自动校正功能。在仪器与电脑非连接状态时，按<方式>键 5s 左右，待显示器显示"SELFTE STING FILTER"后松开，至仪器自动校正后，显示器显示"546.0nm–0.000A"即可进行测试。

2）用<方式>键设置测试方式：透射比（T）、光密度（A）或浓度（C）。

3）设置波长：利用<设置>键和<∧>键或<∨>键设置所需的分析波长。根据分析规程，每当分析波长改变时，必须重新调整 0ABS/100%T。UV-2102C 型紫外可见分光光度计根据这一规程，特别设计了防误操作功能：当波长改变时，显示器第二列会显示"WL=×××.×nm"字样（设置波长），如果与第一列左侧显示"×××.×nm"（当前波长）不一致时，提示必须按<确认>键，显示器第一列右侧会显示"BLANKING"，将仪器变换到所设置的波长及调 0ABS/100%T。

4）根据设置的分析波长，选择正确的光源。光源的切换位置在 340nm 处。正常情况下，仪器开机后，钨灯和氘灯同时点亮。为延长光源灯的使用寿命，仪器特别设置了光源灯开关控制功能，当分析波长在 340.0～1000nm 时，应选用钨灯（此时可关闭氘灯，按<设置>键，在提示"D_2 OFF？"时按<确认>键）。

5）将对照样品推（或吸）入光路中，按<0ABS/100%T>键调 0ABS/100%T。此时显示器显示"BLANKING"，直至显示"100.0%T"或"0.000A"。

6）当仪器显示器显示出"100.0%T"或"0.000A"后，将被测样品推（或拉）入光路，便可从显示器上得到被测样品的测试参数。根据设置方式，可得到样品的透射比或光密度参数。

（2）样品浓度的测量方法。

1）已知标准样品浓度值的测量方法。

a. 用<方式>键将测试方式设置至 A（光密度）状态。

b. 用波长设置键，设置样品的分析波长，根据分析规程，每当分析波长改变时，必须重新调整 0ABS/100%T 和 0%T。

c. 对照样品推（或吸）入光路中，按"0ABS/100%T"键调 0ABS/100%T，此时显示器显示"BLANKING"，直至显示"100.0%T"或"0.000A"。

d. 用<方式>键将测试方式设置至 C 状态。

e. 按<设置>键，直至显示器显示"CONC/STD=××××"为止。

f. 将标准样品推（或吸）入光路中。

g. 按"<∧>"或"<∨>"键将已知的标准样品浓度值（正整数）输入仪器，当显示器显示标准样品浓度值时，按"<确认>"键。

h. 被测样品依次推（或吸）入光路，便可从显示器上得到被测样品的浓度值。

2）已知标准样品浓度斜率（K 值）的测量方法。

a. 用<方式>键将测试方式设置至 A（光密度）状态。

b. 设置样品的分析波长，根据分析规程，每当分析波长改变时，必须重新调整 0ABS/100%T 和 0%T。

c. 将对照样品推（或吸）入光路中，按"0ABS/100%T"键调 0ABS/100%T，此时显示器显示"BLANKING"，直至显示"100.0%T"或"0.000A"。

d. 用<方式>键将测试方式设置至 C 状态。

e. 按<设置>键，直至显示器显示出"C/FACTOR=××××"为止。

f. 按"<∧>"或"<∨>"键将已知的标准样品斜率（正整数）输入仪器，当显示器显示标准样品斜率时，按"<确认>"键。

g. 将被测样品依次推（或吸）入光路，便可从显示器上得到被测样品的浓度值。

附　AS21 多功能吸收池（自动进样器）

1. 主要用途和特点　该仪器由多功能吸收池控制器（AS17）、可调式微量吸收池架（AS26）及半导体恒温吸收池座（AS35）三部分组成。具体可分为半导体恒温装置及自动进样装置两大独立单元。应用自动进样装置后，能自动把溶液吸入到流过池中，测试完毕后又能很快地排出，如采用微量流过池，仅需少量样品就可进行光度分析。

2. 外形及结构 见图 1-2-10。

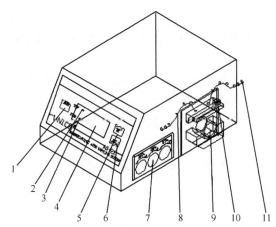

图 1-2-10 AS17 多功能吸收池控制器正侧示图

1. 方式选择键；2. 指示灯（恒温）；3. 指示灯（进样）；4. 显示屏；5. 设置键（＋）；6. 设置键（－）；7. 温度调节电位器；
8. 进样端（导管）；9. 蠕动泵；10. 调节螺母；11. 排液端（导管）

3. 使用和维护

（1）使用。

1）将主机和 AS17 接上 220V 电源，并预热 20min。

2）自动进样装置的使用：①将主机调至测试波长；②用 MODE 键选择自动进样方式；③设定进样时间（用 INC 或 DEC 键）；④将吸样管浸入对照溶液中，并按吸/排液按钮吸入对照溶液（如吸入困难，可调节 AS17 右侧的调节螺母）；⑤校正主机 0%T 及 100%T（0A）；⑥按吸/排液按钮，将对照溶液排出；⑦按④的方法将待测溶液吸入流过池中，主机显示屏显示的读数即为待测溶液的透射比值（或吸光度值）。

（2）维护。

1）为确保仪器稳定工作，在电压波动较大的地方，最好采用电子交流稳压器稳定 220V 交流电压。

2）仪器停止工作后，必须切断电源。

3）在使用本仪器前，请先了解本仪器的结构，各操作旋钮的功能。

4）为获得满意的测试结果，必须经常清洗流过池。

a. 在下列情况下流过池需进行清洗：①装置开箱使用时。②每次开始工作时。③每天工作结束时。④有特殊要求时。

b. 流过池的清洗方法：①将进样时间调节在 60s 左右（视流过池容量大小而定）。②反复吸入排出重蒸馏水 5 次以上。③反复吸入排出洗液 5 次以上，每次间隔半分钟。④重复②。⑤将流过池吸入重蒸馏水，到下次使用时再排出。

c. 洗液：用户可根据各种不同测试溶液选择不同的洗液。

d. 气泡排出：首次使用时，可能由于运输、储存等原因或由于污染（特别是容量在 500μl 以下的），使流过池有气泡存在（会使读数不稳），通过重蒸馏水数次后即可冲掉，所以一般经过上述 b 的清洗方法清洗的流过池不会有气泡存在。

5）进样管、硅橡胶管、蠕动管在老化或折坏、断裂漏水时需及时更换。

（马剑峰　刘　杰）

三、智能无创血压计——BP-98A Series

BP-98A Series用尾压法测量大小鼠的心率、血压，并将结果显示。测量时，将老鼠放在鼠袋中，保持恒温，然后将感应器置于老鼠的尾根部，按下开始键，等待即可。BP-98A自动监测老鼠尾部的血流脉动，当判定脉波稳定时，自动开始测量，也可以根据需要，手动按开始测量。

血压和心率的测量跟环境因素有关，尽可能在同等客观条件下对老鼠进行测量，以减小测量误差，保证结果的稳定。

（一）测量前准备

1. 测量时，无人、安静、温暖的环境较为适宜。

2. 如果不在动物室测量，请事先将老鼠移到测量地点，使它适应测量环境。如果测量环境与动物室差异大，老鼠将在20～30min稳定下来。

3. 如果测量环境的温度较低，进入能够测量状态会花更多时间，请注意延长加温时间（这与保温器设置的温度有关）。

4. 因为老鼠在地上不会安静且室内温度随高度而分布，不能将测试台放在地上或通风的地方，测试台应置于与BP-98A同样的高度。

5. 请避免将测试台放在空调等的风口或排气口附近。

6. 了解所测动物的生活习性，多做几次固定老鼠的练习，老鼠经过多次训练后，就会习惯并且可以很快稳定下来。

（二）鼠袋的使用

选择鼠袋、鼠网要与动物的大小相符合。

1. 打开鼠袋，将鼠网放入保温筒，再将保温筒放入鼠袋，将信号线置于鼠袋下合适的位置，把右侧A片从右往左包住保温筒，并将它固定在磁条B上。

2. 左手拿好鼠袋，前端朝下，右手将入口处的布片按图1-2-11所示铺开。

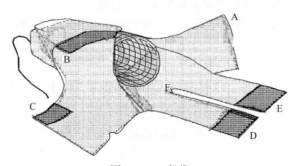

图1-2-11　鼠袋

3. 右手抓好老鼠，使其头部朝前，放入鼠袋，然后前端朝上，用两侧的布A、C将老鼠臀部包住，注意将 C 固定在 A 的外侧。

4. 接着，老鼠尾巴置于 F 位置，提起下侧的薄布片 D、E 置于布片 C 的外侧。

当固定好后，稍微放松片 A 和 B，可以前后移动保温筒，尽量使老鼠尾巴伸出来，然后再把片 A、B 固定好（图 1-2-12）。这时若鼠网和鼠袋跟老鼠大小不符，老鼠就会在鼠网中转身，头部就不能在鼠网中固定。老鼠刚放入时并不会安定，但数分钟后逐渐会安定下来。多做几次固定练习，老鼠习惯后即会安定下来。不能安定下来的老鼠，开始时可以固定得较紧，待其安定后再稍微将鼠袋放松。如果老鼠足部从 D、E 位置漏出时，可将 D、E 交叉固定（图 1-2-13）。对于小型号的大鼠或小鼠，先用鼠网将老鼠放到鼠袋中，然后放在保温筒中进行保温（图 1-2-14）。

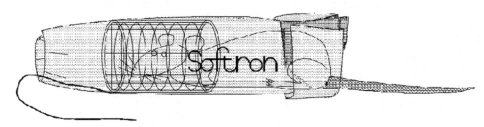

图 1-2-12　固定老鼠

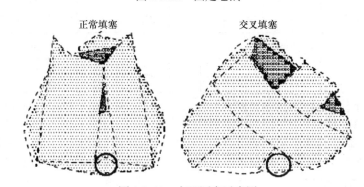

正常填塞　　　　　　交叉填塞

图 1-2-13　交叉固定示意图

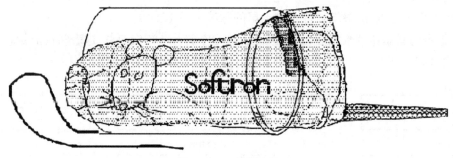

图 1-2-14　保温方法

（三）血压测量的基本操作

接好加压感应器的空气胶管和信号接口，打开保温器开关。加压感应器标志【 ━ 】的尖端与尾巴尖端的方向保持一致，将加压感应器置于尾根处。

1. 打开主机电源，显示【Softron】后，如果上段显示【bP- 98A】，并且下段显示【154】，表明 BP-98A 工作正常（图 1-2-15）。"154" 表示版本号，现在版本为 "301"。

2. 按下开始键：如果加压感应器中没有老鼠尾巴，将会如图 1-2-16 显示错误【Err】。

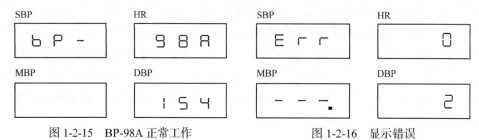

图 1-2-15　BP-98A 正常工作　　　　　　　　图 1-2-16　显示错误

3. 当加压感应器中有尾巴时，显示的错误将消失，但若脉波较小，心拍数还是无法正确测量（图 1-2-17）。

4. 血流渐渐地流向尾巴，心跳节奏渐趋稳定，监测到的脉波如 SBP 所示（图 1-2-18）：【∩ — —】或【∩∩ _】。

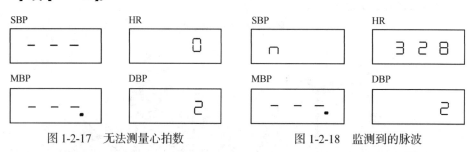

图 1-2-17　无法测量心拍数　　　　　　　　图 1-2-18　监测到的脉波

在加压感应器监测老鼠尾巴的过程中，感应器应保持和测试台几毫米的距离，感应器也不应碰到鼠袋，一旦感应器和鼠袋发生接触，老鼠的呼吸和体动将极易成为噪声，此时将不能监测到正确的数据。

5. 脉波逐渐变大，可以听到一定频率的 "嘣嘣" 心跳声（同时 "HR" 右下角有点闪动），此时可以用 PC 的终端软件观测老鼠的脉波（图 1-2-19）。

6. 稳定的状态持续数秒后，MBP 将显示 OK 符号【○○○】，这表明目前状态处于可测量状态（图 1-2-20）。

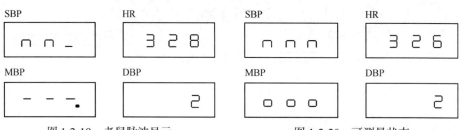

图 1-2-19　老鼠脉波显示　　　　　　　　图 1-2-20　可测量状态

7. 当 OK 标志显示一段时间后，自动开始测量。OK 标志不稳定时不会自动开始，此时可以按开始键强制进行测量（特别是老鼠不稳定时）。

8. 开始时 MBP 显示最高加压设置值（图 1-2-21）。MBP 的显示渐渐减小，脉波出现时即可听到心跳声，并且 HR 显示心拍数（图 1-2-22）。

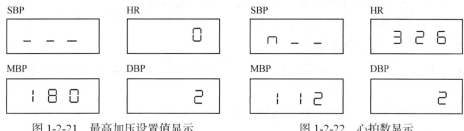

图 1-2-21 最高加压设置值显示　　　图 1-2-22 心拍数显示

9. 脉波会渐渐增大，渐渐衰减，可在 SBP 窗口看到如下变化：

【∩ _ _】【∩∩ _】【∩∩∩】【∏∩∩】【∏∏∩】。

10. 测量开始后，在加压测试状态下，▲▼键可以终止测量。测量中，动物如果骚动，测量终止时会显示【Err】，然后进入下一次测量。

11. 当测量结束时，系统发出"嘀—嘀—嘀"声，并且显示心拍数、最低血压、平均血压和最高血压（图 1-2-23）。

到这里，一次测量结束，如果使用了打印机，则输出测量结果。如果处于自动开始模式，10s 后将紧接着下一次测量。测量完设定的次数后，发出"嘀—嘀—嘀—嘀—嘀—"的声音，表示测量结束。此时按 Start/Stop 键会进入下一轮测量。如果测量中发生错误，则会发出"嘀—"声，并显示 10s 的错误信息，然后继续测量，直到测量完设定的次数（如发生特别的错误，将显示错误消息，终止测量）。

12. 测量中如果老鼠体动，将会显示【Err】（图 1-2-24），如果处于自动模式，测量将在 10s 后继续进行。

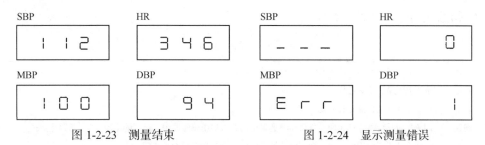

图 1-2-23 测量结束　　　图 1-2-24 显示测量错误

（1）能继续测量的错误（自动测量）：

【Err Lo】【Err 1】【Err 2】【Err 3】【Err Hi】。

（2）测试中断的错误（自动测量）：【Err Air】【Err 4】。

（3）数据删除和重计算：按▲▼键至欲删除的数据，长按▲键将删除此条数据，长按▼键可以移到最后平均值，再长按▼键可将数据输出到打印机。

（四）测量时的显示

血压测定时，没有加压的状态称为脉波显示状态，这要与加压测试状态区别开，脉波显示状态解释如下。

1. SBP

（1）Ɛrr：如果加压感应器中没有尾巴，将无法测量。

（2）－－－：0 级，脉波几乎监测不到。

（3）⌐－－：1 级，脉波很小。

（4）⌐⌐－：2 级，2～4 级表示监测到了合适大小的脉波，此时显示动物正确的心拍数。

（5）⌐⌐⌐：3 级，能够进行测量的状态。

（6）⌐⌐⌐：4 级。

（7）⌐⌐⌐：5 级，有较大的脉波出现。

（8）⌐⌐⌐：6 级，有非常大的脉波。

（9）数字：测量结束后，显示最高血压。

2. HR　数字：心拍数显示，其右下角的点与心拍声同步闪烁（波形很小或者不稳定时，将不能显示正确的心拍数）。

3. MBP

（1）－－－：未加压状态（自动开始设置为【OFF】）。

（2）－－－：未加压状态，如果右下角显示点【.】，表明处于自动开始状态。

（3）数字：减压时，显示当前压力值，测量结束后显示平均血压。

4. DBP

（1）0～7：测量中显示脉波的感度，通常显示【2】。

（2）其他数字：测量结束后，显示最低血压。

（五）常见问题

1. 初始化问题，见表 1-2-2。

表 1-2-2　初始化问题

1	问题	打开电源没有显示，或者 BP-98A 不能正常显示
	确定	电源电缆是否正确连接
	对策	可能血压计主机部分有问题
2	问题	即使加压感应器连接无误并且已经将老鼠尾巴放入加压感应器中，显示的【Ɛrr】仍不消失
	确定	请查看感应器的连接是否正确，以及加压感应器是否与老鼠大小匹配
	对策	可能加压感应器有故障

2. 测试中问题（老鼠比较温顺状态），见表 1-2-3。

表 1-2-3　测试中问题

1	问题	等了一阵，脉波仍不见增大
	确定	1. 保温器是否正确设置及保温筒是否已加热
		2. 室温或设定的温度太低，或者老鼠位于空调风口处
		3. 老鼠尾巴是否冰凉
	对策	请正确使用保温筒设置、核实温度
2	问题	等了一阵由于波形太小监测不到心拍数，BP-98A 不能自动开始(不能监测到持续的心拍数)
	确定	加压感应器是否正确连接，感应度设定是否合适，尾巴是否冰凉

续表

	对策	1. 若感应度为【2】则调整为【3】
		2. 如果准备好信号【□□□】消失，按开始键开始测量
		3. 需要强制测量时，关闭自动开始，将感应度调为【4】，再测量
3	问题	不能打印
	确定	打印机选项是否打开，打印机是否准备好(纸张、连线状态是否 On-Line 等)
	对策	检查设置、连接及 BP-98A 的设定

3. 用终端软件与 PC 进行通信时的问题，见表 1-2-4。

表 1-2-4 用终端软件与 PC 进行通信时的问题

1	问题	监测不到波形
	确定	RS232C 口或 USB 是否正确连接。在 BP-98A 中是否设置使用了 RS232C 或 USB
	对策	请检查线缆是否正常，RS232C 或 USB 设置是否正确，处于"ON"状态
2	问题	记录数据或者写入编辑数据的时候报错
	确定	磁盘是否写保护了
	对策	请检查磁盘是否出现了故障
3	问题	在电脑上打印不了数据
	确定	打印机的连接、设置正确吗
	对策	请检查连接状态、打印设置(驱动正确安装等)

4. 测量结束时错误显示及相应处理办法，见表 1-2-5。

表 1-2-5 测量结束时的问题

1	显示Err Lo,【WAVE TOO SMALL】	
	原因	老鼠尾巴血流量小、波形小，不能进行测量，减压时监测不到脉波振动
	处理	请检查保温筒的温度；如果波形感度为"2"调整为"3"；等了一阵仍不能测量，关掉自动开始，感度调为"4"，手动开始
2	显示	Err Hi,【WAVE TOO LARGE】
	原因	在减压过程中，脉波振幅太大超出范围
	处理	自动开始状态下，按【▼】键减小脉波的感度，再测量
3	显示	Err I,【OBJECT ERROR】
	原因	老鼠体动或尾巴移动或噪声进入
	处理	等待老鼠稳定，重新测量；测量中人不宜靠近测量设备(噪声主要受老鼠移动及光线的影响)
4	显示	Err 2,【DISTURBANCE】
	原因	异常振动，或者血流太小，无法产生足够大的脉波；达到加压上限值时，仍有脉波出现，加压不够
	处理	请确定加压感应器和测试台的放置位置，提高加压上限值 20mmHg，再测量
5	显示	Err 3,【CURVE ERROR】
	原因	无法得到正确的近似曲线
	处理	请确定加压感应器的位置，再测量
6	显示	Err 4,【SPEED ERROR】

6	原因	减压速度异常
	处理	请核实橡胶膜是否漏气，以及加压感应器是否适合老鼠大小；如果橡胶膜损坏了，则更换
7	显示	Err Air，【AIR ERROR】
	原因	橡胶膜漏气或者加压感应器没有与 BP-98A 主机连接好
	处理	请检查加压感应器接触部分、连接部分、橡胶膜部分和漏气处，如果橡胶膜坏了，则更换在加压感应器中放入铅笔，折弯感应器在主机接口处的小胶管，加压。如果显示的压力值能迅速达到加压上限值，可以判定是主机外部连接线或者橡胶膜漏气，否则是主机内部漏气

（六）测量血压时的要点

血压和心搏数与测量的时间段、环境等因素有很大的关系。如果要得到稳定的测量结果，基本条件是尽可能在同一条件下进行测量。测量的要点有两个：一是正确的固定方式；二是保温。这两个条件满足后，只要稍作等待就可以测量了。

1. 测量前老鼠的准备工作

（1）测量时，人少、安静温暖的场所为宜。

（2）不在动物室测量时，事先将老鼠转移到进行测量的地方，让老鼠能够适应周围环境，这样 20～30min 老鼠就会安静下来。

（3）要注意如果测量的房间温度较低，可测量的等待时间也会延长。保温器的温度设定在（38～39℃）、室温保持在 26℃以上的话，测量可以进行得很快。相反，达不到以上条件的话，测量就会很费时间。如果老鼠周围的温度一直达不到 20℃，是无法进行测量的。

（4）测量的位置要避开空调设备等的风口。

2. 固定鼠袋时的要点

（1）要理解动物的习性，多做练习。将老鼠放入鼠袋的过程太长，老鼠会抵制入袋。因此尽可能快速地将其装入鼠袋。

（2）要根据动物的大小选用鼠网和鼠袋。标准大小的保温筒可以选用三种大小的鼠袋；稍大的老鼠可以选用大的鼠袋，较小的老鼠可以在大鼠网的内侧加入一个小的鼠网，这样可以防止老鼠在内打滚。

（3）动物的大小不合适时，鼠网固定不住其头部，老鼠在鼠袋内打滚或是转头的话，就无法安静下来。这时可以前后移动鼠袋内的保温筒，调整贴布正好让鼠袋裹住老鼠是关键的一步。

（4）一直无法安静下来的老鼠，开始时鼠袋可以固定的稍紧一些，安静下来后，可以稍稍松开一点。不要让其足部露在鼠袋外面，不然老鼠很难安静下来。

（5）多做将老鼠放入鼠袋的练习，使其在 15～20min 达到可测量状态。老鼠经过练习也会渐渐习惯。

（6）老鼠总是无法安静，不断地骚动，很多是因为固定的不够紧，这时可以把鼠袋的前半部打开，将筒向后移动，使其尾根部露出鼠袋再固定好。

3. 测量时的要点

（1）加压感应器的安放位置：原则上，应该套在尾根部。尾巴太粗时，尾巴的中央部偏向根部的位置也可以。

（2）每只的测量时间：300g 左右的大鼠测量 3～5 次大约是 15min，小鼠大约 5min。如果需要花更长的时间的话，说明测量的环境比较恶劣。越大的老鼠测量的时间越长。

（3）测量的时间太长：装入鼠袋的老鼠，总是不能达到测量状态，测量时间超过30min，应该暂时将它从鼠袋放出，隔一段时间再进行测量。脉波比较小的话，设定的温度可以适当调高 1～2℃。

（4）无法自动开始：在自动模式下进行测量时，无法自动开始。这时可以手动开始一或两次，这样就会比较容易自动开始测量了。

（5）血压比较低的动物与加压上限值：测量血压比较低的动物时，设定的加压上限值过高，自动加压又设定为"ON"的时候，会出现测量错误，这时要将加压的上限值调低，把自动加压设为"OFF"。

（6）小鼠的心搏与心律不齐：测量小鼠时，鼠袋过紧、测量的时间过长等都会引起心律不齐或者脉搏过缓。不要给小鼠造成压力，尽量争取短时间内结束测量。

（7）小鼠用手动开始模式测量：用自动模式无法测量小鼠时，改为手动测量。小鼠比大鼠更容易骚动，因此在自动模式下很难自动开始，测量的效率不高。观察到波形稳定时，应当立即手动开始为宜。

（8）脉波太小无法测量：长时间保温，还是出现"ERR Lo"错误，这说明脉波太小。也可以只测心搏数和最高血压，把测量平均压、最低压的设定关掉，只测最高血压，再关掉自动开始，调高感度。这样就可以测最高血压了。

4. 麻醉后的测量或在无创状态下的血压监测 麻醉后的状态通常都是维持着麻醉前的状态，因此在麻醉之前，确保尾动脉的血液流动。麻醉之后，还要保持其可测量的体温不要因为麻醉而下降。如果在实验中不保温，血压就会渐渐下降，偶尔也会因为麻醉使血压测量变得难以进行，这时把测量平均压、最低压的设定关掉。只测最高血压，再关掉自动开始，调高感度。这样就可以测最高血压了。

（徐红岩 马剑峰）

四、常用实验器材

（一）电极

为了测量和记录生物电位，从而记录和测量出机体的离子电流，在肌体和测量仪器之间必须有界面，把肌体内的离子电流转换成电路中的电流。这种界面作用由生物电极来实现。机能学实验中，电刺激可兴奋组织或从可兴奋组织引导各种生物电活动均离不开电极。常用的电极有普通刺激电极、保护电极、引导电极、微电极等，如图 1-2-25 所示。

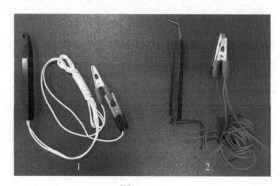

图 1-2-25
1. 保护电极；2. 刺激电极

1. 普通电极 将两根银丝装嵌在有机玻璃或电木的框套内，银丝上端与引线连接，可作为刺激电极或引导电极。

2. 保护电极 将银丝包埋在绝缘框套内，下端空一空槽，将银丝嵌于槽内，但需裸露少许以便于组织接触，其他构造与普通电极相同。这种电极可用于刺激在体神经干，以防止周围组织受刺激。

3. 微电极 是用于测量细胞附近和细胞内生物电位的微型电极。这种电极的尖端直径仅为 $0.5\sim5\mu m$。微电极有两种类型：一类是金属电极；另一类是充填电解质的玻璃微电极。

4. 吸附式电极 是用于测量组织或肌肉表面电位的电极。它是靠真空泵产生的负压，使电极吸附在组织或肌肉表面而记录电位的一种方法。由于这种电极对组织无损伤、使用方便可靠，故常在生物学实验中使用。

5. 皮肤表面电极 用于从体表上测量 ECG、EEG 和 EMG 电位。体表电极的形状很多，有用于肢体的金属板电极、用橡皮膏粘贴的金属盘电极、吸杯电极、浮动型表面电极、按扣式电极及特殊形式的表面电极等。

6. 针型电极 用以刺破皮肤，记录局部脑的 EEG 电位或特殊肌肉组织的 EMG 电位等。

（二）换能器系统

换能器是把非电量转换成电量的装置，又称传感器。根据其内部换能的方式不同又分为电阻式传感器、电感式传感器、电容式传感器、电压式传感器、电磁流量传感器、温度传感器等。

在生物学实验中，有许多被测参量是非电量，如血压、心脏活动、肌肉收缩、体温变化等。为便于记录和分析上述各参量，需要换能器将它们转换成电参量。因此，根据不同类型的传感器原理，制成了压力换能器、张力换能器、心音换能器、呼吸换能器等。机能学实验中最常用的是前两类换能器，现分别介绍如下。

1. 压力换能器

（1）原理与用途：此换能器（图 1-2-26）是利用了电阻式传感器的原理。其内部是一套桥式电路，即平衡电桥（图 1-2-27），该电桥的一部分有敏感元件构成，它可以把压力的变化转换成电阻值的变化。当外界无压力时，电桥平衡，换能器输出为零。当外界压力作用于换能器时，敏感元件的电阻值发生改变，引起电桥失衡，即有电流（电信号）输出。其电流（电信号）的大小应与外加压力的大小呈线性关系。

压力换能器主要用于测量血压、胃肠道内压等。

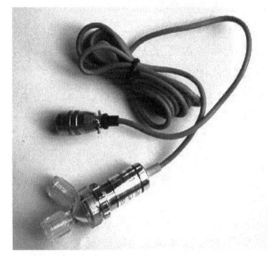

图 1-2-26　压力换能器

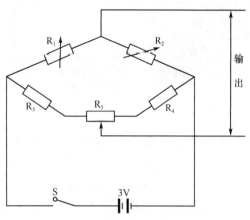

图 1-2-27　压力换能器原理图

（2）使用方法。

1）与主机连接好，启动后预热 10min。

2）调零：调节三通管，使换能器与大气相通，调节换能器的调零电位器，以确定零压力基线。

3）排气：实验时将两个三通管分别与换能器两个接口连接，从一侧三通管缓缓注入抗凝稀释液，并将换能器透明球盖及测压导管内的气泡排净，以免引起压力波形失真。

4）把换能器水平放置并固定，尽可能保持液压导管（插管）的开口与换能器的感压面在同一水平面，以避免静水柱误差。

5）定标：在仪器、压力换能器调零之后，用血压计给换能器施加一个标准的压力值，然后把压力值输入到仪器系统内。实验时仪器系统将以此作对照，准确地测量压力的大小。

6）测量：调节三通管，使换能器与充满抗凝稀释液的测压导管相通（另一侧三通管需要关闭），即可进行压力的测量。

7）实验结束后，应及时清除换能器内的液体或血液，并用蒸馏水轻轻洗净，晾干后以备再用。

（3）使用注意事项。

1）压力换能器有一定的测量范围，一般为-50～300mmHg，超过检测范围的压力不宜测量，故使用时应注意被测压力的高低。

2）测量时压力换能器、导管和被测对象一定要形成一个完全封闭的系统。如某一环节出现漏气情况，将造成液体渗漏和测量的不准确。

3）灌注抗凝液时，应注意检查三通管及导管是否堵塞，避免成为无效腔。

4）在压力换能器构成闭合管道系统时，严禁用注射器从侧管向闭合测压管道内用力加压，以免损坏换能器。

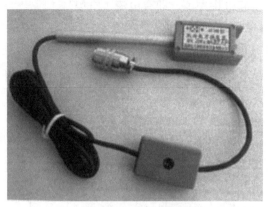

图 1-2-28 张力换能器

5）清洗换能器时注意不要把胶圈丢失，安装时要安装在罩子里面，以免漏水造成无法测量或测量不准确。

2. 张力换能器

（1）原理与用途：其工作原理类似于压力换能器。可将张力信号转换成电信号，经过放大记录装置记录出活动曲线。张力换能器（图1-2-28）主要用于记录肌肉活动曲线。

（2）使用方法。

1）将换能器固定在合适的支架上，保证拉力方向和受力感应梁（弹簧片）的平面垂直。

2）与主机连接好，启动后预热 10min。

3）调零：调节换能器的辅助调零电位器（在换能器外壳的表面沉孔中），做零位校准。

4）定标：在仪器、张力换能器调零之后，用一个 2g 的砝码给换能器施加一个拉力，然后把拉力值输入到仪器系统内。实验时仪器系统将以此作对照，准确的测量拉力的大小。

5）将标本的一端通过丝线与换能器的弹簧片相连接即可开始实验。注意连接标本和换能器之间的丝线松紧度要合适，不宜过松或过紧。

（3）注意事项

1）张力换能器有 0～2g、0～10g、0～50g 等型号，使用时要注意选用合适的换能器，以避免超出换能器的测量范围，否则将损坏换能器。一般测量肠肌张力用 0～10g 换能器，测量心肌张力用 0～50g 换能器。

2）在测量时，要注意连接标本和换能器感应梁之间的丝线松紧度要合适，不宜过松或过紧，以免造成实验结果的不准确。

3）换能器内不得灌入液体。

4）在安装和调整实验装置时，应避免碰撞换能器。调零时不得用力太大，否则易损坏电位器。

5）严禁用手拨动换能器的感应梁（弹簧片），这样极易造成换能器的损坏。

（三）神经干标本屏蔽盒

为了屏蔽外界各种电磁信号对神经干生物电信号的干扰，神经干标本盒由金属制作，如图 1-2-29 所示。

神经干标本盒内左侧第一对为刺激电极，与刺激器"+、-"输出相连；右侧两对引导电极与 BL-420 生物机能实验系统的输入通道相连；位于刺激电极和引导电极之间的是接地电极，与 BL-420 生物机能实验系统接地相连。第 1、2 对引导电极间的距离可调

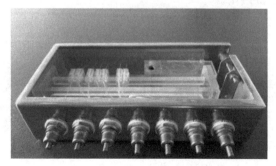

图 1-2-29 神经干标本屏蔽盒

节，神经干置于标本盒内的电极上。

（刘　杰　陈　融）

五、常用手术器械及其应用

外科手术器械是施行手术必需的工具。手术器械的种类、式样和名称虽然很多，但其中有一些是各类手术都必须使用的常用器械。熟练地掌握这些器械的使用方法，对于保证手术基本操作的正确性帮助很人，它是外科手术的基本功。

（一）手术刀

手术刀主要用于切开和分离组织，有固定刀柄和活动刀柄两种。活动刀柄手术刀，是由刀柄和刀片两部分构成。装刀方法是将刀片装置于刀柄前端的槽缝内，见图1-2-30。

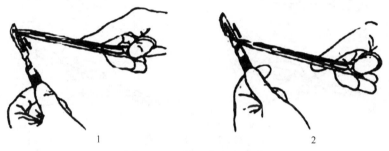

图1-2-30　装刀及取刀方法
1. 装刀片；2. 取刀片

刀片有不同大小和外形，刀柄也有不同的规格。按刀刃的形状可分为圆刃手术刀、尖刃手术刀和弯形尖刃手术刀等，见图1-2-31。

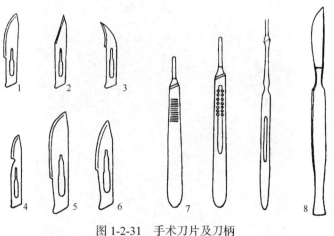

图1-2-31　手术刀片及刀柄
1～6. 刀片种类；7、8. 刀柄种类

执刀的方法必须正确，动作的力量要适当。执刀的姿势和动作的力量根据不同的需要有下列几种（图1-2-32）。

1. 指压式（卓刀式） 为常用的一种执刀法。以手指按刀背后 1/3 处，用腕与手指力量切割，适用于切开皮肤、腹膜及切断钳夹组织。

2. 执笔式 如同执钢笔。动作涉及腕部，力量主要在手指，需用小力量短距离精细操作，用于切割短小切口，分离血管、神经等。

3. 全握式（抓持式） 力量在手腕。用于切割范围广，需用力较大部位的切开，如切开较长的皮肤切口、筋膜、慢性增生组织等。

4. 反挑式（挑起式） 即刀刃由组织内向外面挑开，以免损伤深部组织，如腹膜切开。

手术刀的使用范围，除了刀刃用于切割组织外，还可以用刀柄做组织的钝性分离，或代替骨膜分离器剥离骨膜。在手术器械数量不足的情况下，暂可代替手术剪切开腹膜、切断缝线。

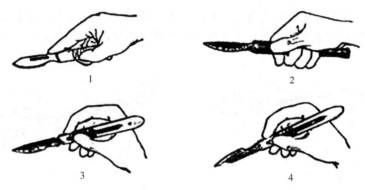

图 1-2-32 执刀姿势

1. 指压式；2. 全握式；3. 执笔式；4. 反推式

（二）剪刀

1. 普通粗剪刀 用于剪粗硬或坚韧的组织，如皮毛、骨骼等（图 1-2-33）。

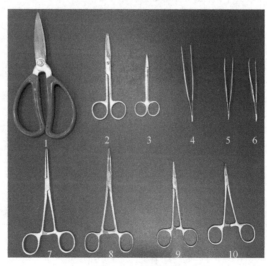

图 1-2-33 剪刀

1. 粗剪刀；2. 组织剪；3. 眼科剪；4. 组织镊；5. 直头眼科镊；6. 弯头眼科镊；7、9. 直头血管钳；8、10. 弯头血管钳

2. 手术剪 依据用途不同，手术剪可分为两种：一种是沿组织间隙分离和剪断组织的，

叫组织剪（图 1-2-33）；另一种是用于剪断缝线，叫剪线剪。

3. 眼科剪 常用于剪断神经、血管、被膜，如剪破气管、血管、输尿管等以便插管之用。它分为直头、弯头两种（图 1-2-33）。

正确的执剪法是以拇指和第四指插入剪柄的两环内，但不宜插入过深；示指轻压在剪柄和剪刀交界的关节处，中指放在第四指环的前外方柄上，准确地控制剪的方向和剪开的长度，其他的执剪方法都有缺点，是不正确的。

（三）手术镊

手术镊用于夹持、稳定或提起组织以利切开及缝合。有不同的长度。镊的尖端分有齿及无齿（平镊），又有短型、长型、尖头与钝头之别，可按需要选择。有齿镊损伤性大，用于夹持坚硬组织。无齿镊损伤性小，用于夹持脆弱的组织及脏器。精细的尖头平镊对组织损伤较轻，用于血管、神经、黏膜手术。执镊方法是用拇指对示指和中指执拿，见图 1-2-33 和图 1-2-34。

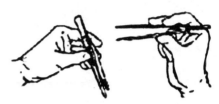

图 1-2-34 执镊方法

（四）止血钳

止血钳又称为血管钳，主要用于夹住出血部位的血管或出血点，以达到直接钳夹止血，有时也用于分离组织、牵引缝线。止血钳一般有弯、直两种（图 1-2-33），直钳用于浅表组织和皮下止血，弯钳用于深部止血，最小的一种蚊式止血钳，用于眼科及精细组织的止血。

执拿止血钳的方式与手术剪相同。松钳方法：用右手时，将拇指及第四指插入柄环内捏紧使扣分开，再将拇指内旋即可；用左手时，拇指及示指持一柄环，第三、四指顶住另一柄环，二者相对用力，即可松开。

（五）持针钳

持针钳也称持针器，用于夹持缝针缝合组织，普通有两种形式，即握式持针钳和钳式持针钳（图 1-2-35）。外科临床常使用握式持针钳。使用持针钳夹持缝针时，缝针应夹在靠近持针钳的尖端，若夹在齿槽床中间，则易将针折断。一般应夹在缝针的针尾 1/3 处，缝线应重叠 1/3，以便操作。持钳法见图 1-2-36。

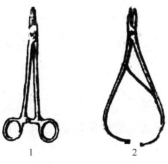

图 1-2-35 持针钳

1. 钳式持针钳；2. 握式持针钳

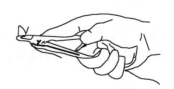

图 1-2-36 握式持针钳持钳法

（六）缝合针

缝合针主要用于闭合组织或贯穿结扎（图1-2-37）。缝合针尖端分为圆锥形和三角形（图1-2-38）。三角形针有锐利的刃缘，能穿过较厚致密组织。

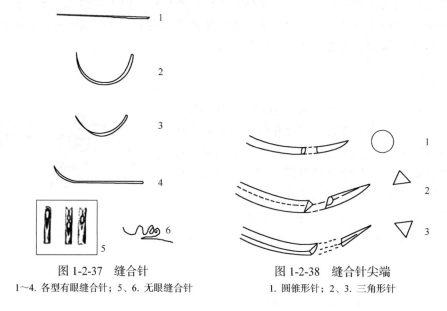

图 1-2-37　缝合针
1～4. 各型有眼缝合针；5、6. 无眼缝合针

图 1-2-38　缝合针尖端
1. 圆锥形针；2、3. 三角形针

（七）气管插管

气管插管呈"Y"形。家兔麻醉状态下，为保持家兔呼吸通畅，需行气管插管术（图1-2-39）。

（八）血管插管

血管插管多为塑料制成的管子，插入血管，另一端与压力换能器相连，用来记录血压变化（图1-2-39）。

（九）膀胱插管

膀胱插管多为玻璃制成，漏斗段插入膀胱内，另一端用来计数尿滴（图1-2-39）。

（十）咬骨钳

咬骨钳用于咬开骨质，多于颅骨钻配合使用，用于钻孔后扩大手术范围（图1-2-39）。

（十一）颅骨钻

颅骨钻主要用于开颅时钻孔，用法为右手握钻，左手固定骨头，钻头与骨面垂直，顺时针方向旋转，到内骨板时要小心慢转，防止穿透骨板而损伤脑组织（图1-2-39）。

（十二）探针

探针用于蛙类实验操作，主要用来捣毁脊髓（图1-2-39）。

（十三）玻璃分针

玻璃分针用于分离神经、血管（图1-2-39）。

（十四）蛙心插管

常用的蛙心插管多用玻璃制成，尖端插入蟾蜍心室，突出的小钩用来固定离体心脏，插管内可以添加各种溶液，以观察蛙心的变化（图1-2-39）。

（十五）动脉夹

动脉夹主要用来夹闭、阻断血流（图1-2-39）。

（十六）蛙心夹

蛙心夹用于蛙类实验操作，实验时夹住蛙心尖，通过线绳连接张力换能器，观察蛙心的变化（图1-2-39）。

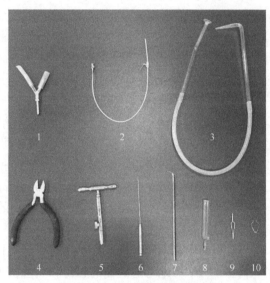

图1-2-39　部分常用手术器械

1. 气管插管；2. 血管插管；3. 膀胱插管；4. 咬骨钳；5. 颅骨钻；6. 探针；7. 玻璃分针；8. 蛙心插管；9. 动脉夹；10. 蛙心夹

（杨贵忠　马　滟）

第三章　实验动物和实验基本操作技术

一、实验动物与伦理

动物实验是人类进行生命科学研究不可缺少的手段和方法，动物实验在揭示生命本质及起源，保证人体健康和满足人类生活需要方面发挥了重要作用。但随着社会的发展、科技的进步和人类道德水准的提高，动物实验伦理问题引起了人们广泛的关注。

欧盟各国、加拿大、美国、澳大利亚等国不仅建立了比较完善的动物福利法律体系，而且执法严格。我国实行的《实验动物管理条例》《实验动物质量管理办法》《实验动物许可证管理办法（试行）》等法规都不同程度地提倡动物福利与伦理。为了解决生命伦理学与动物实验的冲突，动物实验替代方法被提出。1959 年，英国的动物学家 W.M.S.Russell 和微生物学家 R.L.Burch 最早系统地提出了以实验动物的减少（reduction）、替代（replacement）与优化（refinement）作为目标的动物实验替代方法理论即"3R"理论。我们在进行动物实验时努力遵守以下要求：①实验在设计时要遵循"3R"原则，优化实验方案，减少实验动物的数量。②不进行没有必要的动物实验，任何动物实验都要有正当的理由和有价值的目的。③善待实验动物，不随意使动物痛苦，尽量减少刺激强度和缩短实验时间。④实验过程中应给予动物镇静、麻醉剂以减轻和消除动物的痛苦，发现不能缓解时，要迅速采用人道主义可接受的"安乐死"。⑤对于可能引起动物痛苦和危害的实验操作，应小心进行，不得粗暴。⑥凡需对动物进行禁食和禁水试验的研究，只能在短时间内进行，不得危害动物的健康。⑦对清醒的动物应进行一定的安抚，以减轻它们的恐惧和不良反应。⑧实验外科手术中应积极落实实验动物的急救措施，对术后或需淘汰的实验动物实施"安乐死"。

随着社会的文明发展，人与动物和谐相处的问题越来越受到人们的重视，人类已经认识到，应该把动物作为一个主体，平等地考虑它们的感受和利益，人道地对待它们；人如何对待动物，不仅反映了人对世界的认识，也表明了人对生命的态度。保护动物，就是保护人类自己。

（陈　融　刘　萍）

二、实验动物的分类

（一）实验动物的遗传学分类

1. 近交系动物　指经过连续 20 代以上全同胞兄妹交配或亲子交配培育而成的，近交系数大于 99%，群体基因达到高度纯合和稳定的动物种群。

2. 远交系动物　远交系又称封闭群，是指以非近亲交配方式进行繁殖生产的实验动物种群，在不从外界引入新个体的条件下，至少连续繁殖 4 代以上者，称为一个远交系。医学机能学实验中常用的实验动物，包括昆明小鼠、Wistar 大鼠、SD 大鼠、新西兰兔，以及青紫蓝兔等都属于远交系实验动物。

3. 突变系动物　指由于遗传基因发生突变，从而具有某些特殊性状表型的各种遗传缺陷的品系。

4. 系统杂交动物　指两个不同品系的近交系之间进行杂交所产生的第一代动物，即 F1 代动物，又叫"杂交一代"动物。

（二）实验动物的微生物学分类

按照微生物学控制标准或微生物净化程度的不同，可将实验动物分为四级。

1. 普通动物　即常规动物，又称为一级动物，要求不带有人兽共患病和动物烈性传染病病原的动物。

2. 清洁动物　为最低限度疾病动物，又称二级动物。清洁动物要求外观健康，不携带对动物危害大和对科学研究干扰大的病原体。

3. SPF 动物　即无特定病原体动物，又称三级动物，指不携带特定的微生物和寄生虫，或在清洁动物的基础上，不携带对实验有干扰的微生物，但又不是绝对无菌的动物。

4. 无菌动物和悉生动物　属四级动物。无菌动物是指利用现有技术手段，无法从动物体内外检测到任何活的微生物和寄生虫的动物。悉生动物又称已知菌动物，是将已知菌植入无菌动物体内，形成已知菌与动物的共生复合物。

（刘　萍　马剑峰）

三、实验动物的选择与准备

机能学实验主要是利用实验动物完成的，实验动物的选择和准备直接关系到实验的成败。面对种类繁多、特点与用途各异的实验动物，必须根据实验内容与动物特点选取符合要求的实验动物。

一般而言，实验动物的选择应遵循以下基本原则。

（一）相似性原则

应选用在结构、机能、代谢及疾病特征方面与人类相似的实验动物。哺乳动物的组织结构、系统机能和疾病过程与人类有许多相似之处，是医学实验研究最常选用的实验动物。

（二）特殊性原则

应选用解剖、生理特点符合实验目的和要求的实验动物。恰当利用实验动物具备的某些解剖、生理特点，可为实验操作和结果观察提供很多便利条件。

（三）标准化原则

确定实验动物的种属后，应选用与研究内容相匹配的标准化的实验动物。只有选用经遗传学、微生物学、环境及营养控制的标准化实验动物，才能排除细菌、病毒、寄生虫和潜在疾病对实验结果的影响，以及因实验动物的杂交、遗传学污染而造成的个体差异和实验反应不一致。

（四）规格化原则

确定实验动物的种属、品系和等级后，在选择动物个体时，应选择在年龄、体重、性别、生理状态、健康状况等方面符合规格的实验动物。

1. 年龄、体重　动物的生物学特性和对实验的反应性随年龄不同而有明显变化，如无特殊要求，动物实验应选用发育成熟的青壮年动物。成年动物一般可按体重来估计，机能学实验常用实验动物体重：小鼠 18～22g，大鼠 180～250g，豚鼠 200～300g，家兔 2～2.5kg。同一实验中，动物年龄或体重应尽可能一致，否则易增加动物反应的个体差异，影响实验结果的正确性。

2. 性别　不同性别的实验动物对同一刺激的敏感性往往不同，即便是同一品系的动物也是如此。例如，氯仿对小鼠肾脏的损害，只在雄性小鼠中表现，雌性小鼠则不出现损害。因此应根据实验内容选取合适性别的动物。如实验对动物性别无特殊要求，则宜选用雌雄各半。

3. 生理状态　动物的特殊生理状态如妊娠、哺乳等对实验结果影响很大，因此除非有特殊实验要求或目的，通常不宜选用处于特殊生理状态的动物进行实验研究。

4. 健康状况　动物的健康状况对实验结果有直接影响。一般情况下，健康动物对外界刺激的敏感性好，耐受性大，实验结果稳定，所以应选用健康状况良好的动物进行实验研究。健康动物一般表现为体型丰满、发育正常、被毛浓密有光泽且紧贴身体，眼睛明亮有神，行动活泼，反应灵敏，食欲良好等。健康的蟾蜍皮肤湿润，喜爱活动。

（五）经济性原则

在不影响实验质量的前提下，应尽量选用来源容易、成本低廉、性情温顺、易于饲养管理的实验动物，以降低实验成本，简化实验操作。

（刘　萍　陈　融）

四、机能学常用实验动物

（一）小鼠

小鼠属于啮齿类杂食动物，体型小，性情温顺，易于捕捉，对外来刺激敏感，昼伏夜动，胃容量小，随时采食。体温变化大，不耐冷热，生长快，繁殖力强，易于饲养管理，广泛应用于各类科研实验中，特别适用于需要大量动物进行的实验，如广泛用于各种药物的筛选性实验、毒性试验、肿瘤学、遗传学、免疫学、内分泌学及临床疾病的实验研究等。

（二）大鼠

大鼠属于啮齿类杂食动物，性情温顺，易于捕捉，但受惊吓或粗暴操作时，会紧张不安甚至攻击人。对外界刺激敏感，昼伏夜出，不耐湿热。对疾病抵抗力强，成熟快，繁殖力强，易饲养。大鼠无胆囊，肾单位表浅，肝再生能力强，广泛应用于新药筛选、药物安全性评价和药效学实验研究，适于做应激反应和内分泌实验研究、各种行为和高级神经活动的研究及多发性关节炎的实验研究等。

（三）豚鼠

豚鼠属于啮齿类草食动物，性情温顺，易捕捉，胆小怕惊，对外界刺激和温度变化极为敏感。豚鼠耳蜗管发达，听觉灵敏，听阈远大于人，存在可见的普赖厄反射（听觉耳动反射），乳突部骨质薄弱，便于手术操作和内耳微循环的观察，常用于听觉和内耳疾病的实验研究；豚鼠易被抗原性物质致敏，对组胺类药物特别敏感，是过敏性休克和变态反应研究的首选实验动物，也常用来观察药物的致敏作用和筛选抗过敏药；豚鼠血清中补体含量多，效价高，常用于免疫学和生物制品的研究。

（四）家兔

家兔属于草食性动物，性情温顺，胆小易惊，耐寒怕热，家兔听觉、嗅觉十分灵敏，主要利用呼吸散热维持体温平衡，生长快，繁殖力强，易饲养。 常用于减压神经与心血管活动的关系研究及急性心血管实验，家兔对体温变化十分灵敏，常用于发热研究和热原试验，是药品质控中热原检验的指定动物。家兔还是制备免疫血清最理想的动物，广泛应用于各类抗血清和诊断试剂的研制等。

（五）蟾蜍

蟾蜍属于两栖类变温动物，心脏有两个心房，一个心室，心房与心室区分不明显，动静脉血液混合，背部皮肤有许多疣状突起毒腺，可分泌毒素，以耳后的椭圆形耳腺分泌最多。蟾蜍广泛用于医学实验中，尤以生理及药理实验常用。常用于心脏生理功能和药物对心脏作用的研究，外周神经及其肌肉的生理功能以及药物对外周神经、神经终板作用的研究等。

（刘　萍　陈　融）

五、实验动物的捉持与固定

为了保证动物实验的顺利进行，需要捉持动物并进行适当的固定，这是最基本也是最常用的实验技术。其基本原则是保证实验人员的安全，防止动物意外损伤，禁止粗暴对待动物。

（一）实验动物的捉持

1. 小鼠　右手提起鼠尾，放在鼠笼盖或易攀抓的粗糙台面上，轻轻向后拉鼠尾，在小鼠向前方挣脱时，用左手拇指、食指沿其背部向前捏住两耳和头颈部皮肤，充分固定使其头部不能随意活动，将鼠体置于左手心中，腹部朝上。右手轻拉鼠尾，将其夹在左手无名指、小指和手掌之间（图 1-3-1）。

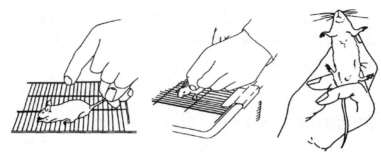

图 1-3-1 小鼠捉持方法

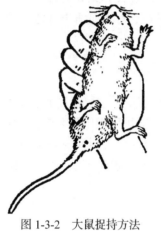

图 1-3-2 大鼠捉持方法

2. 大鼠 大鼠在惊恐或激怒时会咬人，捉拿时最好戴防护手套，动作应轻柔，切忌动作粗暴或用钳子夹持。实验者左手戴手套，右手抓住鼠尾立即提起，放在易攀抓的粗糙面上，左手虎口卡住大鼠躯干，并稍加压力向前移行。至颈部时，用左手拇指和食指抓住其两颊及后枕部皮肤，充分固定慎防咬伤，其余手指抓住背部皮肤，无名指和小指夹住鼠尾固定（图 1-3-2）。

3. 豚鼠 豚鼠性情温和，一般不会伤人。捉持时先用手掌扣住豚鼠背部，抓住其肩胛上方，拇指和示指环握颈部，其余三指从腋下握住鼠体，轻轻拿起，另一手托住臀部（图 1-3-3）。

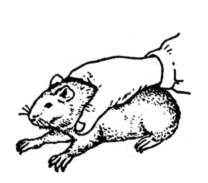

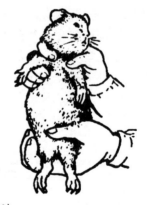

图 1-3-3 豚鼠捉持方法

4. 家兔 捉持时右手抓住家兔颈背部皮肤，轻轻提起，左手托住臀部与后肢，使其呈坐位姿势，让体重大部分集中在左手上（图 1-3-4）。特别注意，切忌只提拉兔的双耳或双后肢，也不能仅抓腰部或背部皮肤，以免损伤动物。

5. 蛙类 左手持蛙，将其背部紧贴手掌固定，使其腹部朝上，以中指、无名指和小指压住其左侧腹和后肢，拇指和食指分别压住左、右前肢，即可进行实验操作，如图 1-3-5A 所示。此捉持方法适于进行淋巴囊内注射给药。若需破坏脑脊髓，则以左手食指和中指夹住蛙两前肢，无名指和小指夹住两后肢，使其俯卧位固定于左手中，如图 1-3-5B 所示；左手拇指触摸枕骨大孔位置，右手持探针刺入枕骨大孔，破坏脑脊髓，如图 1-3-5C 所示。注意捉持蟾蜍时，不要挤压其两侧耳部突起的毒腺，以免毒液溅入眼睛。

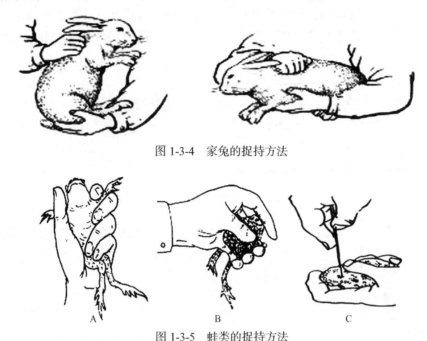

图 1-3-4 家兔的捉持方法

图 1-3-5 蛙类的捉持方法

（二）实验动物的固定

1. 家兔的固定

（1）盒式固定：未麻醉的家兔可采用盒式固定法，将家兔置于特制的固定箱中，见图 1-3-6A。这种固定方法适用于耳缘静脉注射、采血等操作。

（2）台式固定：这是机能学实验中最常用的固定方法，适用于颈、胸、腹、股等部位的手术操作。将家兔麻醉后置于解剖台上，取仰卧位，用四根粗线绳分别套住前肢腕关节和后肢踝关节，拉直四肢，线绳另一端打结固定在解剖台四周的固定钩上，以固定四肢。头部以固定夹固定，或用一根棉线绳牵引兔的两只上门齿，稍加牵拉后系在手术台前端的铁柱上，保持头颈部平直，以固定兔头，见图 1-3-6B。

（3）马蹄形固定：进行腰背部，尤其是颅脑部手术时，一般采用马蹄形或立体定位仪固定法。家兔麻醉后取俯卧位，先剪去家兔两侧眼眶下部的皮毛，暴露颧骨突起，调节固定器两端的"T"形金属棒，使其正好嵌在突起下方的凹处，然后在适当高度固定金属棒，见图 1-3-6C。

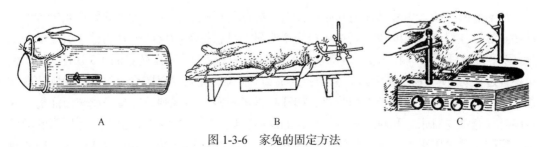

图 1-3-6 家兔的固定方法

2. 鼠类的固定　动物麻醉后仰卧位置于解剖台上，四肢及头部固定参照家兔固定方法，此方法常用作心脏取血、解剖及外科手术等操作。做尾静脉注射或取血时，可利用筒式或笼式固定器，让大鼠进入固定器内，关闭封口，露出尾部，再行静脉穿刺术，见图 1-3-7。

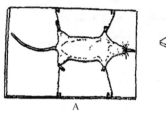 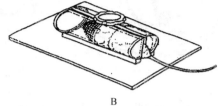

A　　　　　　　　　B

图 1-3-7　鼠类的固定方法

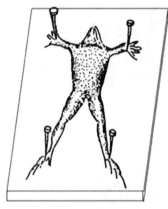

图 1-3-8　蛙类的固定方法

3. 蛙类的固定　蛙类破坏脊髓或麻醉后，可用蛙钉或大头针将四只足钉在蛙板或蜡盘上。依实验需要采取仰卧位或俯卧位固定，见图 1-3-8。

（刘　萍　马剑峰）

六、常用实验动物的麻醉方法

（一）吸入麻醉

麻醉时对动物呼吸、血压无明显影响。麻醉速度快，维持时间短，易于控制麻醉的深浅，适合于时间短的手术和实验，也可用于凶猛动物的诱导麻醉。目前实验中常用的吸入麻醉剂有乙醚、氟烷、异氟烷等。

吸入麻醉时，将动物置于适当大小的玻璃罩中，在罩内放入浸有麻醉药的棉球或纱布，密切注意动物反应，特别是呼吸变化，直到动物麻醉。

乙醚麻醉注意事项：①乙醚可强烈刺激动物呼吸道黏膜而产生大量分泌物，造成呼吸道阻塞，可在麻醉前半小时皮下注射阿托品（0.1ml/kg），以减少呼吸道黏膜分泌物。②乙醚吸入过程中应密切注意动物反应，以免动物挣扎，呼吸变化较大，乙醚吸入量及速度不易掌握，吸入过多，麻醉过度使动物死亡。③乙醚易燃易爆，应用时注意远离火源。

（二）注射麻醉

注射麻醉一般采用静脉注射和腹腔注射。静脉注射较适合兔、犬等静脉穿刺较方便的动物。静脉注射麻醉速度快，兴奋期短而不明显，可根据动物反应随时调整注射速度和剂量，以准确达到所需麻醉深度。静脉注射麻醉时，一般应将计算用药量的 1/3 快速注入（但也不宜过快），使动物迅速渡过兴奋期，其余 2/3 应缓慢注射，以防麻醉过度。静脉注射过程中，密切观察动物呼吸频率和节律，如呼吸过度减慢或不规则，应暂停或减慢注射，并且随时检查动物肌张力和对夹捏肢体皮肤的反应，以判断麻醉深度，直至达到所需麻醉状态。腹腔注射常用于大小鼠、豚鼠和猫的麻醉，一般将计算麻醉剂量一次性注入，操作较为简便，但麻醉作用慢，兴奋期表现较明显，麻醉深度不易掌握。

注射麻醉时应注意：①密切观察动物呼吸，根据呼吸随时改变注药速度。②如用药量已达参考剂量而动物仍呼吸急促，对夹捏末端肢体的挣扎反应明显，可继续缓慢加注麻醉药（但氯醛糖例外，需等候一段时间），直到麻醉满意。腹腔注射一次加用剂量不能超过计算总量的1/5。③麻醉期间，动物体温调节受到抑制，往往出现体温下降，应给动物采取保温措施。

（三）局部麻醉

一般将药物在手术部位做皮内注射或皮下组织浸润注射。常用的局部麻醉药（简称局麻药）有普鲁卡因、利多卡因、丁卡因等（表 1-3-1）。局部麻醉主要用于要求全身浅麻醉或清醒动物时减轻动物疼痛的实验。常用的局部麻醉有表面麻醉、浸润麻醉、传导麻醉和脊髓麻醉四类。

局部麻醉时应注意：①因不同部位黏膜组织吸收局麻药物的速度不同，故相同局麻药在不同部位的应用剂量也有所不同，需严格控制用药剂量，以免出现毒性反应。②每次注射前应先回抽，以免将局麻药注入血管。③麻醉期间，动物往往出现体温下降，应注意保温。

表 1-3-1 几种常用注射麻醉药的参考剂量

药物	动物	给药途径	剂量（mg/kg）	维持时间（h）	备注
乙醚	各种动物	吸入	—	维持时间短	安全，苏醒快，麻醉深度及药量易掌握；麻醉初期动物易出现兴奋加强期
20%～25%氨基甲酸乙酯（乌拉坦）	兔、猫、犬	iv、ip	700～1000	3～5	麻醉过程平稳，苏醒慢，麻醉深度和剂量较难掌握
	蛙、大鼠	ip	1500～2000	2～4	
1%～3%戊巴比妥钠	兔、猫、犬	iv、ip	25～30	3～5	进入麻醉期快，用量小；个体差异大，易造成呼吸抑制
	小鼠、大鼠、豚鼠	ip	40～50	3～5	
5%硫喷妥钠	猫、犬	iv、ip	25～30	1/4～1/2	麻醉力强，易引起呼吸抑制，常有喉头痉挛，需缓慢注射，适于短程实验，连续应用易蓄积
	兔、大鼠	iv、ip	30～50	1/4～1/2	
10%水合氯醛	大鼠	ip	300	3～5	—
2%氯醛糖	猫、犬	iv、ip	50～80	5～6	中枢作用较轻
	兔、大鼠	iv、ip	50～80	5～6	
氯-乌合剂（含氯醛糖1%，乌拉坦7%）	猫、兔	iv、ip	5ml/kg（含氯醛糖50mg，乌拉坦350mg）	5～6	常用于中枢性实验，对神经反射及心血管的影响较小

注：iv，静脉注射；ip，腹腔注射。

（四）麻醉深度的判断

在麻醉时，应当缓慢注射麻醉剂，密切动物的呼吸深度和频率、肌肉紧张度、角膜反射。最佳麻醉深度指标：全身肌肉松弛，呼吸深慢而平稳，瞳孔缩小，角膜反射消失或迟钝等。

（徐红岩　刘　杰）

七、常用的给药途径与方法

（一）经口给药

经口给药有口服和灌胃两种给药方式。口服法可将药物放入饲料或饮水中，由动物自由摄取。一般为保证剂量的准确，多采用灌胃给药法（ig）。灌胃给药法是使用灌胃管插入动物胃部给药的一种方法，以小鼠为例，左手固定小鼠，使其腹部朝向灌胃者，拉直颈部。右手持带有灌胃管的注射器，沿体壁测量口角至胃的长度，作为插入灌胃管的深度，一般成年小鼠 3cm 左右。将灌胃管经口角插入口腔，用灌胃管向后轻压头部，使口腔与食管成一直线，再将灌胃管沿上腭壁轻轻插入食管，通过食管的膈肌部位时略有抵抗感。如动物安静、呼吸无异常、口唇无发绀现象，即可注入药液。插入不顺时不能硬向下插，应拔出灌胃管重新插入，见图 1-3-9。小鼠一次灌胃量为 0.1～0.3ml/10g 体重，最大剂量为每只 1ml，大鼠一次灌注量为 1～2ml/100g 体重，不宜超过每只 2ml。家兔一次灌胃量为 5～20ml/kg 体重，最大灌胃量为每只 80ml。

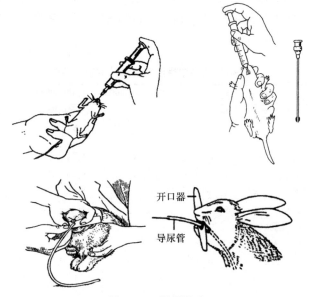

开口器

导尿管

图 1-3-9　灌胃给药

（二）注射给药

1. 皮下注射（sc）　通常选用皮肤较薄、皮下脂肪少的部位，小鼠通常选用颈背部，大鼠可选择左侧下腹部或后腿皮肤处，豚鼠常选用两肢体内侧，家兔一般选择背部和耳根部。以小鼠为例，左手捉持小鼠，拇指、食指捏起颈背部皮肤，形成皮肤皱褶，右手持注射器刺入皱褶皮下，并沿体轴方向推进 5～10mm，轻轻摆动针尖，容易摆动则表明已刺入皮下。轻轻抽吸，无回流物即可缓慢注射药物，见图 1-3-10。注射完毕，轻轻按压针刺部位，以防止药液外漏。小鼠一次给药量为 0.1～0.2ml/10g 体重。大鼠为 0.2ml/100g 体重。家兔为 0.1～1.0ml/kg 体重。

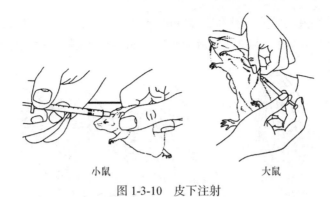

小鼠 　　　　　　　　大鼠

图 1-3-10　皮下注射

2. 肌内注射　家兔臀部肌肉发达，血管丰富，是肌内注射的理想部位。注射时，助手右手抓住家兔两前肢，左手抓住两后肢，固定好动物。操作者右手持注射器以 60° 斜刺入肌肉中，回抽无回血即可推注药液。注射完毕，轻按针刺部位以防药液外溢。家兔一次注射量为 0.5～1.0ml/kg 体重。

3. 腹腔注射（ip）　动物下腹部腹白线两侧无重要器官，通常选择下腹部中线稍左侧（或稍右侧），作为腹腔注射的部位。以小鼠为例，左手捉持动物，腹部朝上，使其头部放低，尾部抬高，使脏器移向横膈处，以免刺破内脏。右手持注射器，在下腹部腹中线稍左侧（或稍右侧）朝头部方向刺入皮下。针头到达皮下后，继续向前进针 3～5mm，再以 45° 刺入腹肌，针尖通过腹肌后抵抗力消失，即可固定针头。回抽无回流物，可缓缓注入药液，见图 1-3-11。小鼠一次腹腔注射量为 0.1～0.2ml/10g 体重，最大剂量为每只 1ml；大鼠一次腹腔注射量为 1～2ml/100g 体重；家兔一次腹腔注射量为 0.5～1.0ml/kg 体重。

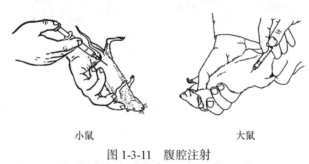

小鼠 　　　　　　　　大鼠

图 1-3-11　腹腔注射

4. 静脉注射（iv）　小鼠一般采用尾静脉注射法。大鼠一般采用尾静脉注射和舌下静脉注射两种方法。家兔一般采用耳缘静脉注射。以家兔为例，家兔耳部血管分布清晰，中间为动脉，两侧为静脉，其中耳郭外缘静脉表浅、清晰、易固定，是采血和静脉注射的最佳部位。注射时，将家兔置于固定箱中，助手协助固定兔头，使其头部不能随意活动。首次注射应选择耳缘静脉远心端。拔去注射部位被毛，酒精棉球擦拭或用手指轻弹兔耳，使血管扩张充盈。左手拇指和中指捏住耳尖部，食指垫在注射部位下，右手持注射器以近似平行的角度刺入静脉，沿血管腔向近心端前进约 1cm，如回抽有回血，推注无阻力，表示已刺入静脉，拇指、食指捏紧穿刺静脉段与针头，防止针头滑出，右手缓慢推注药液，见图 1-3-12。如推注有较大阻力，局部皮肤肿胀发白，表示针头已经滑出血管，应在穿刺点上方（近心端）重新穿刺。注射完毕棉球压迫针眼以防出血。如需多次快速给药，可将头皮针插入并固定。家兔注射量一般 0.2～2.0ml/kg 体重，小鼠注射量为 0.1～0.25ml/10g 体重，最大剂量为每只 0.8ml，大鼠注射量为 0.5～1ml/100g 体重，最大剂量为每只 4ml。

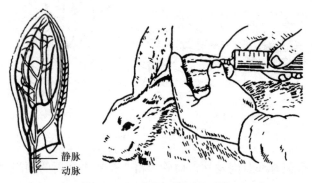

静脉
动脉

图 1-3-12　家兔耳缘静脉注射

5. 淋巴囊内注射　蛙及蟾蜍皮下有多个淋巴囊，注射药物后易吸收，适于该类动物的全身给药。常用注射部位为胸、腹或股部的淋巴囊。由于蛙类的皮肤很薄且缺乏弹性，注射后药物易自针眼漏出，因此淋巴囊给药不能直接刺入。例如，做胸淋巴囊注射时，应将针头插入口腔，由口腔底部穿过下颌肌层到达胸部皮下再注入药物，见图 1-3-13。一次注射药量为每只 0.25～0.5ml。

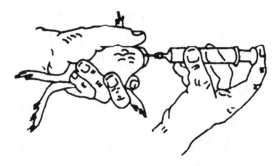

图 1-3-13　蛙类淋巴囊内注射

（刘　萍　杨贵忠）

八、常用实验动物取血技术

（一）大鼠和小鼠取血方法

1. 断尾取血　固定动物，露出尾部，用二甲苯擦拭尾部皮肤或将鼠尾浸于 45～50℃的热水中数分钟，使其血管充分扩张，擦干后剪去尾尖数毫米，血液会自行流出，也可从尾根向尾尖轻轻挤压，以促进血液流出。取血后用棉球压迫出血。该方法取血量较少。

2. 眼球后静脉丛取血　术者用左手抓持动物，拇指、中指自背侧稍用力捏住头颈部皮肤，阻断静脉回流，示指压迫动物头部以固定，右手将毛细吸管自内眦插入，并沿眼眶壁向眼底方向旋转插进，直至有静脉血自动流入毛细吸管，取得所需血样后，拔出吸管。

3. 心脏取血　适用于取血量较大的实验，方法与家兔心脏取血相似，但所用针头可稍短。

（二）家兔取血方法

1. 耳中央动脉取血 将家兔置于兔固定箱或由助手固定动物，剪去相应部位被毛，用手轻弹或用酒精涂擦耳中央动脉部位，使其充分扩张，用注射器刺入耳中央动脉抽取动脉血样，一次性取血时也可用刀片切一小口，让血液自然流出，收取血样。取血后用棉球压迫局部以止血。

2. 股动脉取血 将家兔仰卧位固定。术者左手以动脉搏动为标志，确定穿刺部位，右手将注射器针头刺入股动脉，如流出血液为鲜红色，表示穿刺成功，应迅速抽血、拔出针头、压迫止血。

3. 耳缘静脉取血 耳缘静脉可供采取少量静脉血样，方法与前述耳缘静脉注射给药相似。

4. 心脏穿刺取血 将家兔仰卧位固定，剪去心前区被毛，用碘酊消毒皮肤。术者用装有 7 号针头的注射器，在胸骨左缘第 3 肋间或在心脏搏动最显著部位刺入心脏，刺入心脏后血液一般可自动流入注射器，或者边刺入边抽吸。抽血后迅速拔出针头。心脏取血可获得较大量的血样。

注：需要抗凝血样时，应事先在注射器或毛细管内加入适量抗凝剂，如草酸钾、肝素等，将它们均匀浸润注射器或毛细管内壁，烘干后备用。

（陈 融 刘 萍）

九、常用实验动物的处死方法

急性动物实验结束后，应立即将动物处死，以减少动物的痛苦。无论哪一种方法，都应本着人道主义精神去善待动物。

（一）大鼠和小鼠的处死方法

1. 脊椎脱臼法 是将动物的颈椎脱臼，断开脊髓使动物致死。左手拇指与食指用力向下按住鼠头，右手抓住鼠尾用力向后拉，鼠便立即死亡。这是最常用的一种方法。

2. 急性大失血法 可将眼球摘除导致大量失血致死。

3. 击打法 右手抓住鼠尾提起，用力撞击其头部，鼠痉挛后立即死亡。用小木槌击打鼠头部也可致死。

4. 断头法 给小鼠断头时，可用左手拇指和食指捏住小鼠的肩胛部固定。右手拿剪刀迅速将头剪断。给大鼠断头时，实验者应戴上棉纱手套，用右手握住大鼠头部，左手握住背部，露出颈部，助手用剪刀在鼠颈部将鼠头剪掉。

5. 化学药物致死法 可将浸有乙醚或氯仿等的棉球连同小动物一起密封于玻璃容器内麻醉。

（二）家兔的处死方法

1. 空气栓塞法 将空气注入动物静脉，使之很快栓塞而死。一般兔、猫等需注入 20～40ml。犬需注入 80～150ml。这是最常用的一种方法。

2. 急性失血法 ①一次性抽取大量心脏血液，可使动物很快致死。②可采用股动、静脉放血法。

3. 破坏延脑法 如果急性实验后，脑已暴露，可用器具将延髓破坏，导致动物死亡。对家兔可用木槌或手击其后脑部，损坏延脑，造成死亡。

4. 开放性气胸法 将动物开胸，造成开放性气胸，使动物窒息而死。

5. 化学药物致死法 给动物的静脉内注入化学药物，使全身血液循环严重障碍和缺氧而死。主要有福尔马林溶液、3%戊巴比妥、20%氨基甲酸乙酯、氯化钾溶液等。

（三）蛙类的处死方法

常用金属探针经枕骨大孔破坏脑脊椎。方法见基本实验。如处死的是蟾蜍，在操作时要防止毒腺分泌物射入眼内。如被射入，立即用大量生理盐水冲洗。

（马剑峰　马　滟）

十、机能学实验常用基本操作技术

（一）虚拟实验

1. 登录虚拟实验平台（http：//mvl.sdu.edu.cn/virlab/），选择"家兔的基本操作综合实验""大小鼠基本操作综合实验"和"蟾蜍的基本操作综合实验"模块。

2. 阅读实验目的、原理。

3. 虚拟实验操作：根据网页提示，学习各种插管技术及离体标本的制作方法等操作。

4. 上课前请扫描下方二维码，观看实验视频"机能学实验动物和实验基本操作"，请关注实验动物的抓取、固定、麻醉、给药、取血、处死等方法及各种插管技术，预习实验动物基本操作的流程。

（二）主要操作

1. 备皮 动物固定后，应将手术部位被毛剪去，以显露皮肤。剪毛用粗剪刀。范围视手术视野大小而定，一般应大于切口长度。为避免剪伤皮肤，术者可用左手绷紧皮肤，右手持剪刀平贴皮肤，逆着毛的生长方向剪毛，并随时将剪下被毛放入盛水烧杯中。剪毛后用湿纱布擦拭局部，清除残留被毛。

2. 皮肤切开 根据实验要求确定皮肤切口的位置和大小。例如，需要显露颈总动脉、迷走神经应在颈前正中线切口。切口大小应便于深部手术操作，但不宜过大。常用的皮肤切开方法有剪口法和切口法。

3. 神经、血管分离技术 应按照先辨认后分离；先分离神经，后分离血管；先分离较细的神经，后分离较粗神经的原则进行。分离家兔等较细的神经、血管时，宜用玻璃分针完成。

4. 插管技术 常用的有气管插管、颈总动脉插管、颈外静脉插管、股动脉和股静脉插管、输尿管和膀胱插管、胆总管和胰管插管、左心室插管等。具体方法见基本实验。

5. 意外处理

（1）麻醉过度：可用双手抓握动物胸腹部，使其呼气，然后快速放开，使其吸气，频率约 1 次/秒，也可同时夹捏动物肢体末端部位，促进呼吸恢复。如果给药量已达或超过计算剂量，应同时静脉注射尼克刹米（50mg/kg）以兴奋呼吸中枢。如果心跳停止，还应做心脏按摩，即用拇指、食指、中指挤压心脏部位，用机械刺激或挤压使心脏复跳。

（2）大出血：应尽快用纱布压迫出血部位并吸去创面血液，然后去除纱布，找到出血部位，用止血钳夹住出血血管及周围少量组织，用丝线结扎出血点。

（3）窒息：由于麻醉致咽部肌肉松弛且未做气管插管导致的窒息，可将动物舌头向一侧拉出，多可缓解。由于气管插管扭曲，其斜面贴于气管壁造成的气道阻塞，可将气管插管旋转 180°，即可缓解。由于气管分泌物过多造成的气道阻塞，常伴有痰鸣音，易于判断，可通过气管插管将一细塑料管插入气管，用注射器将分泌物吸出，必要时可拔出气管插管，吸出分泌物后再重新插入。

（陈　融　徐红岩）

第二篇　基　本　实　验

第一章　生理学基本实验

实验一　刺激的强度与频率对肌肉收缩的影响

【实验目的与原理】　肌细胞兴奋的外在表现形式是收缩。当骨骼肌受到一次短促刺激，发生一次动作电位时，仅出现一次短暂的收缩和舒张，称为单收缩（twitch）。当骨骼肌受到频率较高的连续刺激时，多个单收缩可发生总和而使肌张力明显增高。这种依赖刺激频率增高而增大肌肉张力的收缩总和形式，称为频率效应总和（frequency summation），也称时间总和（temporal summation）。频率效应总和是中枢神经系统通过改变神经元发放冲动的频率来改变肌肉收缩的形式和张力的一种调节方式。当刺激频率较低时，总和发生在前一次收缩过程的舒张期时（即舒张期总和），会出现不完全强直收缩（incomplete tetanus），表现为既有收缩期也有舒张期的锯齿状收缩曲线。当刺激频率达到一定程度时，总和发生在前一次收缩过程的收缩期（即收缩期总和），就会出现完全性强直收缩（complete tetanus），表现为只有收缩期而没有舒张期的平滑而连续的收缩曲线。生理条件下，骨骼肌的收缩几乎都是完全性强直收缩，因为支配骨骼肌的传出神经上冲动是连续的，其频率足以引起骨骼肌产生不同程度的强直收缩。

用持续时间一定的单个刺激直接刺激（或通过神经间接刺激）腓肠肌时，如刺激强度太弱，不能引起肌肉收缩，当强度增加至一定的数值时，可引起肌肉发生最微弱的收缩，这种刚能引起反应的最小刺激强度称阈强度（或强度阈值），该刺激称为阈刺激。随着刺激强度的增大（阈上刺激），肌肉的收缩也相应地增强；当刺激强度增大达到某一个强度时，肌肉出现最大的收缩反应。此时如再继续增大刺激强度，肌肉的收缩幅度却不再增大，这种能使肌肉发生最大收缩反应的最小刺激强度称为最适强度。可见在一定范围内，骨骼肌收缩的幅度与神经受刺激的强度成正比。而单个神经纤维或肌纤维对刺激的反应是"全或无"式的。

本实验目的是，用不同频率和强度的电刺激作用于坐骨神经-腓肠肌，观察刺激频率、强度和肌肉收缩形式，以了解神经冲动或刺激频率与肌肉收缩形式的关系。

【虚拟实验】

1. 登录虚拟实验平台（http://mvl.sdu.edu.cn/virlab/），选择"影响骨骼肌收缩的因素"模块。

2. 阅读实验目的和原理。

3. 实验步骤

（1）进入虚拟操作，实验动物选择蟾蜍。

（2）实验准备：参考实验一。

（3）实验步骤：破坏脑和脊髓，制备坐骨神经-腓肠肌标本，参考实验一实验步骤部分，按照网页提示进行。

（4）仪器连接：同实验一。按照网页提示进行。

4. 实验

（1）单收缩：刺激参数设定见虚拟实验。观察收缩曲线的特点，分析产生的原理。

（2）不完全强直收缩：刺激参数设定见虚拟实验。观察收缩曲线的特点，分析产生的原理。

（3）不完全强直收缩：刺激参数设定见虚拟实验。观察收缩曲线的特点，分析产生的原理。

5. 思考完成网上复习题。

【实验步骤与观察项目】

1. 实验步骤

（1）制备坐骨神经-腓肠肌标本。

1）破坏脑、脊髓：取蟾蜍 1 只，用自来水冲洗干净。左手握住蟾蜍，用拇指按压背部，或者用左手示指和中指夹住蛙的两前肢，环指和小指夹住两后肢，示指按压头部前端，使头前俯。右手持探针由头部前端沿正中线向尾端触划，当触划到蟾蜍两耳后腺连线的凹陷处，即枕骨大孔所在部位。将探针由此处垂直刺入枕骨大孔，然后折向头端刺入颅腔并左右搅动，充分捣毁脑组织。再将探针抽回至进针处，再折向尾端刺入脊椎管，反复提插捣毁脊髓。如果蟾蜍四肢松软，呼吸运动消失，表明脑和脊髓已完全破坏。否则，须按上法再行捣毁（图 2-1-1）。

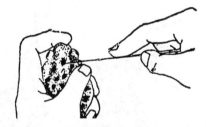

图 2-1-1 破坏蟾蜍脑脊髓方法的示意图

2）剪除躯干上部和内脏：左手捏住蟾蜍脊柱，右手持普通剪刀在骶髂关节水平以上 0.5～1cm 处剪断脊柱，再沿脊柱两侧剪开腹壁，使躯干上部与内脏自然下垂，剪除躯干上部和所有内脏，留下后肢、骶骨、部分脊柱及紧贴于脊柱两侧的坐骨神经。在剪除过程中注意勿损伤神经（图 2-1-2）。

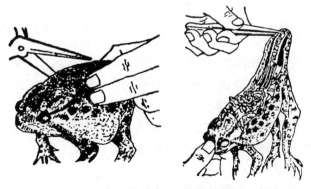

图 2-1-2 剪除躯干上部及内脏

3）剥皮及分离下肢：左手持组织镊夹住脊柱断端（注意不要夹在神经上，以免损伤神经），右手捏住断端皮肤边缘，向下牵拉剥掉全部后肢皮肤。用任氏液（林格液）冲洗下肢标本，然后用普通剪刀从脊柱断端沿脊柱正中线至耻骨联合剪开两下肢。将两下肢标本置于盛有任氏液的培养皿内备用。洗净双手及用过的全部手术器械，再进行下列步骤（图2-1-3）。

4）制备坐骨神经-腓肠肌标本。

a. 游离坐骨神经：取一侧下肢标本，腹面朝上用蛙钉固定于腊板上，用玻璃分针沿脊柱旁游离坐骨神经，并于靠近脊柱处穿线、结扎并剪断。轻轻提起结扎线，用眼科剪刀剪去周围结缔组织及神经分支。再将标本背面朝上放置，将梨状肌及周围的结缔组织剪去。在股二头肌与半膜肌之间的缝隙处，即坐骨神经沟，找出坐骨神经大腿段。用玻璃分针仔细剥离，边剥离边剪断坐骨神经所有分支，将神经一直游离到腘窝。

b. 完成坐骨神经-腓肠肌标本：将游离干净的坐骨神经轻轻搭在腓肠肌上，在膝关节周围剪去全部大腿肌肉，并用普通剪刀将股骨刮干净，在股骨中段剪断股骨。向下首先游离腓肠肌跟腱部并穿线结扎，然后上行游离腓肠肌至膝关节处，将膝关节下方小腿其余部分剪除。这样一个具有附着在股骨上的腓肠肌并带有支配其收缩的坐骨神经标本就制备完成（图2-1-4）。

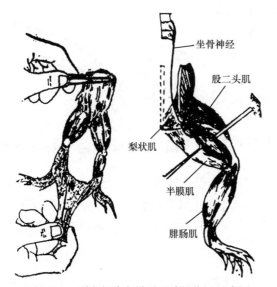 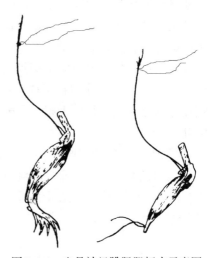

图 2-1-3　剥皮与分离暴露后肢的位置示意图　　　图 2-1-4　坐骨神经腓肠肌标本示意图

c. 检查标本兴奋性：取锌铜弓在任氏液中沾湿后迅速接触坐骨神经，如果腓肠肌发生明显收缩，则表明标本具有正常的兴奋性，将标本置于盛有新鲜任氏液的培养皿中备用。

（2）固定标本：将坐骨神经-腓肠肌标本所带的股骨断端固定在肌槽上，再将张力换能器上蛙心夹夹在腓肠肌跟腱部，调整张力换能器与腓肠肌之间的丝线，使其垂直并保持适宜的紧张度，然后将坐骨神经搭在肌槽的刺激电极上。

（3）仪器连接（图2-1-5）。

1）开启微机及 BL-420E 生物机能实验系统的电源。

2）将张力换能器与 BL-420E 生物机能实验系统的通道 1 连接，刺激电极与刺激输出连接。

3）设置刺激器参数：刺激方式，连续单次，刺激强度 3V，波宽 0.1ms。

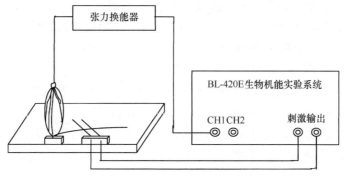

图 2-1-5　骨骼肌收缩实验装置示意图

2. 观察项目

（1）观察刺激频率与反应的关系：选择系统主菜单中的"实验项目"，点击下拉菜单"肌肉神经实验"子菜单中"刺激频率与反应关系"的实验模块。自行设定实验参数，观察骨骼肌的不同收缩形式。

1）单收缩：选用最大刺激强度，将刺激频率置于单刺激或低频刺激，描记出该肌肉独立的单收缩曲线。

2）复合收缩：选用双脉冲刺激方式，两脉冲之间的时间设置为 0.6～0.8s，描记出复合收缩曲线。

3）不完全强直收缩：刺激方式选择连续刺激，刺激频率设为 10～ 20Hz，描记出锯齿状的不完全强直收缩曲线。

4）完全强直收缩：继续增加刺激频率 20～50Hz，描记出平滑的完全强直收缩曲线（图 2-1-6）。

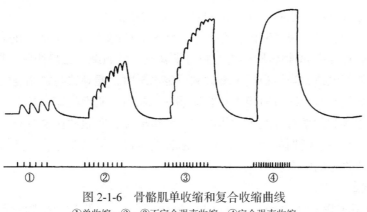

图 2-1-6　骨骼肌单收缩和复合收缩曲线
①单收缩；②、③不完全强直收缩；④完全强直收缩

（2）观察刺激强度与反应的关系：选择系统主菜单中的"实验项目"，点击下拉菜单"肌肉神经实验"子菜单中 "刺激强度与反应关系"的实验模块。设置起始刺激强度（一般从最小刺激强度 0V 开始，波宽为 0.3～0.5ms）及刺激强度增量 0.1V，点击"OK"，从最小

强度开始逐渐增加刺激强度，观察肌肉有无收缩，找到刚刚引起肌肉收缩的最小刺激强度（阈刺激）。随着刺激强度增大（阈上刺激），肌肉收缩幅度逐渐增大，肌肉收缩幅度达到最高时的最小刺激即为最大刺激（最适强度）。

根据信号窗口显示的波形，适当调整扫描速度、张力换能器的位置、增益及曲线波形放大与缩小，以获得最佳收缩曲线。

【注意事项】

1. 制作标本过程中，切勿伤及神经干及其分支，避免牵拉和其他不良刺激。

2. 实验过程中，应经常在标本上滴加任氏液以保持湿润，使其保持良好的兴奋性。

3. 每次刺激标本以后，必须让肌肉休息 1～2min，以防标本疲劳。

4. 上课前请登录虚拟实验平台预习实验相关内容。

【讨论题】

1. 如何判断制备的神经肌肉标本的兴奋性？

2. 同一块肌肉，其单收缩、不完全强直收缩和完全强直收缩的幅度是否相同，为什么？

3. 不同的骨骼肌，引起完全强直收缩的刺激频率是否相同，为什么？

【实验准备】

1. 实验对象 蟾蜍或蛙。

2. 实验器械和药品 腊盘、蛙钉、普通剪刀、眼科剪、探针、组织镊、锌铜弓、烧杯、培养皿、张力换能器、肌槽、支架、双凹夹、缝合线、玻璃分针、任氏液、BL-420E 生物机能实验系统、刺激电极、刺激输出线。

（王　蓉）

实验二　坐骨神经-缝匠肌综合实验

【实验目的与原理】　熟悉蟾蜍坐骨神经-缝匠肌标本的基本方法；体验同步记录神经干动作电位、终板电位、肌膜动作电位和骨骼肌收缩曲线的实验操作，了解同步记录多种生物信号的应用和意义；观察离体状态下，多种因素对神经-骨骼肌收缩的影响。

电刺激坐骨神经引起神经-肌接头前膜量子释放乙酰胆碱，乙酰胆碱和肌接头后膜 N_2 受体结合产生终板电位，当终板电位增大到一定水平时，便导致与之相连的肌纤维的去极化，而产生传导性兴奋，通过肌膜兴奋收缩耦联机制引起肌肉收缩。在上述过程中，观察不同的电刺激强度和频率对神经干动作电位，终板电位，肌膜动作电位和骨骼肌收缩的影响；观察箭毒、高钙、新斯的明、20%的高渗甘油对神经干动作电位、终板电位、肌膜动作电位和骨骼肌收缩的影响。

【虚拟实验】

1. 登录虚拟实验平台（http：//mvl.sdu.edu.cn/virlab/），选择《坐骨神经-缝匠肌综合实验》模块。

2. 阅读实验目的、原理。

3. 虚拟实验操作：根据网页提示，观察多种因素对神经-骨骼肌收缩的影响。

4. 思考完成网上复习题。

【实验步骤与观察项目】

1. 实验步骤

（1）坐骨神经-缝匠肌标本制备。

1）破坏脑脊髓：见实验一，同坐骨神经-腓肠肌标本。

2）剪除躯干上部和内脏：见实验一，同坐骨神经-腓肠肌标本。

3）剥皮及分离下肢：见实验一，同坐骨神经-腓肠肌标本。

4）坐骨神经-缝匠肌标本制备（请对照实验视频学习）：缝匠肌位于股部腹内侧面，起于耻骨联合，止于胫骨，为一肌纤维平行排列的长条肌肉。缝匠肌受坐骨神经的分支支配。此分支起于梨状肌的尾骨侧下面，沿途又向半膜肌、半腱肌等发出分支。并由内大收肌和股内直肌之间穿过，到达股部腹面。在缝匠肌内侧面下 1/3 处进入肌肉。由于该神经在走行沿途中一再分支，到达缝匠肌时已很纤细，解剖时需倍加小心以免伤及神经。

制备过程：取一侧下肢，腹位置于蛙板上。找到梨状肌，将其在尾骨的附着处剪断。小心分离其下的坐骨神经，认清坐骨神经在此处发出的 3 个分支。在分支的中枢端结扎坐骨神经，并在结扎线的中枢端及 3 个分支的外周端剪断坐骨神经。轻轻提起结扎线，细心地对 3 个分支略加分离，确认从内直肌和半腱肌之间进入大腿腹面的一支。

注意：此分支为支配缝匠肌的神经。再将其他两个分支翻转下肢标本，将其背位置于蛙板上，找到缝匠肌。用尖镊子在其胫骨附着点腱膜下开一小孔，穿线结扎。提起结扎线，用手术剪将结扎线外侧的腱膜剪断。轻轻提起结扎线，用眼科剪沿缝匠肌外侧缘仔细剪开肌膜，直至缝匠肌在耻骨联合的附着处。为保护肌纤维，可在附着处剪下少量耻骨。用玻璃解剖针将缝匠肌以内侧缘为轴翻转 180°，使其内表面向上，即可清楚地看到支配肌肉的神经在其下 1/3 的内侧缘进入肌肉。随后将肌肉翻正复原，用眼科剪沿内侧缘由前向后剪开肌膜。

注意：留下约 2mm 神经进入处的肌膜，以便在下一步操作中保护神经不被牵拉。用玻璃解剖针分离内大收肌和股内直肌，将在背面已分离的神经由分离处穿至腹面，在此过程中需将支配其他肌肉的神经分支——剪断。注意：勿伤及支配缝匠肌的神经，这样即可把坐骨神经缝匠肌分离出来。用镊子分别夹住耻骨和结扎线。将标本移至盛有任氏液的灌流槽内。

（2）固定标本：内侧面向上，耻骨一端固定在实验槽一侧，肌腱端结扎线经滑轮与张力换能器连接，将坐骨神经搭在灌流槽上方的电极上，神经干的中枢端在刺激电极上，外周端放在记录电极上。

（3）仪器连接：记录电极与放大器连接，刺激电极与主机刺激输出连接。地线连接。

2. 观察项目

（1）单收缩：刺激标本，观察肌肉收缩。

（2）玻璃微电极记录：将制备好的充满 3mol/L KCl 溶液的玻璃微电极夹持在微操纵器上，固定好就夹持器，将和微电极放大器探头正极相连的乏极化银丝放入玻璃电极的 KCl 溶液中，和微电极放大器探头负极相连的无关电极和灌流槽内任氏液（林格液）相通。记录信号经过微电极放大器进入计算机记录系统的生物电输入信号通道。在立体显微镜下，将微电极放置在缝匠肌表面走行的神经分支，调节微操纵器水平，根据实验目的将微电极插入神经末梢消失的肌膜部位。

（3）进入虚拟实验操作模块，先连接仪器（按提示并参考上述步骤，固定和连接。放入相应黄色圈内），选择"单刺激"，分别选择"阈下刺激""阈刺激""阈上刺激"，观察神经干动作电位和张力曲线的变化。解释变化的原理。重置。

（4）先连接仪器（按提示并参考上述步骤，固定和连接），选择"双刺激"，分别选择"40ms"，"8ms"间隔，观察神经干动作电位和张力曲线的变化。解释变化的原理。重置。

（5）先连接仪器（按提示并参考上述步骤，固定和连接），选择"单收缩与强直收缩"，分别选择"1 Hz""6 Hz""10 Hz"刺激频率，观察神经干动作电位和张力曲线的变化。解释变化的原理。重置。

（6）选择"终板电位"，先连接仪器[按提示并参考上述步骤，固定、连接和项目（2）玻璃微电极记录]，连接完成后，注意右上侧圆形区域代表显微镜下视野，移动电极到目标部位，观察肌膜动作电位变化后，分别选择"阈下刺激""阈上刺激"，观察神经干动作电位，肌膜动作电位和张力曲线的变化。解释变化的原理。重置。

（7）选择"兴奋收缩耦联"，先连接仪器[按提示并参考上述步骤，固定、连接和项目（2）玻璃微电极记录]，连接完成后，注意右上侧圆形区域代表显微镜下视野，移动电极到目标部位，观察肌膜电位变化后，选择"阈上连续刺激频率1Hz"，观察神经干动作电位，肌膜动作电位和张力曲线的变化。解释变化的原理。之后依次进行如下步骤。

1）20%的高渗甘油任氏液灌流5min，观察神经干动作电位，肌膜动作电位和张力曲线的变化，解释变化的原理。

2）10^{-5}mol/L 箭毒任氏液、5×10^{-6}mol/L 箭毒任氏液，高钙 5×10^{-6}mol/L 箭毒任氏液，新斯的明 5×10^{-6}mol/L 箭毒任氏液灌流，观察神经干动作电位，肌膜动作电位和张力曲线的变化，解释变化的原理。

（王　蓉）

实验三　神经干的动作电位的测定

【实验目的与原理】　神经纤维动作电位是神经兴奋的客观标志。对单根神经纤维来说，在受到阈刺激或阈上刺激时，膜产生一次在神经纤维上可传导的快速电位反转，此即为动作电位（action potential，AP）。神经纤维膜外，兴奋部位膜外电位相对静息部位呈负电性质，当神经冲动通过以后，膜外电位又恢复到静息时水平。单根神经纤维的动作电位则是"全或无"式的。

神经组织在兴奋后，其兴奋性将发生周期性的变化，依次经过绝对不应期、相对不应期、超常期和低常期，然后再恢复到正常的兴奋状态。

如果将两个引导电极分别置于神经干表面，当神经干一端兴奋时，兴奋波先后通过两个引导电极处，记录到两个方向相反的电位偏转波形，称为双相动作电位（biphasic action potential）。若在两个引导电极之间破坏神经组织或滴加神经阻滞药物，兴奋波只能通过第一个引导电极，而不能通过损伤部位传导至第二个引导电极，在这种情况下只能记录到单一方向的电位偏转波形，称为单相动作电位（monophasic action potential）。

神经干由许多神经纤维组成，故神经干动作电位与单根神经纤维的动作电位不同，神经干动作电位是由许多兴奋阈值、传导速度和幅度不同的神经纤维产生的动作电位叠加而成的综合性电位变化，称复合动作电位。由于组成神经干的神经纤维的兴奋性大小各不相同，因此给神经干一个较小强度的刺激，则只可使那些兴奋性较高的纤维产生兴奋；随着刺激强度的增大，兴奋的神经纤维数将逐步增多；如果给其一个足够大的刺激，则可使神经干内所有的纤维都产生兴奋。因此，神经干动作电位的幅度在一定范围内可随刺激强度的变化而变化。

神经组织在兴奋后，其兴奋性将发生周期性的变化，依次经过绝对不应期、相对不应期、超常期和低常期，然后再恢复到正常的兴奋状态。

不同类型的神经纤维传导速度不同，神经纤维越粗则传导速度越快。蛙类坐骨神经干以 Aa 类纤维为主，传导速度 30～40m/s。测定神经冲动在神经干上传导的距离（s）和通过该距离所需时间（t），即可计算出神经冲动的传导速度（v），$v=s/t$。

本实验的目的是通过 BL-420E 生物机能实验系统，学习细胞外蛙类坐骨神经干单相及双相动作电位的记录方法，观察神经干动作电位的基本波形、潜伏期、幅值、时程，测定神经兴奋的传导速度和不应期，初步了解电生理学实验方法。

【虚拟实验】

1. 登录虚拟实验平台（http：//mvl.sdu.edu.cn/virlab/），选择"神经干动作电位及其传导速度"模块与"神经干动作电位不应期的测定"模块。

2. 阅读实验目的、原理。

3. 观看实验录像，请关注基本实验操作步骤，刺激电极、引导电极连接方法，神经干的放置方法等关键步骤。

4. 虚拟实验操作：根据网页提示，观察不同刺激强度对神经干动作电位的影响，点击画线工具，测量刺激强度的差距；根据网页提示，测量引导电极之间的距离 s 及动作电位的传导时间 t，根据速度公式 $v=s/t$ 计算动作电位的传导速度。

根据网页提示，逐渐缩短刺激时间间隔，比较前后两个神经干动作电位幅度，分别记录第二个动作电位幅度刚刚开始缩小时的刺激时间间隔和第二个动作电位刚刚开始消失的刺激时间间隔，即为相对不应期和绝对不应期。

5. 思考完成网上复习题。

【实验步骤与观察项目】

1. 实验步骤

（1）制备坐骨神经-腓神经标本。

1）破坏脑、脊髓：参见实验 1。

2）剪除躯干上部及内脏：参见实验 1。

3）剥皮及分离下肢：参见实验 1。

4）制备坐骨神经-腓神经标本。

a. 游离坐骨神经：取一侧下肢标本腹面朝上，用蛙钉将其固定于腊板上，用玻璃分针沿脊柱旁游离坐骨神经腹腔部，然后循股二头肌和半膜肌之间的坐骨神经沟，纵向分离暴露坐骨神经的大腿部分，直至将神经游离到腘窝。分离神经过程中先保留其分支，并滴加任氏液。

b. 游离腓神经：坐骨神经在腘窝处分为胫神经和腓神经两支，如要制备腓神经，则在分叉处的下端将胫神经剪断。腘窝处的腓神经表面有肌肉和筋膜覆盖，应用眼科剪将其剪开，且勿剪断腓神经，沿腓神经沟仔细分离腓神经直至腓肠肌跟腱处。取两段棉线用任氏液浸湿后，分别在脊柱侧的坐骨神经起始部和腓肠肌跟腱处将神经结扎，然后左手轻轻提起脊柱侧坐骨神经处的结扎线，右手持眼科剪将坐骨神经剪断，并沿神经干逐一将神经分支剪断，最后在腓肠肌跟腱部剪断腓神经，制成坐骨神经-腓神经标本。另外，也可以将腓神经剪断保留胫神经，制成坐骨神经-胫神经标本。制备神经干标本时应尽可能游离得长一些，要求上自脊柱侧的主干，下沿腓神经或胫神经一直游离至踝关节附近止。将制备好的坐骨神经标本浸于放有任氏液的培养皿中，数分钟后待其兴奋性稳定后开始实验。

（2）仪器连接。

1）开机并启动 BL-420E 生物机能实验系统。

2）本实验采用双通道记录，将两对引导电极分别与通道1和通道2连接，刺激电极连接至刺激器输出接口。连接方法如图 2-1-7 所示。

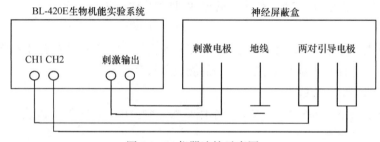

图 2-1-7　仪器连接示意图

3）将坐骨神经-腓神经标本放入神经屏蔽盒（坐骨神经中枢端放在刺激电极上，外周端放在引导电极上）。

2. 观察项目

（1）观察细胞外引导双相动作电位的波形特点，测定其潜伏期、幅值及时程。引导"神经干动作电位"的实验方法有两种。

1）直接选择实验模块：点击屏幕主菜单"实验项目"，显示下拉菜单，选择"肌肉神经实验"子菜单中的"神经动作电位的引导"实验模块，此时，刺激器的参数已自动设置为连续单刺激、强度 1.00V、延时 10.0ms、波宽 0.1ms、扫描速度 4000mm/s，屏幕信号窗口显示出"神经干动作电位"的波形。

2）选择屏幕主菜单中的信号输入，显示下拉菜单选择1通道，点击"动作电位"。参数设置：增益 4mV/cm；显示方式：同步触发；干扰滤波：50Hz；刺激方式：连续单刺激、强度 1.00V、延时 10.00ms、波宽 0.1ms、扫描速度 4000mm/s，点击开始进入记录状态。根据屏幕信号窗口显示的波形，适当调整电极的位置或实验参数，以获得最佳实验效果。观察双相动作电位波形特点，利用"区间测量"测量潜伏期（X轴：从刺激伪迹前沿到动作电位的起始转折处）、幅值（Y轴：基线与动作电位上相顶点之间的距离）和时程（X轴：

从动作电位起始到结束）。

（2）测定阈强度和最大刺激强度：点击屏幕主菜单"实验项目"显示下拉菜单，选择"肌肉神经实验"子菜单中的"阈强度与动作电位关系"的实验模块，窗口显示设置实验参数对话框，起始刺激强度从 0 开始；刺激强度增量 50mV；刺激时间间隔 1s，点击"OK"开始实验。随着刺激强度的逐渐增大至刚出现动作电位波形时的刺激强度即为阈强度。随着刺激强度的逐渐增大，动作电位幅度也逐渐增大，当动作电位幅度刚到达最大时所对应的临界刺激强度值即为神经干的最大刺激强度。

（3）测定不应期。

1）参数设置：点击屏幕主菜单"实验项目"显示下拉菜单，选择"肌肉神经实验"子菜单中的"神经干兴奋不应期测定"的实验模块，窗口显示设置实验参数对话框，设置起始波间隔为 8ms；波间隔减量为 0.1ms；刺激时间间隔为 1s，然后点击"OK"，开始实验。

2）在信号窗口通道 1 上可见到第二个动作电位随着波间隔的逐渐缩短不断向第一个动作电位靠近。当两个刺激脉冲之间的波间隔减小到一定程度时，第二个动作电位的幅值开始减小，记下第二个动作电位刚开始减小时的两个刺激脉冲之间的波间隔和第二个动作电位的幅值，这一时间值代表神经干不应期持续的时间。

3）随着波间隔的逐渐缩短，第二个动作电位继续向第一个动作电位靠近，其幅值也在不断减小，直至消失。记下第二个动作电位刚消失时的两个刺激脉冲之间的波间隔，此时的波间隔值即为绝对不应期。用不应期减去绝对不应期即可得出相对不应期（图 2-1-8）。

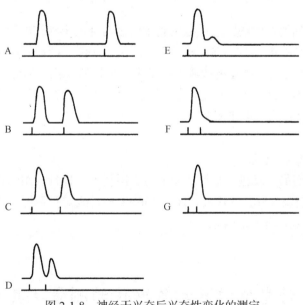

图 2-1-8 神经干兴奋后兴奋性变化的测定

上线示动作电位，下线示刺激脉冲。A～G 为不同时间间隔所引起的动作电位的波形

（4）测定神经干动作电位传导速度：点击屏幕主菜单"实验项目"显示下拉菜单，选择"肌肉神经实验"子菜单中的"神经干兴奋传导速度测定"的实验模块，窗口显示设置实验参数对话框，输入两对引导电极之间的距离（s）后，点击"OK"，开始实验。两对引

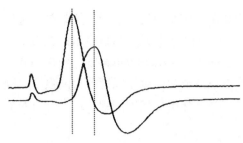

图 2-1-9 两路同时记录的坐骨神经干动作电位

导电极引导的动作电位分别在通道 1 和通道 2 显示，相应数值在信息显示区内自动显示。另外，也可以选择点击鼠标右键，选择通道合并，使通道 1 和通道 2 的动作电位合并在一起（图 2-1-9），利用"区间测量"测量出两个动作电位潜伏期的时间差（刺激伪迹与动作电位起始部位之间的时间间隔之差，Δt），或者直接测量出两个动作电位起始部之间的时间间隔，代入公式 $v=s/\Delta t$，即可计算出动作电位传导速度。

【注意事项】

1. 破坏蟾蜍的脑和脊髓时，应防止其耳后腺及皮肤分泌的蟾酥毒液射入操作者的眼内或污染实验标本。

2. 制备神经标本过程中，应避免用手捏神经或镊子夹伤神经。

3. 为了防止神经标本干燥，制备过程中需不断滴加任氏液，完成标本制备后，应将其浸于放有任氏液的培养皿中。

4. 将神经干放入屏蔽盒之前，用刀片轻刮引导电极，以保证电极和神经干密切接触。

5. 引导神经干动作电位之前，神经屏蔽盒内放置一小片湿布，以保持盒内湿润，防止由神经表面干燥所导致的兴奋性降低。

6. 上课前请登录虚拟实验平台预习实验相关内容。

【讨论题】

1. 刺激伪迹是如何产生的？怎样鉴别刺激伪迹与神经干动作电位？

2. 记录神经干动作电位时，常在神经中枢端给予刺激，而在外周端引导动作电位，为什么？若改变神经干方向，动作电位波形会发生什么样的变化？为什么？

3. 在一定范围内，神经干动作电位的幅度随刺激强度的改变而改变，是否与单根神经纤维动作电位的"全或无"定律相矛盾？

【实验准备】

1. **实验对象** 蟾蜍或蛙。

2. **实验器材和药品** 腊盘、蛙钉、粗剪刀、眼科剪、探针、组织镊、锌铜弓、烧杯、培养皿、缝合线、玻璃分针、任氏液、BL-420E 生物机能实验系统、神经标本屏蔽盒、刺激电极、信号输入线、刺激输出线、尺子。

（王双连）

实验四 静息电位、动作电位的测量及其影响因素

【实验原理与目的】 静息电位是指细胞在未受刺激时存在于细胞内外的内负外正的电位差。细胞内外两侧 K^+ 浓度分布不均及安静状态下细胞膜主要对 K^+ 有较高的通透性，以致 K^+ 外流，当移到膜外的 K^+ 所造成的外正内负的电场力，足以抵挡 K^+ 外流的趋势时，膜内外 K^+ 不再移动，此时膜两侧内负外正的状态将稳定于某一数值，而形成 K^+ 平衡电位（E_K）。

E_K 的大小可由 Nernst 公式计算：$E_K = (RT/F) \cdot \ln([K^+]_o/[K^+]_i)$。$R$=气体常数；$T$=绝对温度；$F$=法拉第常数；ln 是自然对数；$[K^+]_i$ 是细胞内 K^+ 浓度；$[K^+]_o$ 为细胞外 K^+ 浓度。

由此可见，静息电位的大小主要取决于膜两侧 K^+ 浓度之比。但在生理条件下，膜对 Na^+ 也有极低的通透性（只有 K^+ 通透性的 1/100～1/50），Na^+ 有向膜内扩散的趋势。在这种情况下可采用 Goldman 定场方程描述膜电位的大小：

$$E_K = (RT/F) \cdot \ln[([K^+]_o + a[Na^+]_o)/([K^+]_i + a[Na^+]_i)]$$

式中$[Na^+]_o$细胞外钠离子浓度，$[Na^+]_i$ 为细胞内钠离子浓度，a 为膜的 Na^+ 通透性（P_{Na^+}）与 K^+ 的通透性（P_{K^+}）之比，即 P_{Na^+}/P_{K^+}。另外公式略去了 Cl^- 对膜电位的影响。由此，P_{Na^+}/P_{K^+} 的变化也可影响静息电位的大小。可兴奋细胞动作电位的产生主要是由于细胞内外 Na^+ 浓度分布不均，细胞受刺激时细胞膜对 Na^+ 的通透性突然增高而致 Na^+ 内流超过 K^+ 外流接近 Na^+ 平衡电位所致。由于兴奋时膜对 K^+ 也有通透性，因此，动作电位超射值的大小不仅决定于膜内外 Na^+ 浓度梯度，也受 P_{Na^+}/P_{K^+} 的影响。

观察$[K^+]_o$、$[Na^+]_o$ 及 P_{Na^+}/P_{K^+} 变化对静息电位、动作电位的影响，以进一步理解静息电位、动作电位的产生机制。本模拟实验假定$[K^+]_i$ 和$[Na^+]_i$ 分别稳定在 150mmol 和 15mmol，温度 20℃，且膜对阴离子不通透，通过键盘操作微电极移动，观察$[K^+]_o$、$[Na^+]_o$ 及 P_{Na^+}/P_{K^+} 变化对静息电位、动作电位的影响。

【虚拟实验】

1. 登录虚拟实验平台（http://mvl.sdu.edu.cn/virlab/），选择"静息电位、动作电位的测量及其影响因素"模块。

2. 阅读实验目的、原理。

3. 观看实验录像，请关注基本实验操作步骤、细胞内电极、参考电极连接方法。

4. 虚拟实验操作：根据网页提示，按方向键开始移动电极，记录输入的细胞外浓度和求得的平均膜电位和标准误，用来进行数据分析。

5. 思考完成网上复习题。

【实验步骤与观察项目】

1. 进入虚拟实验操作栏 实验项目开始。

2. 静息电位测量及影响因素分析

（1）点击静息电位测量，依屏幕提示输入预设定的细胞外 K^+ 浓度（0.5～5.0mmol 范围内选择，正常细胞外 K^+ 浓度约为 5mmol。本实验要求观察 5mmol、4mmol、3mmol、2mmol、1mmol 及 0.5mmol 时的静息电位），首先输入"5"并提交。

（2）屏幕有两根微电极，其中参考电极（reference electrode）置细胞外不能移动，可通过键盘上的 4 个方向键（↑、↓、→、←）控制细胞内电极（internal electrode）的移动（任意键可使移动停止），待其依次插入细胞内，可显示这 5 个细胞的静息电位值，数据统计，并用笔记录平均膜电位和标准误。操作微电极时不要插入过深，以免细胞破裂而实验失败。

（3）点击重新开始，依上述操作观察细胞外 K^+ 浓度为 4 mmol、3 mmol、2 mmol、1 mmol 和 0.5mmol 时的静息电位，并用笔记录平均膜电位和标准误。

（4）结束输入，进行数据分析。输入上述步骤记录的细胞外 K^+ 浓度、平均膜电位和标准误，用来进行数据分析。

（5）终止输入数据，键入 P_{Na}^+/P_K^+ 的比值（0.000 1~1.0）。首先输入"0.01"，提交，数据分析，可见前 6 次实验实测值与理论值的差异（尤其是在[K^+]。较低时差异更明显），并思考为什么会有此差异。

（6）改变 P_{Na}^+/P_K^+ 的比值，按上述法观察比值分别为 1、0.1、0.001 和 0.000 1 的静息电位曲线的变化及其该曲线与理论曲线的差异。请思考为什么随着 P_{Na}^+/P_K^+ 比值的降低，曲线与理论预期曲线更接近。

（7）请用不同颜色的笔将本实验结果绘制成曲线图。结束实验。

3. 动作电位测量及影响因素分析

（1）点击动作电位测量，分别键入不同细胞外 Na^+ 浓度（150 mmol、140 mmol、130 mmol、120 mmol、110 mmol 和 100mmol，正常为 150mmol）。按照前法操纵微电极插入细胞，首先显示静息电位值，再按"电极刺激"产生动作电位，记录静息电位、动作电位超射值的平均值和标准误。注意细胞外 Na^+ 浓度变化对静息电位和动作电位超射值的影响，并分析原因。

（2）终止输入数据，出现半对数坐标，依屏幕提示依次输入实验数据。

（3）数据全部输入完毕，键入欲设定的 P_{Na}^+/P_K^+ 比值（可在 1~100 范围内选择）。首先输入"100"，提交，可得到一实测曲线。

（4）依次观察 P_{Na}^+/P_K^+ 比值分别为 50、25、5、1 时的曲线，并注意与理论曲线比较。进行数据分析。

（5）用不同颜色的笔将本实验结果绘制成曲线图。结束实验。

【讨论题】

1. 为什么静息电位实际测量值总是低于 Nernst 公式计算出来的理论值？为什么在细胞外 K^+ 浓度较低时这种差异将更加明显？

2. 为什么动作电位的超射值总是低于由 Nernst 公式计算出来的理论值？

3. 请思考为什么随着 P_{Na}^+/P_K^+ 的降低，曲线会向右移动，动作电位超射值逐渐降低？

（王双连）

实验五　ABO 血型鉴定

【实验目的与原理】　理解间接鉴定血型的原理，掌握人体 ABO 血型鉴定的方法。

血型是指红细胞膜上特异性抗原的类型，通常红细胞血型即为血型。将血型不相容的两个人的血液滴于玻片上红细胞将聚集成簇，这种现象称为凝集。红细胞凝集的机制是抗原-抗体反应，即位于红细胞膜上的抗原与相应血清中的抗体（凝集素）发生免疫反应。在 ABO 血型系统中，血型鉴定就是将检测血液分别加入已知含有 A 或 B 凝集素的标准血液中，观察凝集现象是否发生，用以判断待检血液红细胞上含何种凝集原，由此确定待检血液的血型。

【虚拟实验】

1. 登录虚拟实验平台（http：//mvl.sdu.edu.cn/virlab/），选择"ABO 血型鉴定"模块。

2. 阅读实验目的、原理。

3. **虚拟实验操作**：根据网页提示，进行操作。

4. 思考完成网上复习题。

【实验步骤与观察项目】

1. **玻片法** 用记号笔在玻片两端分别标上 A、B，并各滴加一滴相应的已知标准血清。用 75%酒精棉球消毒耳垂或指端，以消毒针刺破皮肤，玻璃棒采血后分别滴于玻片 A、B 标准血清中。2～5min 后观察有无凝集现象，20～30min 后再根据有无凝集现象判定血型（图 2-1-10）。

2. **试管法** 先用上述方法采血，滴加 1～2 滴血液于盛有 1ml 生理盐水的小试管中混匀，制成红细胞悬液（浓度约 5%）。然后取小试管两支，分别标明 A、B 字样。各加入标准血清与受检红细胞悬液各 1～2 滴，混匀后低速离心 1min(1000r/min)，取出试管后轻弹管底，使沉淀物被弹起，在良好的光线下观察结果。若有沉淀物成团飘起，表示发生凝集现象；若沉淀物呈烟雾状逐渐上升，最后试管内液体恢复红细胞悬液状态，则表示无凝集现象。

【注意事项】

1. 试管法较玻片法结果准确。

2. 若结果判断困难时，可借助显微镜。

3. 用玻璃棒蘸血时，都是只蘸一次，避免交叉污染。

4. 红细胞悬液及血清必须新鲜，加用标准血清的试管不能交叉使用，否则可能出现假阳性结果。

【讨论题】

实验成功还是失败？失败的原因是什么？

【实验准备】

1. **仪器显微镜**

2. **器械** 采血针，双凹玻片，竹签，棉球，笔。

3. **药品** 标准 A 型血清/标准 B 型血清，75%乙醇溶液。

（李景新）

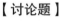

图 2-1-10　ABO 血型鉴定（玻片法）

实验六　期前收缩和代偿间歇

【实验目的与原理】 心肌一次兴奋过程中，其兴奋性发生周期性变化。心肌兴奋性的特点之一是有效不应期特别长，占据了整个收缩期和舒张早期。此期中，任何强度的刺激均不能使心肌再次兴奋和收缩。在心肌有效不应期之后，正常窦性兴奋传来之前，心室肌受到一次人工的或病理性刺激，便会产生一次提前的兴奋和收缩，分别称为期前兴奋和期前收缩。期前兴奋也有自己的有效不应期，随后到达的正常窦性兴奋往往落位于期前兴奋的有效不应期中，不能引起心室肌兴奋和收缩，必须等到下一次窦性兴奋传来时才能引起心室兴奋和收缩。因此，在期前收缩后往往出现一段较长的心室舒张期，称为代偿间歇。

本实验的目的是学习在体蛙心搏动曲线的记录方法，并通过观察记录期前收缩和代偿间歇，了解心肌兴奋性的特征。

【虚拟实验】

1. 登录虚拟实验平台（http：//mvl.sdu.edu.cn/virlab/），选择"期前收缩与代偿间歇"模块。

2. 阅读实验目的、原理。

3. 观看实验录像，请关注蛙类动物实验基本操作、蛙的捉持方法、破坏脑和脊髓的方法、暴露心脏及仪器连接方法。

4. 虚拟实验操作：根据网页提示，记录心搏曲线，观察记录期前收缩和代偿间歇。

5. 思考完成网上复习题。

【实验步骤与观察项目】

1. 实验步骤

（1）取蛙一只，破坏脑和脊髓，取仰卧位固定在蛙板上。用粗剪刀剪开胸部皮肤并沿中线剪开胸骨。将胸骨向两侧牵拉，以充分显露心包和心脏。用眼科镊夹起心包膜，用眼科剪小心剪开心包，暴露心脏。

（2）用蛙心夹在心室舒张期夹住蛙心尖，该蛙心夹通过细丝线与张力换能器的金属弹片相连，将心脏机械活动转换为电信号输入到 BL-420 生物机能实验系统。

（3）仪器连接与调试。

1）开机并运行 BL-420 生物机能实验系统，进入系统主界面。

2）设定输入信号类型：依次选择"输入信号"菜单—"通道 1"菜单项—"张力"命令项。

3）稍微拉紧连接心尖与张力换能器的丝线，根据屏幕上的信号调整增益与扫描速度。

4）设置刺激器参数，将刺激设为单刺激，参考强度 5～10V，波宽 1ms。实验过程中，单击"刺激"菜单中的"启动刺激"命令启动刺激。

5）单击"记录"键，进入实时数据记录状态。依次进行每个实验项目并做好标记。

6）实验结束后，选择"打印"命令，打印实验结果（图 2-1-11）。

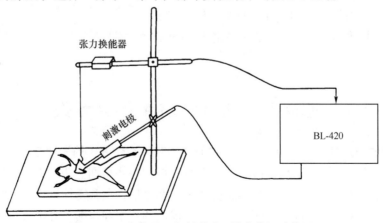

图 2-1-11　在体蛙心电刺激及心搏曲线记录装置

2. 观察项目

（1）描记正常蛙心搏动曲线，调整张力换能器，使曲线上升支代表心室收缩期，下降支代表心室舒张期。

（2）选择一适当的刺激强度，分别在心室收缩期，舒张早期、中期、晚期对心室施加同样的电刺激，观察心搏曲线有何变化。注意每刺激一次，须等心室恢复正常跳动几次后再给下一次刺激。

【注意事项】

1. 破坏脑和脊髓要完全，以免实验中动物活动妨碍曲线记录。

2. 连接仪器前应检验刺激的有效性，一般可刺激动物的肌肉，观察有无收缩反应。

3. 实验中应经常滴加任氏液湿润心脏。

4. 上课前请登录虚拟实验平台预习实验相关内容。

【讨论题】

1. 如何证实心肌有较长的不应期？心肌的较长不应期有何生理意义？

2. 为何心肌有期前收缩，而骨骼肌不会出现期前收缩？

3. 描记在体蛙心收缩曲线时，为何有时只有一个收缩波，有时可见两个甚至三个波叠加？

【实验准备】

1. **实验对象** 蛙。

2. **实验器械和药品** BL-420 生物机能实验系统、张力换能器、刺激电极、铁支架、双凹夹、蛙类手术器械、蛙心夹、细丝线、任氏液和滴管。

（崔 敏）

实验七 某些因素对离体蛙心活动的影响

【实验目的与原理】 心脏的正常节律性活动必须在适宜的理化环境里才能维持，一旦适宜的理化环境被干扰或破坏，心脏活动就会受到影响。离体器官实验是医学实验的常用方法之一。蛙类心脏离体后，用理化特性近似于其血浆的任氏液灌流，在一定时间内心脏仍可保持节律性收缩与舒张。改变灌流液的成分，心跳频率和幅度就会随之发生改变。

心脏接受自主神经支配。交感神经兴奋时，其末梢释放去甲肾上腺素，使心肌收缩力加强，传导增快，心率加快；而迷走神经兴奋时，其末梢释放乙酰胆碱，使心肌收缩力减弱，心率减慢。

本实验的目的是用离体蛙心灌流方法，观察细胞外液中 Ca^{2+}、K^+、H^+ 等离子浓度的改变对心肌收缩性能的影响，理解这些离子浓度和酸碱度的相对稳定对维持心肌正常功能的重要意义。通过在灌注液中加入肾上腺素、去肾上腺素和乙酰胆碱，观察其对心肌收缩性和自律性的影响，理解正常情况下神经体液因素对心脏功能的调节。

【虚拟实验】

1. 登录虚拟实验平台（http：//mvl.sdu.edu.cn/virlab/），选择"离体蛙心灌流实验"

模块。

2. 阅读实验目的、原理。

3. 观看实验录像，请关注蛙类捉持方法、破坏脑和脊髓的方法、暴露心脏及仪器连接方法，特别是蛙心插管的动作要领。

4. 虚拟实验操作：根据网页提示，记录心搏曲线，观察各种离子对心脏收缩性能的影响。

5. 思考完成网上复习题。

【实验步骤与观察项目】

1. 实验步骤

（1）手术。

1）取一蛙，破坏脑和脊髓，暴露心脏。

2）观察心脏的解剖结构（图 2-1-12），在腹面可以看到一个心室，其上方有两个心房，心室右上角连着一个动脉干，动脉干根部膨大为动脉圆锥，也称动脉球。动脉向上可分左、右两支。用玻璃针从动脉干背部穿过，将心脏翻向头侧，在心脏背面两心房下面，可以看到颜色较紫红的膨大部分，为静脉窦，这是两栖类动物心脏的起搏点。观察静脉窦、心房、心室间收缩的先后关系。

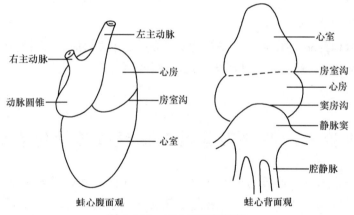

图 2-1-12　蛙心的解剖结构

3）心脏插管：先用丝线分别结扎右主动脉、左右肺动脉、前后腔静脉，也可以在心脏下方绕一丝线，将上述血管一起结扎，但此结扎应特别小心，勿损伤静脉窦，以免引起心搏骤停。结扎时，可用蛙心夹在心舒期夹住心尖，将心脏连线提起，看清楚再结扎。准备插管，在左主动脉下穿一丝线，打一松结，用眼科剪在左主动脉上向心剪一斜口，让心脏里的血尽可能流出（以免插管后血液凝固）。用任氏液将流出的血冲洗干净后，把装有任氏液的蛙心插管插入左主动脉，插至主动脉球后稍退出，再将插管沿主动脉球后壁向心室中央方向插入，经主动脉瓣插入心室腔内。此时可见插管内液面随心搏上下移动，将预先打好的松结扎紧，并将线固定在插管壁上的玻璃小钩上防止滑脱，用滴管吸去插管内液体，更换新鲜的任氏液，小心提起插管和心脏，在上述血管结扎处的下方剪去血管和所有的牵连组织，将心脏离体。

4）固定支架把蛙心插管固定在铁支架上，通过夹在蛙心尖的蛙心夹及连线，将心脏的舒缩活动所产生的张力变化传递给张力换能器，连线应保持垂直、松紧适当。

（2）仪器连接及应用（图 2-1-13）

1）BL-420 生物机能实验系统。

a. 开机，进入 BL-420 生物机能实验系统。

b. 在监视状态下，选择 3 通道，选择"张力"。将张力换能器接在 3 通道上，在负荷为零的状态下选择"自动调零"。

c. 拉紧连接心尖与张力换能器的丝线，根据屏幕上的曲线调整增益与扫描速度。

d. 进入"记录状态"，此时计算机开始将信号记录在硬盘上，依次进行每个实验项目。在开始进行每一个实验项目时都要做好标记。

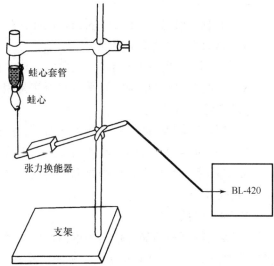

图 2-1-13 蛙心灌流仪器连接方法

2）多导记录仪。

a. 将张力换能器连至多功能放大器的前置放大器上，将描笔尖移至距记录纸底线上 1cm 处，以此作为基线记录心跳。放大倍数调至 10mm/mV，纸速为 2.5～5mm/s。

b. 依次进行所有实验项目，并在记录纸上做好标记。

c. 实验结束后，在记录纸上截取每一个实验项目的完整实验结果（正常对照、加药后心搏开始变化至完全恢复）。

2. 观察项目

（1）离子对心搏活动的影响。

1）将插管内任氏液全部吸除，换入无钙任氏液，观察心搏曲线。当出现变化时立即加入 1%氯化钙溶液 1～2 滴，观察心搏曲线变化。

2）任氏液中加入 2%氯化钙溶液 1～2 滴，观察心搏曲线变化。

3）任氏液中加入 1%氯化钾溶液 1～2 滴，观察心搏曲线变化。

4）任氏液中加入 2.5%碳酸氢钠溶液 1～2 滴，观察心搏曲线变化。

5）任氏液中加入 1%乳酸溶液 1～2 滴，当心搏曲线出现变化时加 1～2 滴 2.5%碳酸氢钠溶液，观察心搏曲线的恢复过程。

（2）神经递质对心搏活动的影响。

1）任氏液中加入 1:10 000 去甲肾上腺素溶液 1～2 滴，观察心搏曲线变化。

2）任氏液中加入 1:10 000 肾上腺素溶液 1～2 滴，观察心搏曲线变化。

3）任氏液中加入 1:10 000 乙酰胆碱溶液 1～2 滴，观察心搏曲线变化。

【注意事项】

1. 每次换液时，插管内液面应保持同一高度。

2. 滴加试剂时，先滴加 1 滴，用滴管混匀后如作用不明显可适当补加。

3. 每次加药，心搏曲线出现变化后立即将插管内液体吸出并换新鲜任氏液，并重复几次使心搏曲线恢复正常。

4. 每次实验都应有前后对照。

5. 随时滴加任氏液于心脏表面，使之保持湿润。

6. 各种试剂的滴管不要混淆。

7. 换能器头端应向下倾斜，以免液体进入换能器。

8. 上课前请登录虚拟实验平台预习实验相关内容。

【讨论题】

1. 离体实验和在体实验有何不同?它们各有何优缺点?进行离体实验应注意哪些条件?

2. 在每个实验项目中，心搏曲线分别出现什么变化?为什么?

3. 蛙心灌流实验中，蛙心收缩微弱或不规则的常见原因有哪些?

【实验准备】

1. 实验对象 蛙。

2. 实验器械和药品 蛙类手术器械、玻璃蛙心插管、铁支架、蛙心夹、张力换能器、多导生理记录仪（或 BL-420 生物机能实验系统）、任氏液、无钙任氏液、2%氯化钙溶液、1%氯化钾溶液、1∶10 000 去甲肾上腺素溶液、1∶10 000 肾上腺素溶液、1∶10 000 乙酰胆碱溶液、3%乳酸溶液、2.5%碳酸氢钠溶液。

（崔　敏）

实验八　家兔心肌细胞动作电位与心电图

【实验目的与原理】　心肌细胞动作电位与骨骼肌细胞动作电位比较，其显著特点为时程长，有明显的平台期。本实验应用细胞外吸附式电极记录技术，观察心肌细胞动作电位的特征。

心脏的电变化通过机体的组织和体液可传导到体表各处。根据容积导体的原理，只要有一个电双极体（电偶），电流便沿着无数条线路自双极体的正极（电源）流向负极（电穴），使整个容积导体的各部分都具有一定的电位，只是各点电位的大小与方向有所不同。因此，将一无关电极置于容积导体中离电双极体最远处时，用一探查电极可在容积导体的各处测得电位差，其大小主要取决于电双极体的电位强度和方向。

本实验的目的是通过同步引导心肌细胞动作电位及心电图的波形，分析两者在时间上的对应关系；了解细胞外记录动作电位的方法；加深对心电图是许多心肌细胞生物电变化的综合反映的理解。

【实验步骤与观察项目】

1. 实验步骤

（1）麻醉：用 20%氨基甲酸乙酯（5ml/kg）耳缘静脉注射。

（2）胸腹部手术：将动物仰卧位固定于手术台上，在剑突表面做 3～4cm 长的纵向切口，沿腹白线切开腹腔，暴露出剑突，在剑突下方小心地剪开膈肌，打开胸膜腔暴露出心脏，将吸附电极吸附在心肌上并给动物接上呼吸机。

（3）仪器连接与调试

1）用吸附电极另一端导连线接入 Powerlab 二通道上，以便放大记录心肌动作电位。

2）用心电电极记录家兔Ⅱ导联心电，电极分别放置在家兔的右上肢和左后肢，皮肤接地并将另一端导连线接入 Powerlab 三通道上，以便放大记录心电图信号。

3）打开微机和 Powerlab 生物信号采集处理系统，双击 Chart 进入生物信号记录分析系统界面。

4）扫描速度选择 100mm/s，然后在二、三通道下拉菜单中分别打开"Bio Amplifier"对话框，灵敏度分别选择 5mV 和 1mV，低频滤波选择 0.3Hz，高频滤波选择 20Hz。

5）单击"Start"开始实验。

2. 观察项目

（1）描记正常的心肌动作电位、心电图曲线。

（2）观察心肌动作电位 0、1、2、3、4 期与心电图的对应关系。

（3）自耳缘静脉缓慢滴注 3% KCl，观察动作电位及心电图曲线的变化。

（4）继续缓慢滴注 3% KCl，至出现高钾血症的心电图改变后，分别采取下列抢救方法并观察动作电位及心电图曲线的变化。

（5）自耳缘静脉缓慢滴注 5%NaHCO$_3$ 溶液 6～10ml。

（6）自耳缘静脉缓慢滴注 5%CaCl$_2$ 溶液 1～2ml。

（7）自耳缘静脉缓慢滴注 50%葡萄糖溶液 20ml，加胰岛素 4U。

【注意事项】

1. 注射氨基甲酸乙酯时的速度要慢，如果过快易导致动物死亡。

2. 在使用吸附电极时，切不可吸液体，以免损坏抽气机。

3. 动物对注入氯化钾的耐受性有个体差异，可根据动物情况适当调整氯化钾的用量，以出现异常心电图改变为度。但滴注氯化钾时速度不能太快，以免造成动物死亡。

4. 描记心电图时注意避免周围电磁干扰。

【讨论题】

1. 心肌细胞动作电位与神经纤维动作电位在波形上有何不同？

2. 比较心肌细胞动作电位各期与心电图各波及间期的对应关系。

3. 静脉滴入 3%KCl 溶液时，动作电位及心电图曲线出现了什么变化？为什么？

4. 治疗高钾血症的原则是什么？

【实验准备】

1. 实验对象 家兔。

2. 实验器材和药品 Powerlab 生物信号采集处理系统、呼吸机、抽气机、吸附电极、哺乳类动物手术器械一套、输液装置、20%氨基甲酸乙酯溶液、3%KCl 溶液、5%CaCl$_2$ 溶液、5%NaHCO$_3$ 溶液、50%葡萄糖溶液、胰岛素、生理盐水。

（刘 杰 杨贵忠）

实验九 心室压力-容积环动态观察正常心功能及影响因素

【实验目的与原理】 压力-容积环（P-V loop）反映了心动周期中心室内压力、容积的变化，描述了心室活动各时相中压力和容积这两个变数的变化过程和相互关系。环体的高度取决于心室收缩压的大小，而宽度则由每搏输出量决定。采用这种图解方式，不仅可以简单直观地反映心脏的活动（确定舒张末、射血始末的确切时间），也便于描述心脏的泵血功能及其调节，而且能评估心脏同步收缩、阶段功、收缩及舒张功能及心肌收缩性和心室顺应性。

压力-容积环的基本概念：图中 A 点代表心室舒张末期，B 点表示射血期开始，主动脉瓣开放。C 点为心室压力-容积环顶点，此点对应压力为心室收缩期峰压。D 点表示射血期结束，主动脉瓣关闭。E 点表示心室充盈期开始，二尖瓣开放。EA 段表示心室充盈期，开始心室快速充盈，然后缓慢充盈，最后心房收缩。AB 段为等容收缩期：起自房室瓣关闭，终于半月瓣开放，此期内心室压力迅速增高，心室内容积不变。其容积为心室舒张末容积（V_d）。BCD 段为射血期：当心室内压力超过主动脉瓣，心室射血开始，经过快速射血、减慢射血直到半月瓣关闭，射血结束。DE 段为等容舒张期：半月瓣关闭后，心室舒张，心室内压快速下降，心室容积不见明显的增加。其对应的容积为心室收缩末容积（V_s，图 2-1-14）。

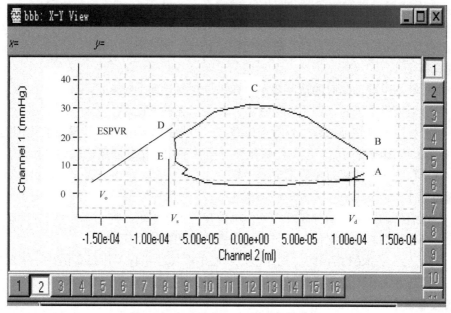

图 2-1-14　压力-容积环示意图

环体面积 ABCD 为心室搏出功（stroke work，SW），EA 段以下的面积为心室充盈功（filling work，FW），其能量来自静脉回流。正常心脏的左心室压力-容积环近似矩形，由于心室肌收缩不是完全同步，某些局部心肌过早收缩或舒张延长时，使得等容收缩或等容舒张呈现不等容，压力容积环图形则发生变化。

容量指数：包括左心室舒张末容积（V_d）、左心室收缩末容积（V_s）、每搏输出量和射血分数。计算出舒张末期容积和收缩末期容积，两者之差为每搏容量，每搏输出量占舒张末容积的百分比即为射血分数。容量指数除反映心肌本身射血或收缩性能外还受心室前后负荷的影响，其中射血分数为最敏感的指标。

【实验步骤与观察项目】

1. 实验步骤

（1）仪器的调试。

1）确定 Powerlab 已与计算机正确连接，打开电源。双击桌面上的 Scope 程序图标，或依次选择"开始"菜单→"程序"选项 →"Scope"命令项（AD Instruments 目录下），运行 Scope 程序，出现 Scope 应用程序窗口和文件窗口。

2）点击 Scope 窗口右下角的 Start 键，启动系统，开始采集数据（Start 变为 Stop）。

3）选择 Input A 通道记录心室内压的信号（图 2-1-15）。

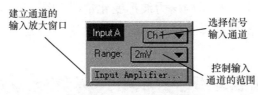

图 2-1-15　Input A 通道图

点击 Input Amplifier 进入对话框。仔细清楚地观察基线是否调于零位置。如不在零位，可调节外置桥式放大器上的旋钮。进行压力定标和单位的转换（压力单位 mmHg）。

4）选择 Input B 通道记录心室容积的信号，进行容积定标和单位转换（容积单位 ml）。

5）设置时间基准控制：时间基准面板用于控制两个通道的采样速率和记录方式。该面板允许选择扫描时程和每次扫描的采样数（图 2-1-16）。

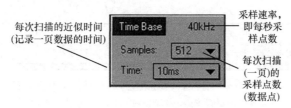

图 2-1-16　时间基准控制图

（2）手术。

1）麻醉固定：家兔称重，20%氨基甲酸乙酯溶液（5ml/kg）耳缘静脉注射麻醉。仰卧位固定于手术台上。

2）气管插管：颈部区域剪毛，沿正中线剪开皮肤 5cm，分离筋膜和颈前肌群，暴露气管，进行气管插管。将小动物呼吸机调到合适的通气量，出气管和回气管分别连在气管插管的两端。

3）胸部手术：兔胸部区域剪毛，沿正中线切开皮肤，暴露胸骨，用骨剪沿正中线由剑突处向头侧剪开胸骨 5～7cm，注意要紧贴胸骨的下缘。用肌肉牵开器稍微向两侧撑开胸壁，看清心脏，剪破心包。手术时注意止血。

（3）心室容积及心室内压的记录方法。

1）将压力换能器经三通管与心室容积套管相连，压力换能器内注入肝素生理盐水并排出气泡。

容积套管开口处要密封好，容积套管处接一注射器，将心脏吸入容积套管中。压力换能器经桥式放大器输入 Powerlab 二通道，记录心室容积。

2）压力换能器经三通管与专用心室插管相连，经三通管向压力换能器内注入肝素生理盐水，向心室插管内注入肝素（0.5%），并排出管道内的气泡，关好三通管。

以 1000U/ml 肝素静脉注入做抗凝处理，分离右侧颈总动脉 2～3cm，近心端用动脉夹夹闭，远心端用线扎牢，在结扎处稍下剪一斜口，向心脏方向将充满肝素生理盐水的心导管插入动脉腔内（导管尾端与压力换能器相接并连于 Powerlab 生物信号采集处理系统一通道的输入插座记录心室内压），将备用线打一松结。然后用左手拇指和示指捏住动脉和插在里面的导管，缓慢放开动脉夹，右手将导管缓缓推入左心室，此时应注意观察计算机屏幕上所显示的压力波形变化情况（图 2-1-17）。当舒张压明显下降接近于零位，收缩压和舒张压差突然增大时，提示导管已进入左心室内，用线将导管与动脉结扎。

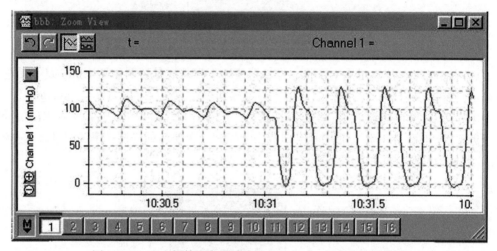

图 2-1-17　心室插管经右颈动脉进入心室时，压力波形变化图

图中可见：①心室内压收缩压＞颈动脉血压收缩压；②心室内压舒张压＜颈动脉血压舒张压；③心室舒张压接近于零

2. 观察项目　利用 Powerlab Scope 软件，描记心室压力容积环，实验过程以示波器的方式进行显示。实验的结果也可以以页面的形式显示记录下来。选定要做比较的图形，做图形覆盖处理，可以更加直观地从心室压力-容积环的变化中反映心功能的情况。

（1）观察正常情况下心室压力-容积环。

（2）计算搏出量、心脏每搏输出量的大小，表示心脏的射血能力。

（3）左心室收缩压的大小表明心室收缩力的强弱。

（4）根据压力环面积的大小，可估计心脏的每搏功。

（5）大剂量生理盐水快速注射，造成短暂心力衰竭。观察上述指标。

（6）静脉注射呋塞米（5mg/kg），观察对心力衰竭的纠正作用。

（7）待家兔状态稳定后，于耳缘静脉注入 1∶10 000 肾上腺素溶液（0.1ml/kg），观察家兔上述指标的变化。

（8）电刺激迷走神经，观察对心功能的影响。

（9）耳缘静脉注入 1∶10 000 乙酰胆碱溶液（0.1ml/kg），观察心室压力与容积的变化及心室压力-容积环的变化和相互关系。

【注意事项】

1. 心导管插入时应小心缓慢进行，密切注意血压变化并判定是否进入左心室。保持插管与动脉方向一致，以免导管穿破血管或心脏造成大出血。

2. 每项实验后，应待心功能基本恢复并稳定后再进行下一项。

3. 实验结束后，缓慢抽出心导管并结扎颈总动脉。

【讨论题】

1. 心导管从右颈总动脉插入左心室的技术要点及解剖特征。

2. 比较肾上腺素、乙酰胆碱对心脏的影响。

【实验准备】

1. **实验对象** 家兔。

2. **实验器材和药品** Powerlab 生物信号采集处理系统、压力换能器、兔手术台、哺乳类动物手术器械、开胸器、骨剪、小型呼吸机、兔心室插管、兔心室容积套管、容积套管固定支架、血压定标支架、三通管、注射器（1ml、5ml、20ml）、刺激电极、20%氨基甲酸乙酯溶液、1000U/ml 肝素生理盐水、生理盐水、1∶10 000 肾上腺素溶液。

（杨贵忠 刘 杰）

实验十 人体心电图的描记和分析

【实验目的及原理】 在健康人体心脏，窦房结发出的兴奋按一定途径依次引起整个心脏的兴奋。因此，在一个心动周期中，心脏各部分兴奋过程中的电位变化及其时间顺序、方向和途径等，都有一定的规律。心肌兴奋期间，兴奋部位去极化时使心肌表面呈负电，而与之相对的静息部位呈正电；复极时则相反。因此，形成无数电偶并由此在兴奋过程任一瞬间都可产生相应的具有方向和量的综合电场力，即心电向量。由于一个心动周期中心脏内兴奋传导方向随时间不断改变，心电向量也按照一定的时间顺序发生周期性变化。这种周期性心电向量变化通过人体容积导体，可以被传导到体表各个部位，使体表一定部位亦随心动周期出现规律性电位变化。

按照规定的方法安放引导电极，通过心电描记器从体表引出多种形式的电位变化的图形称心电图（简称 ECG）。心电图是心脏兴奋的发生、传播及恢复过程的客观指标。由于引导方法不同，心电图的波形不完全一致，但基本波形都是由 P 波、QRS 波群、T 波组成。P 波反映的是左右两心房的去极化过程。QRS 波群反映左、右两心室去极化过程的电位变化，并代表心室肌兴奋扩布所需的时间。T 波反映心室复极（心室肌细胞 3 期复极）过程中的电位变化。P-R 间期是指从 P 波起点到 QRS 波起点之间的过程，正常为 0.12～0.20s。P-R 间期代表由窦房结产生的兴奋经由心房、房室交界和房室束到达心室，并引起心室开始兴奋所需要的时间，故也称为房室传导时间；房室传导阻滞时，P-R 间期延长。

【虚拟实验】

1. 登录虚拟实验平台（http：//mvl.sdu.edu.cn/virlab/），选择"人体心电图的描记和分析虚拟仿真实验"模块。

2. 阅读实验目的、原理。

3. 观看实验课件，掌握心脏兴奋的传导、心电图波形的演示、导入电极设置、心电图波形的辨认和生理意义。

4. 虚拟实验操作：根据网页提示，学习实验所需器材、操作步骤及心电图波形分析。

5. 思考完成网上复习题。

【实验步骤与观察项目】

1. 将心电图机接好地线、电源线和导联线，打开电源开关，预热 3～5min。

2. 受试者仰卧于检查床上，裸露腕部和踝部，全身肌肉放松，在两前臂屈侧腕关节上方和内踝上方安放肢体导联电极。心电肢夹连接方法：红色接右上肢，黄色接左上肢，绿色接左下肢，黑色接右下肢，白色为胸导联线。在安放导联电极前先用酒精棉球涂抹心电肢夹安放部位。按心电连接方式，安放心电肢体电极。

3. 胸部电极安放位置：V_1（红色）：探查电极放在胸骨右缘第 4 肋间；V_2（黄色），探查电极放在胸骨左缘第 4 肋间；V_3（绿色），探查电极放在 V_2 与 V_4 连线的中点；V_4（蓝色），探查电极放在左锁骨中线与第 5 肋间的交点上；V_5（棕色），探查电极放在左腋前线与第 5 肋间的交点上；V_6 紫色，探查电极放在左腋中线与第 5 肋间的交点上。

4. 数据测量：为了保证数据更加准确，除心率外的其他心电参数值都取 5 个周期的平均值。

（1）测量心率：将 M 标记移至记录波形段的第一个周期的 R 波波峰，移动光标至第 4 个周期的 R 波波峰，从数据读出框读出它们之间的时间间隔。则心率（次/分）=60×相隔的周期数（4-1）/读取时间，注意单位统一按秒换算。

（2）测量 P 波幅度：将 M 标记移至 P 波前基线处位置，移动光标至 P 波波峰，读取 P 波振幅。

（3）测量 P-R 间期：将 M 标记移至 P 波起点位置（即 P 波前基线开始上升的位置），将光标移至 Q 波起点位置（即 P 波回到基线后在 Q 波前开始下降的位置），读取时间。

（4）测量 QRS 间期：将 M 标记移至 Q 波起点位置，移动光标至 J 点位置（QRS 波群的终末与 ST 段起始的交接点称为 J 点），读取时间。

（5）测量 Q-T 间期：M 标记位置保持不变，将光标移至 T 波结束位置（即 T 波结束后回到基线的位置），读取时间。

（6）测量 R 波幅度：将 M 标记移至 Q 波前基线处位置，移动光标至 R 波波峰位置，读取的电压值即为 R 波振幅。

（7）测量 T 波振幅：M 标记位置不变，移动光标至 T 波波峰位置，读取的电压值即为 T 波振幅。

（8）测量 ST 段电压值（STV）：将 M 标记移至 J 点，光标分别移至 J 点后 60ms、61ms、62ms 处读取 3 个电压值，然后求其平均值即为 STV。

【注意事项】

1. 受试者应当静卧，全身肌肉放松。

2. 心电图机应良好接地。

3. 测量电极与皮肤接触要紧密。

4. 变换导联时，应先将输入开关关上，再旋动导联选择旋钮。

5. 上课前务必登录虚拟实验平台预习实验相关内容。

【讨论题】

1. 正常人体心电图主要包括哪几个波和间期，各有何生理意义？

2. 为什么不同导联引导出来的心电图形有所不同？

3. 简述心电图与心肌细胞动作电位的区别与联系。

（崔　敏）

实验十一　心血管活动的神经体液调节

【实验目的与原理】　心血管活动受神经体液因素的调节。调节心血管活动的神经主要是交感神经和迷走神经。心交感神经兴奋时，其末梢释放去甲肾上腺素（NE），作用于心肌细胞膜上的 β 受体，通过正性变力、变时和变传导作用，使心排血量增加；支配心脏的迷走神经兴奋时，其末梢释放乙酰胆碱，激活心肌细胞膜上的 M 受体，通过负性变力、变时和变传导作用，使心排血量减少。支配血管的交感缩血管神经兴奋时，通过末梢释放 NE，主要激活皮肤和内脏血管平滑肌细胞膜上的 α 受体，使平滑肌收缩，血管口径变小，血流阻力增加。肾上腺髓质分泌的肾上腺素（E）和 NE 是调节心血管活动的主要体液因素。NE 主要兴奋外周血管上的 α 受体，引起血流阻力增加，而升高血压。而 E 对 α、$β_1$、$β_2$ 受体都有兴奋作用，静脉注射后心肌收缩力增强，心率增快，心排血量增加；部分外周血管收缩（如皮肤及内脏血管）和舒张（如骨骼肌血管），全身血流阻力变化不大。

生理状态下，哺乳动物血压的相对稳定主要依赖于压力感受器反射。血压的变化刺激颈动脉窦、主动脉弓压力感受器，感觉冲动分别沿窦神经、主动脉神经（在兔主动脉神经自成一束，称为减压神经）传向延髓的心血管中枢，通过调整心交感中枢、心迷走中枢和交感缩血管中枢的紧张性，从而改变各自传出神经的传出冲动频率，调节心血管的活动，使血压相对稳定。

本实验选用家兔颈动脉插管法，直接测量动脉血压作为心血管活动的指标，采用直接电刺激反射弧中的传入、传出神经及静脉注射 E、NE、ACh 的方法观察神经及体液因素在心血管活动调节中的作用。

【虚拟实验】

1. 登录虚拟实验平台（http：//mvl.sdu.edu.cn/virlab/），选择"动脉血压的调节及减压神经放电实验""心血管活动调节综合实验"模块。

2. 阅读实验目的、原理。

3. 观看实验录像，请关注基本家兔实验操作步骤、气管插管、右侧减压神经、迷走神经和颈总动脉分离、左侧颈总动脉插管、仪器连接方法。

4. 虚拟实验操作：根据网页提示，记录动脉血压。观察家兔神经和体液因素对动脉血压调节的影响。

5. 思考完成网上复习题。

【实验步骤与观察项目】

1. 实验步骤

（1）检压系统的准备：将血压换能器与动脉插管相连，经三通开关向血压换能器压力腔内和动脉插管内注满肝素生理盐水，务必驱尽管道内的空气，然后关上三通开关备用。

（2）手术。

1）麻醉与固定：20%氨基甲酸乙酯溶液（5ml/kg）自耳缘静脉麻醉后，将动物仰卧位固定在手术台上。

2）分离颈部血管和神经：颈部剪毛，做长 5～7cm 的正中切口，分离皮下组织和浅层肌肉，暴露气管，在甲状软骨下约 1cm 做倒"T"切口，插入气管插管。将切口边缘的皮肤及其下方的肌肉向外侧拉开，可见在气管两侧纵行的颈总动脉鞘，鞘内走行有颈总动脉、迷走神经、交感神经和减压神经。仔细辨认三条神经，迷走神经最粗，交感神经次之，减压神经最细且常与交感神经紧贴在一起。用玻璃分针沿神经走向依次分离右侧减压神经、迷走神经和颈总动脉，并穿不同颜色的线备用。

3）动脉插管：分离左侧颈总动脉，尽量向远心端分离并将血管壁上的结缔组织剥离干净。远心端与近心端各穿一根丝线，将远心端结扎，近心端用动脉夹夹闭。在结扎处的近心端剪一斜口，向心脏方向插入已注满肝素生理盐水的动脉插管。用已穿好的线结扎颈总动脉及其内的动脉插管，然后在结扎线的上方打结固定，以防插管滑脱，保持动脉插管与动脉在同一直线上，然后用胶布将动脉插管固定在手术台上。放开动脉夹便可记录动脉血压。

（3）仪器连接及应用。

1）BL-420 生物机能实验系统。

a. 开机，进入 BL-420 生物机能实验系统。

b. 在监视状态下：①通道选择，将压力换能器接在第 2 通道上，在负荷为零的状态下（换能器与大气相通）自动调零。②刺激输出，将双极保护电极的引线与刺激输出线相接，并将输出线另一端的专用插头接在刺激输出口上。并设置刺激参数（采用连续刺激，波宽 1ms，波间隔 10ms，强度 3～8V）。

打开动脉插管与血压换能器之间的三通管。增益一般为 16mV/cm，扫描速度一般为 10～25mm/s。

c. 进入"记录状态"，此时计算机开始将信号记录在硬盘上，依次进行每个实验项目。在进行每一个实验项目时都要在计算机里做好标记。实验结束后回到监视状态。

2）多导生理记录仪及电子刺激器。

a. 多导生理记录仪将换能器接在"血压放大器"的输入口处（图 2-1-18），接通电源，拨通后级放大器开关，用后级放大器的移位旋钮将描笔移至记录纸的底线。打开血压放大器的输出开关，如果描笔出现移位，用血压放大器的调零旋钮将描笔调回零位线。将血压放大器的灵敏度先设置在 50，打开连接动脉插管与血压换能器的三通管，根据血压曲线幅度调整放大倍数。走纸速度一般为 0.5～1mm/s，时间标记选用 10s。

b. 电子刺激器接通刺激器电源，将双极保护电极引线接至刺激器的"输出"插口。刺激参数：刺激减压神经，强度 5～15V，频率 20～200Hz；刺激迷走神经，强度 5～10V，频率 100～200Hz。

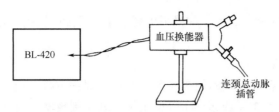

图 2-1-18 动脉血压记录装置示意图

2. 观察项目

（1）观察正常血压曲线：动脉血压随心室的收缩和舒张而变化构成血压曲线的一级波，心室收缩时血压升高，在快速射血期血压达最高，在心室舒张期血压下降。血压还随呼吸运动而变化，吸气时血压先降低后升高，呼气时相反，血压随呼吸运动变化构成二级波。在部分动物上还可以观察到一种低频率的三级波，可能与心血管中枢的紧张性周期变化有关。

（2）压迫两侧颈动脉窦，观察血压及心率的变化。

（3）牵拉颈总动脉：手持左侧颈总动脉远心端的结扎线，向心脏方向轻轻拉紧，然后做有节奏的牵拉（2～5 次/秒，持续 5～10s），观察血压的变化。

（4）夹闭颈总动脉：用动脉夹夹闭右侧颈总动脉 5～10s，观察血压的变化。

（5）刺激减压神经：先用保护电极刺激完整的右侧减压神经，观察血压和心率出现变化后，再在神经中段做双重结扎，在两结扎线之间剪断神经，以同样的刺激参数分别刺激其中枢端和外周端，观察血压与心率有何变化。

（6）结扎并剪断右侧迷走神经，刺激其外周端，观察血压与心率的变化。

（7）由耳缘静脉缓缓注射 1∶10 000 肾上腺素溶液 0.2～0.3ml，观察血压与心率的变化。

（8）由耳缘静脉缓缓注射 1∶10 000 去甲肾上腺素溶液 0.2～0.3ml，观察血压与心率的变化。

（9）由耳缘静脉缓缓注射 1∶10 000 乙酰胆碱溶液 0.2～0.3ml，观察血压与心率的变化。

【注意事项】

1. 麻醉时，耳缘静脉穿刺要从其远端开始，注射速度缓慢并密切观察动物呼吸情况。

2. 分离血管和神经时，动作要轻柔。在找到颈总动脉鞘内所有的血管和神经后再用玻璃分针分离，分离神经时应根据需要从细到粗依次进行。

3. 在整个实验中经常注意动物状况及动脉插管处的情况，发现漏血或导管内被凝血块阻塞时，应及时处理。

4. 每个实验项目结束后，应在血压和心率基本恢复并稳定时再进行下一项。

5. 每项实验都应有前后对照。

6. 同学之间应合理分工、相互协作、密切配合，使实验顺利进行。

7. 上课前请登录虚拟实验平台预习实验相关内容。

【讨论题】

1. 在减压反射活动中，减压神经与迷走神经的作用有何不同？

2. 刺激完整的减压神经，血压如果不出现变化，可能的原因是什么?

【实验准备】

1. 实验对象　家兔。

2. 实验器材和药品　哺乳动物实验手术器械、保护电极、血压换能器、动脉插管、BL-420 生物机能实验系统（或多导生理记录仪、电子刺激器）、20%氨基甲酸乙酯溶液、0.5%～1%肝素生理盐水、1∶10 000 去甲肾上腺素溶液、1∶10 000 肾上腺素溶液、1∶10 000 乙酰胆碱溶液、生理盐水。

（李景新）

实验十二　人体肺通气功能的测定

【实验目的与原理】　机体在新陈代谢过程中，不断地消耗 O_2，并产生 CO_2。机体通过肺通气实现与环境之间的气体交换。肺通气功能的测定不仅可以探查是否存在肺通气功能受损，而且还有助于判断通气功能障碍的类型及程度，也可用于劳动能力的鉴定和疾病疗效的评价。ADInstruments 公司的呼吸流量头（将呼吸气流速度变化转换成压力差变化）、肺量计（压差传感器）和 Powerlab 信号采集器组成呼吸测定装置，能测定人体潮气量（tidal volume，V_T）、呼吸频率（breathing frequency，f）、肺通气量（expired minute volume，V_E）、最大吸气流速（peak inspiratory flow，PIF）、最大呼气流速（peak expiratory flow，PEF）、用力肺活量（forced vital capacity，FVC）、第 1 秒用力呼气量（forced expired volume in one second，FEV_1）及第 1 秒用力呼气量占用力肺活量的百分比（$FEV_1/FVC\%$），从而评定肺的通气功能。本实验的目的：掌握肺通气功能的测定方法及其评价指标和生理意义，加深对"肺通气功能"相关知识的理解。

【实验步骤与观察项目】

1. 记录受试者姓名、性别、年龄、身高、体重。

2. 实验装置见图 2-1-19，并固定好流量头。启动 Powerlab 装置和肺量计，预热 15min。

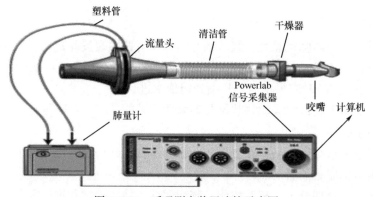

图 2-1-19　呼吸测定装置连接示意图

3. 启动 Chart 5 程序，选择 Spirometry 并打开，按仪器连接，将通道 1 设为记录呼吸流速（原始信号）将通道 2 设为记录呼吸流量。设置好参数，将呼气流的波形设为向下，先调零并校准, 开始实验。

4. 受试者取舒适体位静坐于电脑屏幕侧方 (不要看屏幕), 含住咬嘴, 夹好鼻夹。待受试者习惯用口呼吸后, 启动记录, 屏幕上将出现呼吸流速和呼吸流量曲线。先平静、正常呼吸 5 次, 然后令受试者做最大吸气, 立即做尽力尽快地呼气, 直到不能再呼出为止。分别观察 V_T、f、V_E、PEF、PIF、FVC、FEV_1、FEV_1/ FVC%。

5. 选择上述 6 次呼吸的波形, 打开 "报告" 窗口, 系统给出测定报告, 记录结果。潮气量为 5 次平静呼吸的平均值。

6. 受试者做高抬腿运动 1min, 立即记录平静呼吸 5 次, 记录 V_T、f、V_E。

【注意事项】

1. 测试前, 受试者可做有关练习, 掌握测试方法。

2. 不同受试者使用咬嘴前, 均应进行消毒, 避免交叉感染。

3. 使用前流量头应干燥。连接流量头的两根塑料管对着上方, 以免冷凝水堵塞。

4. 实验开始前信号必须调零, 以免增加误差。

5. 呼气流的波形设为向下, 如果是向上, 可换至流量头的另一端进行实验。

6. 呼吸系统感染者, 不要进行该实验。

【讨论题】

1. 测定 V_T、f、V_E、PEF、PIF、FVC、FEV_1、FEV_1/FVC%分别有何生理意义? 它们的影响因素主要有哪些?

2. 比较安静状态下的平静呼吸和运动后的平静呼吸 V_T、f、V_E 有何不同? 为什么?

3. 能否用该系统测量肺活量、最大随意通气量? 怎样测量?

4. 肺活量与用力肺活量意义有何不同?

【实验准备】

1. 正常的受试者和安静的环境。

2. 计算机、Powerlab 装置、Chart 及 Spirometry 软件、流量头、肺量计、清洁管、干燥器、咬嘴、鼻夹、75%乙醇溶液棉球。

(黄艳红)

实验十三　呼吸运动的调节

【实验目的与原理】　呼吸肌收缩和舒张引起的胸廓的节律性扩大和缩小称为呼吸运动 (respiratory movement)。正常的节律性呼吸运动是在中枢神经系统参与下, 通过多种传入冲动的作用, 反射性调节呼吸的频率和深度来完成的。体内较为重要的调节活动有呼吸中枢的直接调节和肺牵张反射 (pulmonary stretch reflex)、化学感受器 (chemoreceptor) 反射性调节。因此体内外各种刺激可以作用于中枢或不同的感受器反射性地影响呼吸运动。

本实验的目的是学习呼吸运动的记录方法, 观察某些因素对呼吸运动的影响, 验证呼吸运动的调节机制。呼吸运动的记录方法很多, 有直接描记气道压力变化和记录膈肌运动 (制备膈肌片) 的方法, 由于惰性等多方面因素的干扰, 故本实验采用直接记录膈肌肌电的方法，同时监测动物胸膜腔内压的改变，可更准确地反映呼吸运动的变化。

【虚拟实验】

1. 登录虚拟实验平台（http：//mvl.sdu.edu.cn/virlab/），选择"呼吸运动的调节虚拟仿真操作实验""胸膜腔内压和气胸拍摄虚拟仿真实验"模块。

2. 阅读实验目的、原理。

3. 观看实验录像，请关注基本实验操作步骤、气管插管、迷走神经和剑突软骨分离术、胸膜腔插管术。

4. 虚拟实验操作：根据网页提示，观察各种刺激作用于中枢或不同的感受器反射性地影响呼吸运动，包括呼吸中枢的直接调节和肺牵张反射、化学感受器反射性调节，验证呼吸运动的调节机制。记录和观察平静呼吸时胸膜腔内压和气胸时胸膜腔内压的变化。

5. 思考完成网上复习题。

【实验步骤与观察项目】

1. 实验步骤

（1）手术操作。

1）麻醉和固定：用 20%氨基甲酸乙酯溶液，按 1g/kg（5ml/kg）的剂量从兔耳缘静脉缓慢注入，待动物麻醉后，取仰卧位将兔固定于兔手术台上。剪去颈部、剑突和右侧胸部的毛。

2）颈部手术：颈部剪毛，沿前正中线做 4～5cm 切口，切开皮肤、皮下组织，用止血钳向下做钝性分离，暴露气管。在喉下方将气管与食管钝性分开，在气管下穿线备用。于甲状软骨下方 2cm 处的两气管软骨之间切开 1/3～1/2 气管圆周，并向上切开 2 个软骨环，呈倒"T"字形切口。用干棉球将气管内血液及分泌物擦干净，向肺方向插入气管插管，并结扎。用纱布覆盖手术野。

3）分离迷走神经：在气管旁，两侧颈动脉鞘内找到迷走神经，将其分离并穿线备用。在颈部分离出两侧迷走神经，在神经下穿线备用。手术完毕后用热生理盐水纱布覆盖手术伤口部位。

4）引导膈肌肌电：切开胸骨下端剑突部位的皮肤，并沿腹白线切开约 2cm 左右，打开腹腔。暴露出剑突软骨。小心地将剑突周围的腹膜剪开，使剑突露出体外。翻开剑突，可见下方附着的两条膈肌条。直接将同心针电极插入膈肌条中引导膈肌肌电。也可取一根长 10cm、直径 0.1～0.3mm 的漆包线作为引导电极，将其两端的绝缘漆各刮除 5mm，插入到注射针头内，在针尖处露出 5mm 并反折（图 2-1-20）。将针头平行插入膈肌内，迅速拔出针头，便将导线植入到膈肌内。在左、右两条膈肌条内各植入一根导线作为引导电极。

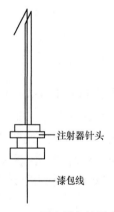

图 2-1-20 同心圆电极示意图

注射器针头

漆包线

5）记录胸膜腔内压：将胸内套管的尾端经三通开关连接于压力换能器(换能器腔内不充灌生理盐水)。在兔右腋前线第4～5 肋骨之间做长约 1cm 的切口，将表层肌肉在插入点处用止血钳稍稍分离，经此点将胸内套管快速插入胸腔内，旋动套管螺旋将胸内套管固定于胸壁，便可测得胸膜腔内压。

（2）仪器的连接与操作。

1）将膈肌肌电信号连接到 BL-420E 生物机能实验系统 1 通道输入接口，将监听输出接口连接音箱。胸膜腔内压信号通过压力放大器连接于 2 通道输入接口。

2）启动 BL-420E 生物机能实验系统。

3）单击"信号输入"菜单，1 通道选择肌电，2 通道选择压力。根据拾取的信号大小，调节"增益"以获取最佳的信噪比和图像。

4）单击"数据处理"菜单，选择"积分"。将 1 通道的膈肌肌电信号积分后显示在 3 通道。"积分方式"选择"绝对值积分"，调节积分时间（积分时间设置得尽量长）和放人倍数，以获取清晰的图像。

2. 观察项目

（1）观察：正常呼吸运动时膈肌肌电信号和胸膜腔内压的变化曲线。

（2）增加吸入气中 CO_2 浓度：将充满 CO_2 的球胆连一细橡皮管，开口对准气管插管一侧套管，松开球胆夹子，缓慢增加吸入气中 CO_2 浓度，待呼吸变化明显时夹闭球胆。

（3）缺 O_2：将一侧气管套管夹闭，呼吸平稳后，另一侧套管通过一只钠石灰瓶与盛有空气的球胆相连，使动物呼吸球胆中的空气。经过一段时间后，球胆中的氧气明显减少，但 CO_2 并不增多（钠石灰将呼出气中 CO_2 吸收），观察此时呼吸运动的变化。待呼吸变化明显后，恢复正常呼吸。

（4）增大无效腔：夹闭一侧气管套管，呼吸平稳后，另一侧套管接一段约 50cm 长的橡皮管，动物通过此橡皮管呼吸，观察呼吸运动的变化，结果明显后去掉橡皮管恢复正常呼吸。

（5）增加血液中 H^+ 浓度：经耳缘静脉快速注入 3%乳酸 1～2ml，观察呼吸运动的变化。

（6）牵张反射（肺内注气、抽气实验）：将事先装有空气（约 20ml）的注射器，经橡皮管与气管套管的一侧相连，待呼吸稳定后，在吸气相末立即堵塞另一侧套管，同时立即向肺内注入 20ml 空气，使肺维持在扩张状态，观察此过程中呼吸的变化，当呼吸运动出现后，开放堵塞口。待呼吸运动平稳后再于呼气相末堵塞另一侧套管口，同时立即用注射器抽取肺内 20ml 气体，使肺维持在萎陷状态，观察抽气过程中呼吸的变化情况，待呼吸恢复后松开另一侧套管堵塞口。

（7）窒息实验：夹闭气管插管套管的 1/2～2/3，持续 10～20s，观察膈肌放电和呼吸运动的改变。

（8）迷走神经的作用。

1）切断一侧迷走神经，观察呼吸运动有何变化；再将另一侧迷走神经剪断，观察呼吸运动又有何变化。

2）重复上述（6）的实验过程，比较呼吸运动的变化。

3）以中等强度重复脉冲刺激迷走神经中枢端，观察在刺激期间呼吸运动的变化。

（9）实验性气胸：调节三通开关，用注射器快速向胸腔内分别注射 10ml、50ml、100ml 空气，造成闭合性气胸，观察呼吸的改变程度。注意每次注气前应将前一次注入的气体抽出。

待动物恢复后，拔出胸腔套管，在穿刺部位用血管钳刺破壁胸膜，造成开放性气胸。观察动物全身状态及呼吸的变化。用软组织盖住伤口，观察有无恢复趋势。

【注意事项】

1. 分离剑突时要沿腹白线剪开腹腔，以避免出血。

2. 剪除剑突表面的腹膜时注意不要损伤膈肌，防止气胸的发生。

3. 在膈肌内插入引导电极时除尖端外，其余部分应做绝缘处理，仪器和动物都要接地。引导电极深浅要合适。过深容易记录出心电，过浅电极易脱落。电极应妥善固定，防止脱落。

4. 增加吸入气中的 CO_2 浓度时，应缓慢松开夹球胆的夹子，且球胆开口不要直接对着气管插管开口，以免 CO_2 浓度增加过快造成呼吸运动的大幅度变化。

5. 静脉注射 3% 乳酸时，要严格掌握剂量，并避免乳酸溢出血管刺激皮肤引起动物挣扎。

6. 当增大无效腔出现明显变化后，应立即打开橡皮管的夹子，以恢复正常通气。

7. 每一项前后均应有正常呼吸运动曲线作为比较。

8. 上课前请登录虚拟实验平台预习实验相关内容。

9. 上课前请扫描下方二维码，观看实验视频"呼吸运动调节和肺牵张反射"。请关注肺扩张反射的概念，向肺内注入空气，使肺维持在扩张状态，观察此过程中呼吸的变化。

【讨论题】

1. 增加吸入气中 CO_2 浓度、缺 O_2 刺激和血液 pH 下降均使呼吸运动加强，机制有何不同？

2. 如果将双侧颈动脉体麻醉，分别增加吸入气中 CO_2 浓度和给予缺 O_2 刺激，结果有何不同？

3. 迷走神经在节律性呼吸运动中起何作用？

4. 胸膜腔内负压有何生理意义？气胸有哪些危害？

【实验准备】

1. 实验对象 家兔。

2. 实验器材和药品 BL-420E 生物机能实验系统、兔手术台、万能支台、哺乳类动物手术器械 1 套、刺激电极、气管插管、呼吸换能器、压力换能器、注射器（20ml、5ml 各 1 支）、50cm 长的胶皮管 1 条、CO_2 气囊、乏氧瓶、纱布、线、棉球、生理盐水、20% 氨基甲酸乙酯、3% 乳酸溶液。

（李　勤　周玉琴）

实验十四　消化道平滑肌的生理特性

【实验目的与原理】 消化道平滑肌的运动具有促使消化液和食物混合、推进食糜、促进营养物质吸收的功能。其生理特性有以下几个特点：自动节律性；紧张性；较大的伸展性；较低的兴奋性；对化学药物、温度及机械牵拉的敏感性。如果将离体小肠平滑肌置于适宜的内环境中（离子成分、酸碱度、渗透压、温度、氧分压、营养成分等方面类似于内环境），仍能保持其生理特性，进行良好的节律性活动。

本实验的目的是通过制备离体小肠，观察小肠平滑肌的一般生理特性。观察某些神经递质及其阻断剂、化学物质、温度、酸碱度等因素对小肠平滑肌生理特性的影响。学习一种哺乳动物离体器官的灌流方法。

【虚拟实验】

1. 登录虚拟实验平台（http：//mvl.sdu.edu.cn/virlab/），选择"肠平滑肌受体动力学综合实验"模块中的神经体液因素对消化道平滑肌收缩的影响。

2. 阅读实验目的、原理。

3. 观看实验录像，请关注基本实验准备工作与操作步骤、标本制备、仪器连接。

4. 虚拟实验操作：根据网页提示，观察消化道平滑肌的一般生理特性，通过虚拟的动画演示及互动操作，以大量真实数据为依据，通过数据曲线的方式描述出各因素对消化道平滑肌收缩的影响。

5. 思考完成网上复习题。

【实验步骤与观察项目】

1. 实验步骤

（1）准备工作：平滑肌浴槽及张力换能器固定在铁架台上，向浴槽内加入台氏液至浴槽高度的 2/3 处。恒温浴锅中加水并通电加热，将温度控制器调至 38℃，当水温升至 38℃时，打开电动泵电源，推动加温后的水循环流动，以保持平滑肌浴槽中台氏液恒定在 38℃。取一段橡胶管一端与浴槽侧管连接，另一端与增氧泵连接。把台氏液倒入烧杯放入恒温浴锅中预热，以备在实验中使用。

（2）家兔离体小肠平滑肌标本制备：用木槌猛击家兔头耳后的枕骨，使其昏迷，用普通剪刀剪除腹部的兔毛，沿腹部中央剪开皮肤，用组织剪沿腹白线剖开腹腔，找出胃，在幽门与十二指肠交界处，剪断十二指肠，用组织镊夹起十二指肠断端，沿肠缘剪掉与肠管相连的肠系膜，并取下十二指肠及其邻近小肠 20~30cm。把离体的肠管置于 4℃左右的台氏液中轻轻漂洗，然后用注射器抽取台氏液注入肠腔以清洗肠腔内容物。用组织剪把肠管分成长 2~3cm 数段，取一段肠管将一端挂在通气管的挂钩上，另一端夹在与张力换能器相连的蛙心夹上，放入装有 38℃台氏液的平滑肌浴槽中。移动换能器，给予肠管一合适的基础张力，调节螺旋夹以控制气体流量（以通气管中的气泡一个一个地溢出为宜）。

（3）仪器连接：把张力换能器插头与 BL-420E 生物机能实验系统的通道 1 连接，打开计算机电源，点击桌面上的 BL-420E 生物机能实验系统进入实验界面，在实验项目中选择"消化实验"的"小肠平滑肌生理特性"实验模块。根据信号窗口显示的小肠平滑肌收缩活动的曲线，调试增益和扫描速度。

2. 实验项目

（1）观察离体小肠平滑肌在 38℃台氏液中的收缩活动曲线。

（2）向灌流浴槽的 38℃台氏液中加入 1：10 000 肾上腺素溶液 2 滴，记录小肠平滑肌收缩活动曲线。如果小肠平滑肌收缩活动曲线发生明显变化，立即放出含有去甲肾上腺素的台氏液，再用新的 38℃台氏液冲洗 3 次，使小肠平滑肌运动恢复正常。

（3）向灌流浴槽的 38℃台氏液中加入 1：10 000 乙酰胆碱溶液 2 滴，记录小肠平滑肌收缩活动曲线。如果小肠平滑肌收缩活动曲线发生明显变化，立即放出含有去乙酰胆碱的台氏液，再用新的 38℃台氏液冲洗 3 次，使小肠平滑肌运动恢复正常。

（4）向浴槽台氏液中加入 1：1000 阿托品 2 滴，经 1min 后，在含有阿托品的台氏液中加入 1：10 000 乙酰胆碱溶液 2 滴，观察肠段反应，并与上述（3）中的结果相比较。然后用新的 38℃台氏液冲洗 3 次，使小肠平滑肌运动恢复正常。

（5）在 38℃台氏液中加入 1：1000 新斯的明 2 滴，观察肠段反应后，用新的 38℃台氏液冲洗 3 次，使小肠平滑肌运动恢复正常。

（6）将浴槽中的台氏液放掉后，加入 38℃无钙台氏液，观察肠段反应后，用新的 38℃台氏液冲洗 3 次，使小肠平滑肌运动恢复正常。

（7）在 38℃台氏液中加入 3%乳酸 2 滴，观察肠段反应后，在含有乳酸的台氏液中直接加入 2.5%碳酸氢钠 2 滴，观察小肠平滑肌收缩活动的效应。

【注意事项】

1. 标本与换能器的连线必须垂直，不要牵拉过紧；标本不能与平滑肌浴槽管壁接触，以免摩擦。控制气体流量，否则会影响实验曲线的记录。

2. 加药前，需准备好更换用的 38℃台氏液，保持肌槽内台氏液的温度在 38℃，切勿过高或过低。

3. 加药后，如肠段活动明显，应立即更换台氏液，待其收缩活动稳定后，再进行下一项目。

4. 以上试剂加入量仅为参考剂量，如效果不明显时，可以补加，切勿一次加药过量。

5. 上课前请登录虚拟实验平台预习实验相关内容。

【讨论题】

1. 制备小肠平滑肌标本时，为什么不对家兔实施麻醉？

2. 制备小肠平滑肌标本时，为什么要取小肠上段，尤其是十二指肠段的平滑肌？

3. 钙离子在小肠平滑肌收缩活动中起何作用？

【实验准备】

1. 实验动物 家兔。

2. 实验器材和药品 BL-420E 生物机能实验系统、恒温浴锅、张力换能器、增氧泵、恒温平滑肌浴槽（自供液式）、通气管、温度计、木槌、普通剪刀、组织剪、组织钳、组织镊、烧杯、铁架台、螺旋夹、双凹夹、30ml 注射器、兔手术台、台氏液、无钙台氏液、1：10 000 去甲肾上腺素溶液、1：10 000 乙酰胆碱溶液、1：1000 阿托品溶液、1：1000 新斯的明溶液、3%乳酸溶液、2.5%碳酸氢钠溶液。

（李景新）

实验十五　肠平滑肌和奥迪括约肌电活动的记录

【实验目的与原理】 肠道平滑肌和奥迪括约肌（sphincter of oddi）与其他可兴奋组织一样可产生生物电活动，并可通过兴奋-收缩耦联过程发生机械收缩。肠道平滑肌和奥迪括约肌肌电活动受多种神经、体液因素的调节，如交感神经、副交感神经、胆囊收缩素、胃动素等；还受多种药物因素的影响，如 M 受体激动剂和阻断剂，α、β 受体激动剂和阻断剂等。观察某些神经、体液、药物因素对肠道平滑肌和奥迪括约肌肌电活动的影响可加深对其活动调节的理解，也是药物作用研究的重要方法。

本实验的目的是学习哺乳动物小肠平滑肌和奥迪括约肌肌电活动引导和记录方法。观察某些神经、体液和药物因素对小肠平滑肌和奥迪括约肌肌电活动的影响。

【虚拟实验】

1. 登录虚拟实验平台（http：//mvl.sdu.edu.cn/virlab/），选择"肠平滑肌受体动力学综合实验"模块中的神经体液因素对肠道平滑肌和奥迪括约肌肌电活动的影响。

2. 阅读实验目的、原理。

3. 观看实验录像，请关注基本实验操作步骤、标本制备、仪器连接与调试。

4. 虚拟实验操作：根据网页提示，通过虚拟动画演示及互动操作，以真实数据为依据，以数据曲线的方式描述出各因素对消化道平滑肌收缩与电活动的影响。

5. 思考完成网上复习题。

【实验步骤与观察项目】

1. 实验步骤

（1）制作肠道平滑肌（或奥迪括约肌）肌电引导电极：选用直径为 0.15～0.3mm 的不锈钢丝，一端磨尖，准备插入平滑肌层，也可选用细针灸针，另一端与软引导线焊接以输入记录仪器。将不锈钢丝（或针灸针）距尖端约 5mm 处弯成直角，直角近端部位套以软塑料管以绝缘，仅让尖端约 5mm 处裸露，另外备用两个一端闭合的细塑料管，以便在记录过程中固定引导电极尖端并可避免其与周围组织接触。

（2）手术：实验前家兔禁食 1 天，只给饮水。

1）麻醉与固定：20%氨基甲酸乙酯溶液（5～6ml/kg）自耳缘静脉注射麻醉。注射时应密切注意动物呼吸，并检查动物肌张力、角膜反射、对夹捏肢体皮肤的反应，直至达到理想麻醉状态并防止麻醉过度。麻醉后将动物以仰卧位固定在兔手术台上。

2）气管插管。

3）剪去上腹部体毛，沿腹正中线切开上腹部皮肤约 10cm，沿腹白线剪开腹壁，逐层进入腹腔，用肌肉牵开器将腹壁切口向两侧牵开，以暴露腹腔内脏。肝下填塞纱布将肝向上方推开并使十二指肠下移、变浅，将十二指肠上提至切口处并使之沿肠腔纵轴方向顺时针旋转 90°～120°，将对系膜缘缝至腹壁固定，使乳头充分显露。此时在幽门下 1～5cm 处浆膜下可清晰观察到凸出的乳白色乳头部，大小约 0.3cm×0.3cm，质地较硬，与之相连的胆管呈深绿色，直径约 0.1cm。将两根不锈钢引导电极分别刺入奥迪括约肌浆膜下肌层内，两电极间距约 2mm，使埋入肌肉内的电极长度为 1.5～2mm，让其尖端露出，然后将一端闭合的塑料管套在引导电极尖端，防止引导电极裸露部位与其他组织接触，并可固定引导电极以防滑脱。

记录小肠平滑肌肌电活动时，选择一段空肠，将两根（1 对）引导电极与肠管相垂直刺入肠浆膜下肌层内，两电极间距 4～5mm，使埋入肌肉内的电极长度约 2mm，让其尖端露出，然后用塑料管套在引导电极尖端以便与周围组织绝缘并防止引导电极滑脱，将地线接于腹部手术切口。

（3）仪器连接与调试。

1）让奥迪括约肌肌电引导电极连接在 BL-420 生物机能实验系统的 1 通道上，空肠平滑肌肌电引导电极连接在 2 通道上。

2）开机并进入到 BL-420 生物机能实验系统。

3）在"输入信号"菜单中选择"1 通道"菜单项，单击"肌电"命令项，然后选择"2 通道"菜单项，单击"肌电"命令项。

4）单击启动键启动生物信号的采集与显示。

5）参数设置："时间常数 0.1s""高频滤波 300Hz""增益 1000""扫描速度 1s/div"。

6）实验完成后，用鼠标单击工具条上的"停止"键，将弹出"另存为"对话框，完成数据文件的命名与保存，然后按"确定"键。

2. 观察项目

（1）正常（对照）空肠平滑肌肌电和奥迪括约肌肌电。

（2）耳缘静脉注射 10^{-5} mol/L 乙酰胆碱 0.3ml，观察肌电变化。

（3）耳缘静脉注射 10^{-4} mol/L 去甲肾上腺素 0.3ml，观察肌电变化。

（4）耳缘静脉注射 阿托品 1mg/kg，观察肌电变化。

（5）耳缘静脉注射 0.5mg/ml 甲基硫酸新斯的明 50μg/kg，观察肌电变化。

（6）耳缘静脉注射 10mg/ml 酚妥拉明 2mg/kg。

（7）重复耳缘静脉注射 10^{-4} mol/L 去甲肾上腺素 0.3ml。

（8）耳缘静脉注射红霉素（红霉素可作用于胃动素受体引起与胃动素类似的作用）50mg/kg。

【注意事项】

1. 操作过程中应尽量减少对小肠和奥迪括约肌的机械刺激，操作要轻柔，否则肌电活动不易引导。

2. 如为慢性实验，应在无菌条件下操作，术后应给予抗生素防止伤口感染。

3. 急性实验引导记录时为减少呼吸运动对肌电活动的干扰，可将浸有液状石蜡的棉片放在引导部位表面作为隔离。

4. 上课前请登录虚拟实验平台预习实验相关内容。

【实验准备】

1. 实验对象 家兔。

2. 实验器材和药品 BL-420 生物机能实验系统、平滑肌肌电引导电极、兔手术台、哺乳动物手术器械 1 套、肌肉牵开器、手术灯、注射器（1ml、2ml、20ml）、丝线、纱布、棉球、20%氨基甲酸乙酯、乙酰胆碱、阿托品、去甲肾上腺素、红霉素、酚妥拉明、新斯的明。

（王双连）

实验十六 观察豚鼠耳蜗的生物电现象

【实验目的与原理】 耳蜗受到声音刺激时，在耳蜗及其附近结构所记录到的一种与声波频率和幅度完全一致的电位变化，称为耳蜗微音器电位。其本质是声音引起的机械能导致基底膜振动，柯蒂器（organ of Corti）盖膜和表皮板之间产生剪切运动，导致毛细胞纤毛交替性弯曲与复位，调制毛细胞顶部膜电阻呈交替性下降和增加，产生交流性质的毛细胞感受器电位，属于多个毛细胞的复合动作电位。将引导电极放在豚鼠内耳圆窗附近，用声波刺激，可记录到与刺激声波波形、频率完全相同的电位变化，即微音器电位，这种电位变化经放大后输入扩音器，可听到与刺激声波相同的声音，微音器电位之后可观察到一组双向电位波动（2～3个负波即 N_1、N_2 和 N_3），是耳蜗神经的复合动作电位，电位的幅度能反映被兴奋的神经纤维数量。

本实验目的是观察微音器电位和耳蜗神经的复合动作电位特征与刺激声波声学性质的关系，了解引导这两种电位的实验方法。

【实验步骤与观察项目】

1. 实验步骤

（1）动物麻醉：取体重 200～300g 的健康幼年豚鼠，用 20% 氨基甲酸乙酯溶液按 5ml/kg 腹腔注射麻醉。

（2）手术暴露圆窗：待动物麻醉后，将动物侧卧固定在手术台上，剪去耳郭根部后缘的毛，沿耳郭根部后缘切开皮肤，切口长 1～1.5cm。钝性分离组织，暴露外耳道口后方的颞骨乳突部，注意勿伤及血管。用针头在乳突上钻一小孔，再仔细扩大成直径为 3～4mm 的骨孔，该孔内部即为鼓室。注意该处骨质很薄，切勿使针头插入鼓室过深而伤及耳蜗；注意止血，不要让血液流入鼓室，以免影响微音器电位的引导。经此孔向前方深部窥视，在相当于外耳道口内侧的深部，可见尖端向下的耳蜗，耳蜗底转的后上部分有一边缘不规整的小孔即圆窗，其直径约为 0.8mm。

（3）微音器电位的引导：豚鼠取俯卧位，头部向一侧偏转。将引导电极（银丝的球端）前端稍弯曲，用三维推进器将电极经骨孔向前深部轻轻插入，安放于圆窗口，使电极的球形端与圆窗膜接触。注意勿将圆窗膜戳破，以免外淋巴流出，使微音器电位减小和实验时程缩短。参照电极置于手术伤口皮肤处，将动物前肢接地，并将动物置于电屏蔽笼内。豚鼠鼓室内的解剖结构见图 2-1-21。

耳蜗

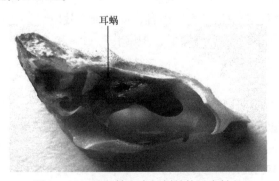

图 2-1-21 豚鼠鼓室内解剖结构（实拍）

（4）仪器连接。

1）将引导电极的连线插入到 BL-420 生物机能实验系统前面板的生物电输入 CH2 接口上，引导电极的另一端放入屏蔽罩内待用。刺激电极连线插入前面板的输出接口处，刺激 "+、–" 输出与音箱相连，做声音刺激，可通过改变刺激输出极性，来改变刺激声波的位相。耳塞机一端与音箱相连，另一端放置于屏蔽罩内待用。

2）分别打开显示器、主机与音箱电源。开机并进入 BL-420 生物机能实验系统。点击桌面 BL-420 系统文件，进入生物实验系统。

a. 在主界面左上方单击 "输入信号" 菜单，选择 "1 通道"，弹出子菜单选 "神经放电" 信号。

b. 基本参数设置，点击 "启动波形显示命令" 菜单在主界面的信息控制面板上选择：增益（G）5000，时间常数（T）0.1s，高频滤波（F）1000Hz，扫描速度 5.0ms/div。

c. 在主界面左下方点击 "设置刺激参数" 对话框。参数设置：模式，选择粗电压，方式，选择单刺激，延时，选择 20ms，波宽，选择 0.50ms，强度，选择 10.00V。

3）实验完成，单击工具条上的 "终止" 键，在 "另存为" 对话框中，完成实验。

2. 观察项目

1）用电刺激器输出单个方波（波宽 0.5ms，强度 10V）经音箱至耳塞机，转换为短声刺激后，发出 "喀喀" 声，将耳塞机置于动物外耳道口，观察由短声刺激引起的微音器电位（CM）和耳蜗神经的复合动作电位（CAP）（图 2-1-22）。

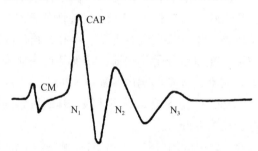

图 2-1-22　微音器电位（CM）和耳蜗神经的复合动作电位（CAP）

2）分别改变刺激强度、短声刺激方波极性或交换耳机两端接线以变换声音位相，观察微音器电位和耳蜗神经的复合动作电位的变化。

3）摘去耳塞机，直接对着豚鼠外耳道说话、唱歌或放广播，观察耳蜗是否起到麦克风作用，而在音箱听到相应的说话和唱歌声音，即微音器效应。

4）依他尼酸（利尿酸）钠静脉注射，观察其对 CM 和 CAP 的影响，以及醛固酮（及其拮抗剂）对抗利尿酸钠的效应。

【注意事项】

1. 选取耳郭反射好的动物，可用击掌测试豚鼠耳郭反应。

2. 骨孔周围组织必须刮净，以免产生渗液进入鼓室而影响实验。

3. 安放引导电极时要谨慎精确，应先找好位置后再安放，不可反复多次插入。切勿将圆窗膜戳破，否则外淋巴流出，影响电位引导，使实验时程缩短。

4. 电极安放好后，用棉球盖住骨孔，保持鼓室内温度和湿度。实验过程中动物应保温。

5. 实验过程中要将动物置于电屏蔽笼内进行，防止干扰。

6. 动物头部要固定好，以防动物头部活动使电极移动。

7. 进行声刺激时，环境要安静，防止其他声音干扰。

8. 麻醉动物要注意保温。

【讨论题】

1. 微音器电位和听神经动作电位各有何特点？

2. 微音器电位和听神经动作电位有何关系？两者怎样区别？

【实验准备】

1. 实验对象 幼年豚鼠（150g 左右，听觉耳动反射阳性）。

2. 实验器材和药品 BL-420 生物机能实验系统、小动物手术器械 1 套、银丝-银球电极（耳蜗电位引导电极）、参考电极（可用针灸针代替）、三维推进器、耳塞机、电屏蔽笼、20%氨基甲酸乙酯溶液、5ml 注射器、7 号注射针头。

（马雪莲　周玉琴　高建新）

实验十七　去大脑僵直

【实验目的与原理】　哺乳动物脑干网状结构存在抑制和加强肌紧张的区域，分别称抑制区和易化区。抑制区位于延髓网状结构腹内侧部，本身活动较弱，但大脑皮质运动区、纹状体及小脑前叶蚓部可加强其功能活动。易化区分布于延髓网状结构背外侧部、脑桥被盖、中脑的中央灰质及被盖，本身活动较强，并接受来自前庭核及小脑前叶两侧部的加强作用。通常抑制区活动和易化区活动保持动态平衡，易化区活动稍占优势，保持骨骼肌适当的紧张度，并维持机体的正常姿势。如果在动物中脑上丘、下丘之间切断脑干，由于切断了大脑皮质运动区及纹状体与网状结构的功能联系，使抑制区活动显著减弱而易化区活动相对变强，动物出现四肢伸直，头尾昂起，脊柱挺硬等抗重力肌肌紧张亢进现象，称为去大脑僵直。

本实验的目的是观察去大脑僵直现象，证明中枢神经系统对肌紧张的调节作用。

【实验步骤与观察项目】

1. 实验步骤

（1）麻醉：20%氨基甲酸乙酯溶液（5ml/kg）自耳缘静脉缓慢注射麻醉。

（2）手术：将兔仰卧位固定于手术台上，剪去颈部腹侧区被毛，在颈部皮肤正中线做5～7cm 切口，沿正中线分离颈前部肌肉并行气管插管。分离两侧颈总动脉，分别穿线结扎，以避免脑部手术时出血过多。将兔改为俯卧位，剪去头顶部被毛，由两眉间至枕部将头皮纵行切开，用手术刀柄向两侧剥离肌肉和骨膜，彻底显露头顶部颅骨。用颅骨钻在顶骨两侧各钻一孔，用咬骨钳将创孔扩大，直至两侧大脑半球表面基本露出。咬骨时注意勿伤及硬脑膜，若有出血及时用骨蜡止血。在接近颅骨中线和枕骨时尤须防止伤及矢状窦和横窦而引起大出血。在矢状窦的前后两端各穿一线结扎。细心剪除硬脑膜，暴露出大脑皮质，滴上少许液状石蜡防止脑表面干燥。将动物头托起，用刀柄从大脑半球后缘轻轻翻开枕叶，即可见到中脑上、下丘部分，在上、下丘之间向口裂方向成45°方位插入，切断脑干（图 2-1-23）。

2. 观察项目 短时间后，可见兔的四肢伸直，头昂举，尾上翘，呈角弓反张状态（图 2-1-24）。

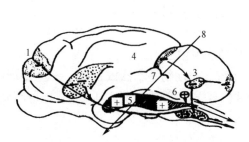 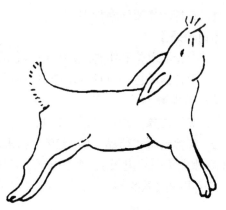

图 2-1-23 切断脑干示意图

1. 大脑皮质抑制区；2. 纹状体抑制区；3. 小脑抑制区；
4. 网状结构抑制区；5. 网状结构易化区；6. 前庭易化区；
7. 中脑上丘；8. 脑干横断部位

图 2-1-24 去大脑僵直现象

【注意事项】

1. 动物麻醉不宜过深。

2. 手术中应仔细操作，避免大出血。

3. 兔中脑上丘、下丘靠得很近，看上去很像一个丘，横断脑干时部位和方向要准确，若切断部位太低，可损伤延髓呼吸中枢，引起呼吸停止；若切断部位过高，则可能不出现去大脑僵直现象。

【讨论题】

1. 去大脑僵直产生的机制如何？

2. 何谓 α 僵直和 γ 僵直？经典去大脑僵直属于哪种僵直？如何证明？

3. 去大脑僵直现象有何临床意义？

【实验准备】

1. 实验对象 家兔。

2. 实验器材和药品 哺乳动物手术器械、颅骨钻、咬骨钳、骨蜡或止血海绵、20%氨基甲酸乙酯溶液、生理盐水、气管插管、丝线、纱布、脱脂棉。

（王　贞）

实验十八　大脑皮质运动功能定位

【实验目的与原理】 大脑皮质运动区是调节躯体运动功能的高级中枢，通过锥体系及锥体外系下行通路调节脑干和脊髓运动神经元的活动，从而控制肌肉的运动。大脑皮质运动区对肌肉运动的支配呈规律功能定位。大脑皮质运动区对肌肉运动大部分为交叉支配；动物进化越高级，大脑皮质运动功能定位越明显；运动越精巧，大脑皮质运动功能代表区越大。电刺激大脑皮质运动区的不同部位，能引起特定的肌肉或肌群的收缩运动。

本实验的目的是学习大脑皮质运动功能定位的一种研究方法，了解大脑皮质运动区的功能定位特点。

【虚拟实验】

1. 登录虚拟实验平台（http：//mvl.sdu.edu.cn/virlab/），选择"中枢神经系统综合实验"模块中的兔大脑皮质运动功能定位。

2. 阅读实验目的、原理。

3. 观看实验录像，请关注基本实验操作步骤、气管插管、开颅手术、电极连接方法。

4. 虚拟实验操作：根据网页提示，进行开颅手术，观察兔大脑皮质运动功能定位。

5. 思考完成网上复习题。

【实验步骤与观察项目】

1. 实验步骤

（1）麻醉：用20%乌拉坦（3.3ml/kg）自耳缘静脉缓慢注射进行浅麻醉。

（2）手术：将兔仰卧位固定于手术台上，剪去颈部腹侧区被毛，在颈部正中线切开皮肤5～7cm。沿正中线分离颈前部肌肉并行气管插管，以保证呼吸通畅。改俯卧位固定，剪去头顶部毛，沿颅正中线切开皮肤并用刀柄刮去颅顶骨膜。用骨钻在矢状缝外冠状缝后的骨板上钻孔（图2-1-25），勿损伤硬脑膜。用咬骨钳扩大创孔，暴露一侧大脑表面。用小镊子夹起硬脑膜，仔细剪去，暴露出大脑皮质，滴上少许温热液状石蜡或生理盐水，以防皮质干燥。手术后放松动物的头及四肢，以便观察躯体运动效应。

2. 观察项目 主要观察刺激大脑皮质所引起的骨骼肌运动。将刺激电极接触到皮质表面，逐点依次刺激大脑皮质运动区的不同部位（图2-1-26），观察躯体运动反应。每次刺激1～5s，每次刺激后休息1min。描绘出兔大脑半球顶面观的示意图，将观察到的反应标记在图上。

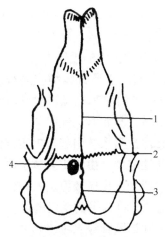

图 2-1-25 兔颅骨标志图

圆点4为钻孔处

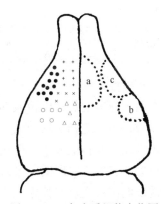

图 2-1-26 兔皮质机能定位图

a. 中央后区；b. 脑岛区；c. 下颌运动区；△. 前肢；○. 头、下颌；×. 前肢和后肢；+. 颜面肌和下颌

【注意事项】

1. 动物麻醉不宜过深。

2. 术中仔细止血，注意勿损伤大脑皮质，并经常保持大脑皮质湿润。

3. 刺激电极的间距要小，但勿短路。

4. 刺激参数要适当。

5. 上课前请登录虚拟实验平台预习实验相关内容。

【讨论题】

1. 为什么刺激大脑皮质引起的肢体运动有左右交叉现象？

2. 大脑皮质运动功能区的特征是什么？

【实验准备】

1. 实验对象　家兔。

2. 实验器材和药品　哺乳动物手术器械、颅骨钻、咬骨钳、骨蜡或止血海绵、电刺激器、刺激电极、纱布、20%氨基甲酸乙酯溶液、生理盐水、液状石蜡。

（李　勤）

实验十九　兔大脑皮质诱发电位

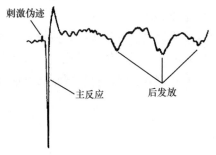

图 2-1-27　兔皮质诱发电位

向下为正，向上为负。第一个向上小波为刺激桡浅神经记号，间隔 10ms 后出现先正后负反应，再间隔 100ms 左右，即出现正向波动的后发放。下线时间 50ms

【实验目的与原理】　皮质诱发电位是指感觉传入系统任何一点受刺激时，在大脑皮质某一局限区域引出的规律性电位变化。大脑皮质不断产生自发性脑电活动，因此，皮质诱发电位常出现在自发脑电波背景上。皮质诱发电位由主反应、次反应和后发放三部分组成（图 2-1-27）。主反应与刺激有一定的锁时关系，潜伏期一般为 5～12ms，为先正后负的电位变化，发生在感觉传入的投射中心区，是特异性投射系统引起的皮质锥体细胞兴奋性突触后电位（EPSP）的总和电位。次反应是跟随主反应之后的扩散性持续发反应，可见于大脑皮质广泛区域，与刺激无锁时关系，为一频率慢、波幅大而不稳定的负相电位波动，可能由于非特异性投射系统引起得皮质锥体细胞超极化。后发放是主反应和次反应之后的一系列正相周期性电位。由于皮质诱发电位十分微弱，常被淹没在自发脑电波中。但皮质诱发电位的潜伏期和主反应较恒定，用计算机对脑电活动进行叠加和平均处理后，可清晰地显示出诱发电位，称为平均诱发电位。

皮质诱发电位可用以寻找感觉投射部位，也是研究和诊断神经系统疾病的一种方法。本实验的目的在于学习哺乳类动物大脑皮质感觉功能定位的一种研究方法，熟悉皮质诱发电位波形特征和形成原理。

【虚拟实验】

1. 登录虚拟实验平台（http://mvl.sdu.edu.cn/virlab/），选择"中枢神经系统综合实验"

模块中的兔大脑皮质躯体感觉诱发电位参数特点。

2. 阅读实验目的、原理。

3. 观看实验录像，请关注基本实验操作步骤、气管插管、开颅手术、电极连接方法。

4. 虚拟实验操作：根据网页提示，进行开颅手术，观察自发性皮质诱发电位。

5. 思考完成网上复习题。

【实验步骤与观察项目】

1. 实验步骤

（1）麻醉：用10%氨基甲酸乙酯溶液与1%氯醛糖混合麻醉剂（5ml/kg）耳缘静脉注射麻醉。实验过程中可酌情补充用量，麻醉深度以维持呼吸在 20～24 次/分，皮质自发脑电较小为宜。

（2）动物固定与手术。

1）家兔仰卧位固定于兔手术台上，常规气管插管，以保证呼吸通畅。

2）动物改为俯卧位固定，在右前肢内侧，肘关节上缘处，剪去兔毛，切开皮肤，用止血钳分离皮筋膜后，可见桡动脉、桡静脉和桡神经伴行。用玻璃分针从中分离出桡神经长1～2cm（或在右后肢膝关节下方胫骨粗隆外侧下缘剪去兔毛，切开皮肤及分离结缔组织，用玻璃分针分离出腓总神经 1～2cm），将神经置于刺激电极上，盖以 38℃液状石蜡棉条保护，并用止血钳夹闭皮肤切口。

3）将兔头固定于脑立体定位仪或马蹄形固定器上，剪去头顶部被毛，沿正中线切开头部皮肤，用刀柄钝性分离骨膜，暴露颅骨骨缝，在冠状缝后缘、矢状缝左侧 1mm 外用颅骨钻钻开颅骨。用咬骨钳扩大颅骨钻孔距矢状缝 8mm，冠状缝前 5mm，冠状缝后 8mm（图 2-1-28）。勿损伤正中血管和硬脑膜。骨缝出血可用骨蜡封闭。开颅处加 38℃温液状石蜡，以防止皮质干燥和冷却。

（3）皮质引导电极和刺激电极的安置：将皮质引导电极装在三维推进器上，将引导电极经输入连线与 BL-420 生物机能实验系统 1 通道相连，参考电极夹在动物头皮切缘上，动物妥善接地，接地点应远离引导电极。移动三维推进器，使引导电极头端的银球刚刚接触兔脑皮质表面体感区范围内（图 2-1-29），准备记录。刺激电极与 BL-420 生物机能实验系统刺激输出端口相接。

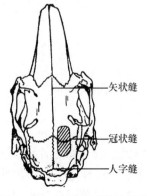

图 2-1-28 兔颅骨开孔示意图

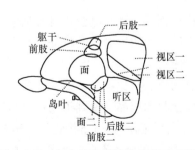

图 2-1-29 兔大脑皮质感觉代表区示意图

（4）仪器连接与参数设置

1）开机并进入 BL-420 生物机能实验系统。

2）在"信号输入"菜单中选择"1 通道"，单击"神经放电"命令项。

3）单击"启动"键启动生物信号的采集与显示。

4）参数设置：放大器时间常数 1s、高频滤波 100Hz、增益 5000。扫描速度 500ms/div，选用刺激同步触发扫描。刺激选用方波，频率 1Hz、波宽 1ms、强度 5～15V。可在实验过程中根据需要调节参数设置。

5）实验完成，单击工具条上的"终止"键，在"另存为"对话框中，完成实验。

2. 观察项目

（1）观察麻醉状态下大脑皮质自发脑电波，如果自发放电电位较大，表示麻醉深度不够，可适当追加麻醉剂，但剂量一般不超过规定量的 10%。

（2）将引导电极放在左侧大脑皮质距正中线外侧 1～2mm，距冠状缝后 1～2mm 处，调节刺激器使其输出一定强度的电脉冲，然后逐渐增强对桡神经的刺激强度，先在显示器上观察到刺激伪迹，随着刺激的增强，可在刺激伪迹之后引出一稳定的诱发电位。仔细调整引导电极在皮质表面的位置，逐点探测，寻找诱发电位主反应幅度最大且恒定的中心区域。

（3）如信噪比较小，可对皮质诱发电位进行叠加，并测量计算诱发电位的潜伏期和主反应的时程。

（4）打印出实验结果。

（5）利用相同的方法，刺激右后腓总神经，引导相应皮质投射区的诱发电位。

【注意事项】

1. 麻醉深度以自发脑电稳定为宜。

2. 手术过程中勿损伤脑膜与皮质血管，如血管破裂，出现血凝块，很容易压迫皮质细胞，影响实验结果。

3. 大脑神经细胞对温度变化非常敏感，暴露硬脑膜后，要经常更换温液状石蜡，以保持皮层温度。

4. 引导电极接触皮质时，应松紧适度，压得太紧，会损伤皮质，影响实验结果。

5. 试验过程中动物应良好接地。

6. 上课前请登录虚拟实验平台预习实验相关内容。

【讨论题】

1. 怎样区别皮质诱发电位与自发脑电位？

2. 兔大脑皮质诱发电位的特征、产生机制、生理与临床意义如何？

【实验准备】

1. 实验对象 家兔。

2. 实验器材和药品 哺乳类动物手术器械、兔手术台、咬骨钳、骨钻、脑立体定向仪（或马蹄形兔头固定器）、三维推进器、电极支架、皮质电位引导电极、保护性刺激电极、BL-420 生物机能实验系统、10%氨基甲酸乙酯溶液与 1%氯醛糖混合麻醉剂、38℃生理盐水和液状石蜡、滴管、棉花。

（王 贞）

实验二十 去小脑动物的观察

【实验目的与原理】 小脑位于脑桥和延髓背侧，是调节机体姿势和躯体运动的重要中枢。前庭小脑主要由绒球小结叶构成，参与调节身体平衡，受损后引起平衡失调；脊髓小脑由小脑的蚓部和半球中间部组成，可协调随意运动并调节肌紧张，受损后则引起小脑性共济失调和肌紧张的变化；皮质小脑主要指小脑半球的外侧部，参与设计随意运动和编制、储存运动程序，受损后可引起运动起始延缓和熟练动作缺失。

本实验的目的在于观察动物小脑损伤后对其肌紧张和身体平衡等躯体运动的影响，了解正常小脑的功能。

【实验步骤与观察项目】

1. 实验步骤

（1）麻醉：麻醉前首先观察小鼠的姿势、肌张力及运动等活动状态。然后将小鼠罩于烧杯内，放入一块浸有乙醚的棉球，待其呼吸变为深而慢且不再有随意运动时，将其取出。注意麻醉不宜过深。

（2）手术：将小鼠取俯卧置于鼠台上，剪掉头顶部被毛，左手固定器头部，沿正中线切开头顶部皮肤至耳后缘水平。继续钝性剥离颅骨表面薄层肌肉，暴露顶间骨。透过透明颅骨可看到下面的小脑。参照图 2-1-30 所示的位置，在正中线旁开 1～2mm，用针头垂直穿透一侧小脑上的顶间骨，深度约 2mm，进针后稍作搅动，以破坏该侧小脑。针头拔出后用棉球压迫止血。

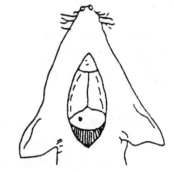

图 2-1-30 小鼠小脑损毁部位示意图
圆点处为进针部位

2. 观察项目 将小鼠置于实验台，待其清醒后，观察其姿势变化及肢体肌肉紧张度的变化。观察其行走时是否有不平衡、向一侧旋转或翻滚等运动失调的表现。

【注意事项】

1. 麻醉不宜过深过长，注意动物呼吸变化，以防死亡。

2. 损毁小脑时不宜过深，以免伤及中脑及延髓。

【讨论题】

1. 一侧小脑损伤后，动物的躯体运动和姿势有何异常？

2. 根据实验结果，分析小脑对躯体运动的调节功能。

【实验准备】

1. 实验对象 小鼠。

2. 实验器械和药品 哺乳动物手术器械、鼠手术台、注射针头、乙醚、棉球、烧杯。

（于书彦）

第二章 药理学基本实验

实验一 酚磺酞药动学参数的测定

【实验目的与原理】 酚磺酞（phenol sulfonphthalein，PSP）又名酚红，在碱性条件下呈红色，可用分光光度计于 560nm 波长处进行定量测定。在一定浓度范围内，其光密度值与药物浓度呈线性关系。PSP 在临床上可做肾功能检查药，也是实验室常用的指示剂。静脉注射后在体内不代谢，主要经肾小管分泌排出，属于一室开放模型一级动力学消除，血浆浓度 C 与时间 t 的关系式为

$$C_{(t)}=C_0e^{-kt} \tag{1}$$
$$\lg C_{(t)} = \lg C_0 - (k/2.303)t \tag{2}$$

由（2）式可见，$\lg C_{(t)}$ 与 t 存在线性关系，以 $\lg C_{(t)}$ 对 t 作直线回归，得直线方程

$$\lg C_{(t)}=a+bt$$

其中：$a=\lg C_0$，$b=-k/2.303$。

测定静脉注射 PSP 后不同时间的血药浓度，将 $\lg C_{(t)}-t$ 数据进行直线回归运算，即可求出消除速率常数 k 及初始血药浓度 C_0

$$C_0=\lg^{-1}a，k=-2.303b$$

根据药动学参数之间相互关系求出

$$t_{1/2}=0.693/k，V_d=X_0/C_0（X_0 \text{为给药量}），CL=V_d \cdot k$$

本实验的目的是通过颈总动脉取血术和比色法测定酚磺酞单次快速静脉注射后在正常家兔体内的药动学参数，以进一步理解各药动学参数的定义和意义及相互关系。

【实验步骤与观察项目】

1. 实验步骤

（1）标记试管：取肝素处理及未处理的小试管各 6 支，用记号笔分别标记为 "0" "1" "2" "3" "4" "5"。

（2）麻醉动物：取健康家兔一只，婴儿秤称重，自耳缘静脉注射 20% 氨基甲酸乙酯溶液 5ml/kg，麻醉后将兔仰卧位固定于手术台上。

（3）颈总动脉插管术：颈部正中切口，钝性分离各层组织，于气管一侧暴露并仔细分离颈总动脉，在其下方穿两根线，远心端结扎，近心端放置一动脉夹，用眼科剪在结扎线与动脉夹之间剪一 "V" 形切口，插入预先以肝素处理过的动脉插管并以线活结固定。

（4）药前取血：用 2ml 注射器（先用 500U/ml 肝素生理盐水溶液冲洗）连接动脉插管，松开动脉夹，取血 1ml，放入 "0" 号肝素化小试管，上下倒转混匀几次以防凝血。取下动脉插管，用肝素冲洗后重新插入颈总动脉备用。

（5）给药：自耳缘静脉注射 6mg/ml 酚磺酞溶液 0.2mg/kg（1.2mg/kg），计时。

（6）药后取血：于药后 2min、5min、10min、15min、20min 同步骤（4）取血，分别放入 "1" 至 "5" 号肝素化小试管中，混匀。

（7）分离血浆：将试管配平，对位放入离心机中，1500r/min 离心 10min。

（8）显色：从各管中，用 200μl 移液器分别吸取上清 200μl 至同号的小试管内（应逐管更换吸头），分别加入稀释液 3ml，混匀。

（9）比色：以"0"号小试管调零，于 560nm 波长处用分光光度计测定各小试管液的光密度（OD）值。

（10）制备标准曲线：取小试管 7 支，分别标记为"S_0""S_1""S_2""S_3""S_4""S_5""S_6"。于"S_0"管内加入生理盐水 0.2ml，"S_1"至"S_6"管分别加入 100μmol/L、75μmol/L、50μmol/L、25μmol/L、10μmol/L、5μmol/L 的 PSP 标准液 0.2ml，然后均加入稀释液 3ml，摇匀，用"S_0"管调零同步骤（9）比色，用光密度-浓度数据（OD-C）进行直线回归，得标准曲线方程：$C=a+b \cdot OD$。

2. 观察与计算

（1）比色法测得原始数据为时间-光密度数据（t-OD），根据标准曲线方程求出各 t 时的血药浓度（C），并求出 $\lg C$，填入表 2-2-1。

表 2-2-1　PSP 药动学参数测定结果

	2min	5min	10min	15min	20min
光密度（OD）					
血浆浓度（C）					
浓度对数（$\lg C$）					

（2）计算各药动学参数：以 $\lg C$ 对 t 作直线回归，得方程

$$\lg C=a+bt$$

求出 a、b 后，根据实验原理计算药动学参数：k、C_0、t、V_d、CL。

【注意事项】

1. 取血方法可用颈动脉插管术或颈外静脉取血法。

2. 实验过程中一定要防止凝血及溶血。

3. 计算用的 t 应以实际取血时间为准。

4. 本实验为定量实验，取血量及各种液体的量要准确。

5. 标准曲线方程可于实验前求出备用。

6. 上课前请扫描下方二维码，观看实验视频"酚磺酞药动学参数的测定"。熟悉药物药动学参数的定义及意义，学习药动学参数的计算方法。

【讨论题】

1. 试述 K、C_0、$t_{1/2}$、V_d，CL 的定义与意义。

2. 酚磺酞药代学参数测定实验中，实际取血时间比设计的时间慢 1min，应怎样进行数据处理，为什么？

3. 为什么计算得到的 b 值是负数？

4. 何为肝素化，其意义如何？

【实验准备】

1. 实验对象 健康家兔，体重 2.0～3.0kg。

2. 实验器材和药品 分光光度计（或酶标仪）、离心机、婴儿秤、手术器械、小试管、试管架、记号笔、注射器（1ml、2ml）及针头、缝线、动脉插管、动脉夹、移液器（200μl，5ml）及吸头、干棉球、酒精棉球、方盘、纱布、兔手术台及绑带、细线绳；酚磺酞标准液（相对分子质量 354.36）：100μmol/L、75μmol/L、50μmol/L、25μmol/L、10μmol/L、5μmol/L 6 种酚磺酞溶液，20%氨基甲酸乙酯溶液，稀释液（9mg/ml NaCl 溶液 29ml+1mol/L NaOH 溶液 1ml），500U/ml 肝素溶液，生理盐水。

（王姿颖）

实验二　戊巴比妥钠半数有效量（ED$_{50}$）的测定

【实验目的与原理】　戊巴比妥钠为巴比妥类镇静催眠药，量效关系明显：小剂量产生镇静作用，中等剂量产生催眠作用，大剂量引起麻醉作用。本实验采用适当剂量的戊巴比妥钠对小鼠腹腔注射后产生催眠效应，可用翻正反射的消失来判断。该指标仅有阳性（催眠）和阴性（不催眠）两种结果，属于质反应。

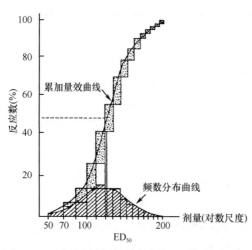

图 2-2-1　质反应的频数分布曲线和累加量效曲线

质反应量效曲线的横坐标为对数剂量，当纵坐标采用阳性反应发生的频数时，一般为常态分布曲线。如改用累加阳性频数为纵坐标时，则可以得到标准 S 形曲线。该曲线的中央部分（50%反应处）接近一条直线，斜度最大，其相应剂量也就是能使群体中半数个体出现某一效应的剂量，通常称为半数效应量。如效应为疗效，则称半数有效量（ED$_{50}$），是表示药物作用强度的重要参数（图 2-2-1）。

测定 ED$_{50}$ 有多种方法，如 Bliss 法（加权概率单位法）、Litchfield-Wilcoxon 概率单位图解法，Karber 面积法，孙瑞元改进的 Karber 法（点斜法）及 Dixon-Mood 法（序贯法）等。其中孙氏改进的 Karber 法因其简捷性和准确性而更为常用。

孙氏改进的 Karber 法设计条件如下。

（1）各组实验动物数相等。

（2）各组剂量呈等比数列。

（3）各组动物的反应率大致符合常态分布。

若以 X_m 为最大反应率组剂量的对数，i 为组间剂量比的对数，p 为各组反应率，P_m 为最高反应率，P_n 为最低反应率，n 为实验组数，则：

$$ED_{50} = lg^{-1} [X_m - i (\sum P - 0.5) + i/4 (1 - P_m - P_n)]$$

含 0 及 100% 反应率时，

$$ED_{50} = lg^{-1} [X_m - i (\sum P - 0.5)]$$

本实验的目的是观察不同剂量的戊巴比妥钠腹腔注射对小鼠产生的催眠作用，并应用孙氏改进的 Karber 法测定其 ED_{50} 值。

【实验步骤与观察项目】

1. 实验步骤

（1）确定给药剂量：先以少数动物做预实验，以获得小鼠对戊巴比妥钠催眠反应率为 100% 的最小剂量（ED_{100}）和反应率为 0 的最大剂量（ED_0）。然后在此剂量范围内，按等比数列分成几个剂量组（一般 4～8 组），各组剂量公比（r）为

$$r = \sqrt[n-1]{ED_{100} / ED_0}$$

求得 r 后，自第一剂量（ED_0）开始乘以 r 可得相邻下一组的剂量。如共分成 5 个组，则各组剂量分别为 ED_0，$r \cdot ED_0$，$r^2 \cdot ED_0$，$r^3 \cdot ED_0$，$r^4 \cdot ED_0$。

（2）给药：取体重 18～22g 的健康小鼠 50 只，随机分为 5 组，每组 10 只。按表 2-2-2 所示的方法，每组动物分别腹腔注射不同浓度的药物 20ml/kg，计时。

表 2-2-2 戊巴比妥钠 ED_{50} 计算用表

组别	小鼠数	药物浓度（mg/ml）	给药剂量（mg/kg）	对数剂量	催眠鼠数	P
1	10	2.45	49.0	1.690 2		
2	10	1.96	39.2	1.593 3		
3	10	1.57	31.4	1.496 9		
4	10	1.25	25.0	1.397 9		
5	10	1.00	20.0	1.301 0		
$\sum$						

2. 观察与计算 以翻正反射消失为入睡指标，观察药物的催眠效应，记录各组动物腹腔注射后 15min 内睡眠的鼠数，填入表 2-2-2 中，计算各组反应率 P。再按公式计算 ED_{50} 值。

【注意事项】

1. 随机分组时应严格按照要求做，尽量减少人为因素的影响，使各组平均体重及体重分布尽可能一致。

2. 本实验为定量实验，注射药量必须准确。

3. 给药后要仔细观察反应，但不可过多翻动小鼠，以免影响实验结果。

4. 给药剂量可于实验前确定。

5. 上课前请扫描下方二维码，观看实验视频"戊巴比妥钠半数有效量（ED_{50}）的测定"。熟悉 ED_{50} 的定义及意义，学习用孙氏改进的 Karber 计算 ED_{50} 的方法。

【讨论题】

1. 什么是药物的 ED_{50}，其意义是什么？

2. 测定药物的 ED_{50} 有哪些方法，以孙瑞元改进的 Karber 法测定的 ED_{50} 单位是什么？

3. 戊巴比妥钠 ED_{50} 测定实验中，若 1、2 两组动物阳性反应率均为 100%，应怎样进行数据处理？

4. 戊巴比妥钠 ED_{50} 测定实验中，各组药物剂量和反应率分别为 1 组 49.0mg/kg，100%；2 组 39.2mg/kg，80%；3 组 31.4mg/kg，50%；4 组 25.0mg/kg，25%；5 组 20.0mg/kg，0。请计算该药的 ED_{50} 值。

【实验准备】

1. 实验对象 健康小鼠 50 只，雌雄各半，体重 18～22g。

2. 实验器材和药品 小鼠笼、天平、苦味酸染料、计算器、1ml 注射器、戊巴比妥钠溶液（1.00mg/ml、1.25mg/ml、1.57mg/ml、1.96mg/ml、2.45mg/ml）。

（王姿颖）

实验三 戊巴比妥钠半数致死量（LD_{50}）的测定

【实验目的和原理】   半数致死量（lethal dose，LD_{50}）是某一药物使动物总体死亡 50% 的剂量，是衡量药物急性毒性大小的重要指标。LD_{50} 值越小，表明该药的毒性越大；反之，LD_{50} 值越大，表明该药的毒性越低。同样，也可用半数有效量（ED_{50}）来衡量一个药物药效的强弱。同一种动物、同一给药方法求得 LD_{50} 与 ED_{50} 之比为治疗指数，可用来衡量一个药物的安全性。治疗指数越大，则药物越安全。测定 LD_{50} 与 ED_{50} 的实验方法基本相同。

LD_{50} 是通过量效关系的实验测得的。Clark 证实，剂量对数值与质反应之间的量效关系曲线为对称的 S 形曲线，为便于数学回归分析，需要将 S 形曲线转化为直线。Bliss 提出了剂量对数值与死亡概率单位之间的量效关系为一直线，即以剂量的对数值为横坐标，死亡概率单位为纵坐标作图，找出死亡 50% 的相应剂量；也可通过剂量对数值与死亡概率单位直线回归求出 LD_{50}。

本实验的目的是了解 LD_{50} 的测定方法和计算过程，并理解其药理学意义。

【虚拟实验】

1. 登录虚拟实验平台（http：//mvl.sdu.edu.cn/virlab/），选择"中药急性毒性试验 LD_{50} 的测定"模块。

2. 阅读实验目的、原理。

3. 虚拟实验操作：根据网页提示，学习随机分组、大小鼠灌胃及 LD_{50} 的计算方法。学生可以根据自己的判断，对实验进行设计，自主选择动物数量、药品种类、剂量，搭建自己需要的实验环境，开展有关实验项目。同时学习建立实验成本意识。

4. 思考完成网上复习题。

【实验步骤与观察项目】

1. 预实验 将 20 只体重 18～22g 的小鼠分为 5 组，每组 4 只；10 倍稀释系列戊巴比妥钠溶液，每组 0.2ml/10g 腹腔注射。分别用 0/4 与 4/4 致死组剂量，按一定比例递增或递减再次实验，找出 0 和 100% 死亡剂量的所在范围（参考剂量：最小 75mg/kg，最大 150mg/kg）。

2. 正式实验 取体重 18～22g 的健康小鼠 50 只，随机分为 5 组，每组 10 只（雌雄各半）。剂量分别为 77mg/kg、96mg/kg、120mg/kg 和 150mg/kg，每组 0.2ml/10g 腹腔注射给药，计时。以呼吸停止为死亡指标，同时详细记录各组动物的情况。记录给药后 24h（新药毒性实验一般观察 7～10 天）各组的死亡动物数，将结果填入表 2-2-3。

表 2-2-3 戊巴比妥钠 LD_{50} 的测定结果

组别	小鼠数（只）	药物浓度（mg/ml）	给药剂量（mg/kg）	死亡动物数（只）		死亡率（%）
				雌	雄	
1	10	3.85	77			
2	10	4.8	96			
3	10	6	120			
4	10	7.5	150			

数据处理按 Bliss 法的要求输入组数、各组剂量、各组动物数和各组死亡数进行统计，得 LD_{50}，打印结果。

【注意事项】

1. 测定 LD_{50} 有多种方法，如目测概率单位法、加权概率单位法（Bliss 法）、寇氏法（Karber 法）及序贯法等，其中 Bliss 法是比较推荐使用的方法。此法对剂量分组无严格要求，不需要剂量组有 0 和 100% 死亡率，是目前公认最准确的测定方法。但本法计算烦琐，故现多采用计算机程序计算。

2. 本实验为定量实验，注射药量要准确。

3. 上课前请登录虚拟实验平台预习实验相关内容。

【讨论题】

1. LD_{50} 的药理学概念和意义是什么？

2. LD_{50} 在新药研究中的作用是什么？

3. 测定 LD_{50} 为什么要详细观察记录各组动物的各种中毒现象而不仅记录死亡数？

【实验准备】

1. 实验对象 小鼠，体重 18～22g。

2. 实验器材和药品 小动物电子秤，小鼠鼠笼，1ml 注射器，5 号针头，计时器，Bliss 统计法软件包（含计算机及打印机）。戊巴比妥钠，苦味酸。

（刘慧青）

实验四 苯海拉明的拮抗参数（pA_2）的测定

【实验目的与原理】 pA_2 即拮抗参数，定义为使激动剂的浓度乘以 2 才能达到原先作用强度的竞争性拮抗剂的浓度的负对数。本实验利用离体豚鼠回肠标本，观察苯海拉明

（DH）对组胺（HA）的竞争性拮抗作用，并计算 DH 对 HA 的 pA_2。

HA 可兴奋离体豚鼠回肠的 H_1 受体，使回肠平滑肌收缩，其量效关系符合 Clark 基本公式：

$$f = \frac{E}{E_{max}} = \frac{(DR)}{(R_T)} = \frac{(D)}{K_D + (D)}$$

式中：f 为药效分值，指药效强度 E 占最大药效 E_{max} 的百分比；（DR）为与激动剂 D 结合的受体的浓度；（R_T）为受体总浓度；（D）为激动剂 D 的浓度；K_D 为激动剂 D 的平衡解离常数。

累计法增加浴管中的 HA 浓度，可使回肠收缩产生的张力逐渐增加，直至 E_{max}。用作图法或计算法可得到其量效曲线或方程。

DH 可竞争性拮抗 HA 的作用，在给予不同浓度的 DH 后，HA 的量效关系符合下式：

$$f = \frac{E}{E_{max}} = \frac{(DR)}{(R_T)} = \frac{(D)}{K_D + (D) + \dfrac{K_D}{K_A}(A)}$$

式中：K_A 为竞争性拮抗剂 A 的平衡解离常数；（A）为竞争性拮抗剂的浓度。可用加 DH 后 HA 的量效曲线是否平行右移判断 DH 对 HA 是否具有竞争性拮抗作用。令（D）$_0$ 和（D）$_A$ 分别为无及有 A 时激动剂的浓度，根据等效关系，可得：

$$\frac{(D)_A}{(D)_0} = 1 + \frac{(A)}{(K_A)}$$

根据 pA_2 的定义，当 $\dfrac{(D)_A}{(D)_0} = 2$ 时，（A）$_2 = K_A$，

$$pA_2 = -\lg(A)_2 = -\lg K_A$$

徐端正改良等效法是测定 pA_2 简便而较为准确的方法。它利用实验获得的含和不含竞争性拮抗剂时，激动剂的浓度-效应数据经双倒数变换后，分别进行直线回归，得到两条直线回归方程：$y = a + bx$ 及 $y' = a' + b'x'$，利用等效条件求出 pA_2。

$$K_A = \frac{b}{b' - b}(A)$$

$$pA_2 = -\lg K_A = -\lg \frac{b}{b' - b}(A)$$

【实验步骤和观察项目】

1. 实验步骤

（1）启动水浴：启动超级恒温水浴，调节浴温至 32℃。

（2）调节记录系统：启动微机，进入 BL-420 生物机能实验系统，在"实验项目"菜单中的"消化实验"菜单项，运行"苯海拉明的拮抗参数的测定"实验模块，增益选择 100，扫描速度选择 25.0s/div。在张力换能器上轻挂 1g 重物，记录线上升至 1g 的位置，取下重物，记录线回归原位。

（3）制备标本：取豚鼠 1 只，木棒猛击枕部致死，迅速打开腹腔，于距回盲部 2cm 处剪断回肠，仔细分离肠系膜，取出回肠约 15cm，放入盛有台氏液的烧杯中，用注射器将肠内容物冲洗干净，剪成 2cm 长的肠段，每小组取一段进行实验。

（4）悬挂标本：浴管内加入 20ml 台氏液。用 L 形钩和线钩对角位置钩住肠段两端，

将肠段放入浴管内，固定 L 形钩使肠段处于液面下适当位置，通空气每秒 1～2 个气泡。线钩通过丝线挂于张力换能器上，调节浴管和张力换能器的位置，使丝线位于浴管中央位置。调节铁支架上的螺旋从而调节 L 形钩的高低，使记录线上升至挂 1g 重物时的位置，稳定 10min。

（5）加药：描记一段药前曲线，按表 2-2-4 依次加入不同浓度的 HA，加药时须同时添加实验标记，每加一次 HA 后待记录线达最高位置时马上加下一次，直至增加 HA 浓度而记录线不再上升为止（即 E_{max}）。用台氏液冲洗浴管 3 次，再加入台氏液 20ml，加入 10^{-5}mol/L DH 0.2ml（浴管内浓度为 10^{-7}mol/L），稳定 5min，同上法依次加入 HA，描记收缩曲线。冲洗浴管后，加入 $5×10^{-5}$mol/L DH 0.2ml（浴管内浓度为 $5×10^{-7}$mol/L），稳定 5min，同上法依次加入 HA。冲洗浴管后，再加入 10^{-4}mol/L DH 0.2ml（浴管内浓度为 10^{-6}mol/L），5min 后再依次加入 HA。

（6）实验结束，存盘，打印实验图形。

2. 观察项目

（1）绘制量效曲线：以无 DH 时 HA 引起的回肠收缩的最大值为 E_{max}，以 $\dfrac{E}{E_{max}}$ 为 y，lg（D）为 x，绘制量效曲线并比较。

（2）计算 pA_2（徐端正改良等效法）。

1）根据无 DH 及加 DH 后 HA 的浓度-效应数据 $[(D_i), E_i]$，令 $x=\dfrac{1}{D_i}$，$y=\dfrac{1}{E_i}$，利用科学计算器进行直线回归运算，可得直线回归方程 $y_0=a_0+b_0x_0$，$y_1=a_1+b_1x_1$，$y_2=a_2+b_2x_2$，$y_3=a_3+b_3x_3$。进一步可得 $K_{A_1}=\dfrac{b_0}{b_2-b_0}(A_1)$，$K_{A_2}=\dfrac{b_0}{b_2-b_0}(A_2)$，$K_{A_3}=\dfrac{b_0}{b_2-b_0}(A_3)$，$K_A=\dfrac{1}{3}\left(K_{A_1}+K_{A_2}+K_{A_3}\right)$，将 K_A 值代入 $pA_2=-lgK_A$，即为本实验测得的 pA_2 值。

2）也可利用 BL-420 系统进行计算：实验结束后，在"数据处理"菜单中选择"数据输入"命令，即可弹出"pA_2 参数测定"对话框，在对话框中填入相应的实验数据，点击"计算"按钮，即可自动计算出该次实验的 pA_2 值。

表 2-2-4 **DH 对 HA 竞争性拮抗作用 pA_2 的测定**

给药顺序	HA 浓度（mol/L）	HA 容积（ml）	浴管中 HA 累计浓度（D）（mol/L）	$\dfrac{1}{(D)}$	回肠收缩幅度（cm）							
					E_0	$\dfrac{1}{E_0}$	E_1	$\dfrac{1}{E_1}$	E_2	$\dfrac{1}{E_2}$	E_3	$\dfrac{1}{E_3}$
1	$1×10^{-9}$	0.20	$1×10^{-11}$									
2	$1×10^{-8}$	0.08	$5×10^{-11}$									
3	$1×10^{-8}$	0.10	$1×10^{-10}$									
4	$1×10^{-7}$	0.08	$5×10^{-10}$									
5	$1×10^{-7}$	0.10	$1×10^{-9}$									
6	$1×10^{-6}$	0.08	$5×10^{-9}$									
7	$1×10^{-6}$	0.10	$1×10^{-8}$									
8	$1×10^{-5}$	0.08	$5×10^{-8}$									
9	$1×10^{-5}$	0.10	$1×10^{-7}$									

续表

给药顺序	HA 浓度（mol/L）	HA 容积（ml）	浴管中 HA 累计浓度（D）（mol/L）	$\frac{1}{(D)}$	回肠收缩幅度（cm）							
					E_0	$\frac{1}{E_0}$	E_1	$\frac{1}{E_1}$	E_2	$\frac{1}{E_2}$	E_3	$\frac{1}{E_3}$
10	1×10^{-4}	0.08	5×10^{-7}									
11	1×10^{-4}	0.10	1×10^{-6}									
12	1×10^{-3}	0.08	5×10^{-6}									
13	1×10^{-3}	0.10	1×10^{-5}									
14	1×10^{-2}	0.08	5×10^{-5}									
15	1×10^{-2}	0.10	1×10^{-4}									
16	1×10^{-1}	0.08	5×10^{-4}									
17	1×10^{-1}	0.10	1×10^{-3}									

【注意事项】

1. 制备肠段时动作要轻柔，避免损伤肠段。尽可能减少肠段的缺氧时间。

2. 加药速度要快，一看到曲线变平应立即加入下一次药，加药同时做标记，避免少加或多加标记。

3. 可视肠段的收缩情况选择增益为 100 或 50。

4. 加药量要准确，要将药直接加在液面上，加药时不可碰触丝线及铁支架。

5. 冲洗完毕，要观察是否出现丝线贴壁现象。

6. 无 DH 时 HA 的收缩曲线一定要做好，否则不可加 DH 进行后面的实验。

【讨论题】

1. pA_2 的药理学意义是什么？

2. 该实验结果受哪些因素的影响？

【实验准备】

1. 实验对象 豚鼠。

2. 实验器械和药品 BL-420 生物机能实验系统、超级恒温水浴、双层浴管、张力换能器、铁支架、双凹夹、螺旋夹、L 形钩、线钩、空气泵、培养皿、小烧杯、20ml 量筒、加样器、吸头、缝线、1g 重物、手术器械、20ml 注射器、木棒、方盘。磷酸组胺溶液（分子量 307.1）：10^{-9}mol/L、10^{-8}mol/L、10^{-7}mol/L、10^{-6}mol/L、10^{-5}mol/L、10^{-4}mol/L、10^{-3}mol/L、10^{-2}mol/L、10^{-1}mol/L；盐酸苯海拉明溶液（分子量 291.8）：10^{-5}mol/L、5×10^{-5}mol/L、10^{-4}mol/L；台氏液。

（刘慧青）

实验五 药物对离体豚鼠回肠的作用

【实验目的与原理】 消化道平滑肌的运动具有促使消化液和食物混合、推进食糜、促进营养物质吸收的功能。如果将离体小肠平滑肌置于一定条件下（适宜的温度、气体、营养液等），其仍可保持较长时间的节律性收缩和对化学药物的敏感性。由于肠平滑肌上分布着乙酰胆碱 M 受体，副交感神经兴奋时，乙酰胆碱作用于肠道平滑肌的 M 受体，肠平滑肌兴奋收缩。

本实验的目的是利用离体豚鼠回肠,观察拟胆碱药和抗胆碱药对肠平滑肌的作用,并分析其作用机制。

【实验步骤与观察项目】

1. 实验步骤

(1)启动水浴:启动超级恒温水浴,调节浴温至32℃。

(2)开启 BL-420 生物机能实验系统,将张力换能器与实验系统通道1相连,并在"输入信号"菜单中选择"通道1",双击后全屏显示。增益(G)选择50,扫描速度选择12.5 s/div。在张力换能器上轻挂 1g 重物,记下记录线上升的位置和读数,取回重物。

(3)制备标本:取豚鼠1只,木棒猛击枕部致死,迅速打开腹腔,于距回盲部2cm处剪断回肠,仔细分离肠系膜,取出回肠约15cm,放入盛有台氏液的烧杯中,用台氏液将肠内容物冲洗干净,剪成 2cm 长的肠段,每小组取一段进行实验。

(4)悬挂标本:浴管内加入 20ml 台氏液。用 L 形钩和线钩对角位置钩住肠段两端,将肠段放入浴管内,固定 L 形钩使肠段处于液面下适当位置,通空气每秒产生 1~2 个气泡。线钩通过丝线挂于张力换能器上,调节浴管和张力换能器的位置,使丝线位于浴管中央位置。调节铁支架上的螺旋从而调节 L 形钩的高低,使记录线上升至挂 1g 重物时曲线的位置(前负荷 1g)。稳定 10min。

(5)给药:先描记一段正常曲线,然后依次加药并记录收缩曲线的变化,每次加药要做好标记,待肠收缩稳定后再加入下一种药物,每次加药后均不冲洗及换液。加药顺序如下。

1)1×10^{-3}mol/L 氯乙酰胆碱溶液 0.2ml。

2)5×10^{-3}mol/L 硫酸阿托品溶液 0.2ml。

3)1×10^{-3}mol/L 氯乙酰胆碱溶液 0.2ml。

4)1×10^{-1}mol/L 氯化钡溶液 0.2ml。

5)5×10^{-3}mol/L 硫酸阿托品溶液 0.2ml。

6)实验结束后,存盘,打印实验图形。

2. 观察指标 观察加药前后离体回肠平滑肌收缩曲线的节律、波形和幅度。收缩曲线的基线升高表示肠平滑肌紧张性增高,反之表示紧张性降低。收缩幅度增高,频率增快,表示活动增强,反之表示活动减弱。

【注意事项】

1. 制备肠段时动作要轻柔,避免损伤肠段。悬挂肠段要迅速,尽可能减少肠段的缺氧时间。

2. 可视肠段的收缩情况选择增益为 100 或 50。

3. 悬挂标本时,连接标本的丝线必须与换能器的连线垂直,且不可与浴管的管壁接触。

4. 要将药直接加在液面上,加药时不可碰触丝线。

5. 上课前请扫描下方二维码,观看实验视频"药物对离体豚鼠回肠的影响"。请关注回肠标本的制备和悬挂方法、各种存活条件的实现装置和加药及软件使用。

【讨论题】

1. 在制备回肠平滑肌标本前，为什么不对动物进行麻醉处理？

2. 离体器官存活需要满足哪些条件？离体肠平滑肌存活的条件是什么，在实验中怎样实现这些条件？

3. 在药物对离体肠平滑肌影响实验中，肠段应怎样悬挂，为什么？

【实验准备】

1. 实验对象　豚鼠（200～300g，雌雄不限）3 只。

2. 实验器材和药品　BL-420 生物机能实验系统、超级恒温水浴、双层浴管、张力换能器、铁支架、双凹夹、螺旋夹、L 形钩、线钩、空气泵、培养皿、小烧杯、量筒、加样器、吸头、1g 重物、手术器械、木棒、方盘。1×10^{-3}mol/L 氯乙酰胆碱溶液；5×10^{-3}mol/L 硫酸阿托品溶液；1×10^{-1}mol/L 氯化钡溶液；台氏液。

（王姿颖）

实验六　有机磷酸酯类中毒及解救

【实验目的与原理】　熟悉急性有机磷酸酯类中毒出现的症状，观察阿托品和解磷定对有机磷酸酯中毒各种症状的解救效果。

敌百虫是一种常用的有机磷酸酯类农药，通过抑制胆碱酯酶，使乙酰胆碱大量堆积，导致 N 样和 M 样症状（急性胆碱能危象）。阿托品和解磷定可分别解除 M 样症状和恢复胆碱酯酶的活性，达到解救目的。

【虚拟实验】

1. 登录虚拟实验平台（http：//mvl.sdu.edu.cn/virlab/），选择"有机磷酸酯类中毒及解救"模块。

2. 阅读实验目的、原理。

3. 观看实验录像，请关注基本实验操作步骤、瞳孔直径测量、取血、给药等方法。

4. 虚拟实验操作：根据网页提示，制备急性有机磷中毒模型，观察有机磷中毒后动物瞳孔大小、骨骼肌张力、腺体分泌等方面的改变，静脉取血并检测血浆胆碱酯酶的活性；分别给予阿托品和解磷定，观察不同药物处理对有机磷中毒家兔瞳孔大小、骨骼肌张力、腺体分泌及血浆胆碱酯酶活性的影响。

5. 思考完成网上复习题。

【实验步骤与观察项目】

1. 取家兔 2 只，编号（甲乙）称重，观察并记录下列生理指标（活动情况、呼吸、瞳孔大小、唾液分泌、大小便、肌张力及有无肌震颤等）。

2. 造模前取血：静脉取抗凝血（取血用注射器及试管用肝素预处理）1ml，1500r/min 离心 10min，分离血浆，置于 0 号管中。

3. 有机磷中毒模型的制备：静脉注射 5%敌百虫 0.2ml/kg，密切观察并记录上述各项生理指标的变化。

4. 造模后取血：同步骤 2。

5. 解救：出现明显中毒症状后，甲兔立即静脉注射硫酸阿托品溶液 2mg/kg，乙兔先后静脉注射碘解磷定溶液 50mg/kg 和硫酸阿托品溶液 2mg/kg，给药过程中和给药后密切观察各项生理指标的变化，并注意两种处理的区别和给药后好转的时间。

【实验结果】　将实验结果填入表 2-2-5 中。

表 2-2-5　阿托品和碘解磷定对敌百虫中毒的解救作用

编号	观察时间	活动情况	呼吸情况	瞳孔大小	唾液分泌	大小便情况	肌张力大小	肌震颤程度	血浆胆碱酯酶活性
甲	给敌百虫前								
	给敌百虫后								
	给阿托品后								
乙	给敌百虫前								
	给敌百虫后								
	给碘解磷定及阿托品后								

【注意事项】

1. 敌百虫注射不宜过快，否则容易引起动物死亡。

2. 由于有机磷酸酯具有强挥发性和剧毒性质，要求带教老师加强管理，实验室要保证通风良好，也要求实验者在实验过程中一定做好个人防护。

3. 上课前请登录虚拟实验平台预习实验相关内容。

【讨论题】

1. 急性有机磷中毒会出现哪些症状?

2. 阿托品和解磷定分别对有机磷中毒的哪些症状有解救作用?

【实验准备】

1. **实验动物**　家兔，每组 2 只（体重 2.5kg 左右）。

2. **药品**　5%敌百虫溶液，1mg/ml 硫酸阿托品溶液，25mg/ml 碘解磷定溶液。

3. **器材**　家兔固定箱、注射器、婴儿秤、离心机、滤纸。

（王姿颖）

实验七　药物的镇痛作用

【实验目的与原理】　0.4%～0.6%乙酸溶液注入小鼠腹腔后可刺激腹膜引起持久性疼痛而产生"扭体反应"（腹部内凹、后肢伸张、臀部高起、躯体扭曲）。本实验通过观察应用曲马多和罗通定后各组小鼠的扭体次数、疼痛潜伏期、镇痛百分率，比较两药的镇痛作用。

【实验步骤与观察项目】

1. 实验步骤

（1）随机分组：取 18～24g 小鼠 54 只，称重，染色，随机分为甲、乙、丙 3 组，每组 18 只。

（2）给药：各鼠分别腹腔注射下列药物 10ml/kg，记录给药时间。甲组：2mg/ml 盐酸曲马多溶液；乙组：2mg/ml 罗通定溶液；丙组：生理盐水。

（3）观察：给药后 30min，各组小鼠均腹腔注射 0.6%乙酸溶液 10ml/kg，观察 15min 内指标。

2. 观察项目

（1）扭体次数：记录每只小鼠的扭体次数（未出现扭体反应者记为 0 次），求取各组的平均值，利用 t 检验进行组间比较，以确定两药的镇痛作用。

（2）疼痛潜伏期（自腹腔注射 0.6%乙酸溶液至小鼠出现扭体反应的时间）：记录每只小鼠的疼痛潜伏期（未出现扭体反应者记为 15min），求取各组的平均值并进行 t 检验，以确定两药的镇痛作用。

（3）镇痛百分率（p）。

$$镇痛百分率(p) = \frac{给药组未扭体反应数 - NS组未扭体反应数}{NS组扭体反应数} \times 100\%$$

根据每组小鼠的扭体个数，计算各给药组的镇痛百分率（p），比较两药的镇痛作用。

【注意事项】

1. 0.6%乙酸溶液宜现用现配，因存放过久常使其作用减弱。

2. 观察扭体反应时，应将小鼠放于小鼠笼中观察，切忌放于平滑桌面上。

3. 为避免主观因素对实验结果的影响，可采取单盲法，即不告知学生各药名称，而以甲、乙、丙或 1、2、3 代之，待实验观察完毕，通过分析实验结果，再明确所用药物；为尽可能减少组间差异，可将学生分为 6 组，每个实验小组从 3 组动物中分别取 3 只小鼠进行观察，最后汇总全实验室结果进行分析。

【讨论题】

1. 曲马多和罗通定的镇痛原理有什么不同？

2. 还可以采取什么方法比较药物的镇痛作用？

【实验准备】

1. 实验对象 小鼠。

2. 实验器材和药品 天平、小鼠笼、注射器、2mg/ml 盐酸曲马多溶液、2mg/ml 罗通定溶液、0.6%乙酸溶液、30mg/ml 苦味酸溶液、生理盐水。

（陈　琳）

实验八　药物的体外抗凝血作用

【实验目的与原理】 钙离子是凝血系统中的重要离子，它对内源性、外源性凝血系统和血小板有激活作用，使凝血因子 I（纤维蛋白原）转化为纤维蛋白，使血小板聚集。

血浆复钙时间（plasma recalcification time，PRT）也称为血浆再钙化时间，是去掉钙的血浆中重新加入钙，使内源性凝血过程得以重新恢复所需要的时间，即去钙血浆加钙凝固所需的时间。复钙凝血时间是内源性凝血系统的一种筛选实验。用草酸钠或草酸钾抗凝的血浆，因抗凝剂与血浆中的钙离子结合而凝血过程中断，如在这种血浆中再加入适量的钙溶液后，血液凝固过程又可继续进行。

本实验通过复钙凝血时间测试法：①了解双香豆素、肝素、枸橼酸钠、草酸钾的抗凝血作用特点。②初步筛选具有体外抗凝血作用的药物。③掌握抗凝血药物的抗凝作用机制。

【实验步骤与观察项目】

1. 实验步骤

（1）启动水浴：预先启动超级恒温水浴，调节水浴温度至37℃。

（2）标记试管：取小试管4支，用Marker笔分别标记"1""2""3""4"。

（3）加药：在4支小试管内按照顺序分别加入0.25ml下列药物：①生理盐水；②1mg/ml双香豆素溶液；③125U/ml肝素溶液；④40mg/ml枸橼酸钠溶液。

（4）取血。

1）取健康家兔1只，称重后，以20%氨基甲酸乙酯溶液5～6ml/kg耳缘静脉注射，麻醉后，仰卧位固定于手术台上。

颈部正中切口，分离出一侧颈总动脉，结扎远心端，近心端用动脉夹阻断血流后，沿向心方向插入动脉插管，末端连接5ml注射器，松开动脉夹取血5ml。动脉插管及注射器预先用草酸钾润洗。

2）立即向上述4支小试管中各加入兔血1ml，同时加入3mg/ml氯化钙溶液0.1ml，混匀后放入37℃恒温水浴中，启动秒表开始计时。

（5）观察：每隔15s缓慢倾斜各试管一次，记录自加入氯化钙至纤维蛋白形成，即倾斜时血液不再流动时的时间，作为该试管的凝血时间。如果"3""4"两管在30min内不出现凝血，则再分别加入10mg/ml氯化钙溶液0.2ml，混匀后依上述方法继续观察凝血时间。

2. 观察项目　汇集各组实验结果，填入表2-2-6中，计算各管的凝血时间均值及标准差。

表2-2-6　药物对家兔凝血时间的影响 $\bar{x} \pm s$

药物	凝血时间（min）
生理盐水	
双香豆素	
肝素	
枸橼酸钠	

【注意事项】

1. 所用的试管需管径均匀，清洁干燥。

2. 取血时动作要快，取血标本不能有凝血，否则可缩短再钙化时间，应重新取血。

3. 水浴温度应预先调节至37℃左右，取血后应立即检测，不宜久置，避免凝血因子消耗而影响结果。自取血至小试管放入恒温水浴的时间不得超过 3min。

4. 不能用 EDTA 作为抗凝剂，因其络合 Ca^{2+} 而影响结果。

5. 氯化钙溶液应新鲜配制。

6. 上课前请扫描下方二维码，观看实验视频"药物的体外抗凝血作用"。请关注内源性及外源性凝血系统的凝血过程；预习抗凝血药物的分类及作用机制。

【讨论题】

1. 该实验有什么指导意义或临床意义？

2. 分析各药物体内、体外抗凝作用的异同。

3. 该实验受哪些因素的影响？

【实验准备】

1. 实验对象 家兔。

2. 实验器材和药品 兔手术台、注射器、试管架、塑料试管、移液器、秒表、恒温水浴、1mg/ml 双香豆素溶液、125U/ml 肝素溶液、40mg/ml 枸橼酸钠溶液、生理盐水、50mg/ml 草酸钾溶液、3mg/ml 氯化钙溶液、10mg/ml 氯化钙溶液。

（孙　霞）

实验九　地塞米松的抗炎作用

【实验目的与原理】 异体蛋白进入机体后可在短时间内引起组织的急性炎症反应，发生炎症的部位明显肿胀、体积增大。肾上腺皮质激素可通过多种方式明显抑制各种致炎因素引起的炎症，从而改善红、肿、热、痛等症状。

本实验利用新鲜蛋清致炎的方法，通过测定大鼠踝关节的体积，观察炎症的发生及地塞米松的抗炎性渗出作用。

【实验步骤与观察项目】

1. 实验步骤

（1）分组：取 24 只大鼠称重，染色，随机分为甲、乙两组。

（2）测量足容积：用磁油分别在大鼠左踝关节上做环形标记。然后接通 MK-500 数字容积器电源，按开关，显示"0.00"。把大鼠左下肢插入测定槽浴液内，使液面与下肢标记线重叠。踏住脚踏开关，此时显示的数字即为大鼠踝关节容积，打印数据。

（3）给药：甲组腹腔注射 5mg/ml 地塞米松溶液 0.5ml/kg，乙组腹腔注射等容量生理盐水。30min 后，两组大鼠分别于左踝部位注射新鲜蛋清 0.1ml。

2. 观察项目 测定致炎后 15min、30min、45min、60min 时的各鼠踝关节容积，以左足致炎前后的容积之差作为踝关节肿胀程度，并计算踝关节肿胀率（%）。综合全室结果，将致炎后不同时间踝关节容积变化值及踝关节肿胀率记入表 2-2-7 中，并进行组间 t 检验。

表 2-2-7　地塞米松对蛋清致大鼠踝关节肿胀的抑制作用

药物	正常容积（ml）	致炎后容积（ml）				踝关节肿胀率（%）			
		15min	30min	45min	60min	15min	30min	45min	60min
地塞米松									
生理盐水									

$$踝关节肿胀率(\%) = \frac{致炎后容积 - 致炎前容积}{致炎前容积} \times 100\%$$

【注意事项】

1. 本实验也可用小鼠。

2. 致炎剂除新鲜蛋清外，尚可用 10mg/ml 甲醛溶液，100mg/ml 酵母混悬液或 10mg/ml 卡拉胶溶液。

3. 每次测量前必须补充玻璃管内的水至刻度处，再进行下一次测量。

【实验准备】

1. 实验对象　大鼠，体重 150g 左右。

2. 实验器材和药品　大鼠足容积测量器、鼠笼、天平、注射器、5mg/ml 醋酸地塞米松溶液、生理盐水、鸡蛋清、30mg/ml 苦味酸溶液。

附　地塞米松对小鼠耳毛细血管通透性影响的实验

【实验目的与原理】　二甲苯作为一种致炎液涂于小鼠耳部，可致局部细胞损伤，促使组胺、缓激肽等致炎物质的释放，造成耳部急性炎性水肿，伊文蓝渗出增加。根据两耳郭颜色的不同，可判断药物的抗炎作用。本实验旨在观察地塞米松的抗炎性渗出作用。

【实验步骤与观察项目】

1. 实验步骤

（1）取小鼠两只，称重并做标记。1 只腹腔注射 5mg/ml 醋酸地塞米松溶液 10ml/kg，另 1 只腹腔注射等容量生理盐水。

（2）20min 后，两鼠均腹腔注射伊文蓝溶液 10ml/kg。

（3）10min 后，在两鼠左耳上分别滴加 2 滴二甲苯。

2. 观察项目　比较两鼠耳郭颜色的不同。

【注意事项】　二甲苯的滴加量应尽量一致。

【讨论题】

1. 除以上两种致炎方法外，还可选用哪几种炎症模型？

2. 除通过注射伊文蓝溶液观察耳郭颜色外，是否可选用其他指标反映小鼠耳毛细血管通透性？

【实验准备】

1. 实验对象　小鼠。

2. 实验器材和药品　天平、1ml 注射器、滴管、5mg/ml 醋酸地塞米松溶液、10mg/ml 伊文蓝溶液、二甲苯、生理盐水、30mg/ml 苦味酸溶液。

（王　进）

实验十　硫酸链霉素的毒性反应及对抗

【实验目的与原理】　氨基糖苷类抗生素用量过大对神经肌肉接头有阻断作用，表现为急性肌肉松弛和呼吸麻痹，严重者因呼吸抑制而死亡。此作用可能是药物螯合血液中的 Ca^{2+}，使神经末梢乙酰胆碱释放减少所致。因此，Ca^{2+} 可对抗链霉素的这一毒性反应。

实验目的是观察硫酸链霉素引起小鼠肌肉麻痹及氯化钙的对抗作用。

【实验步骤与观察项目】

1. 实验步骤

（1）分组：将 24 只小鼠称重后随机分为甲、乙两大组，每实验小组由上述两组动物中各取 2 只进行实验。

（2）给药：甲组小鼠一侧腹腔注射生理盐水，另一侧腹腔注射 62.5mg/ml 硫酸链霉素溶液；乙组一侧腹腔注射 30mg/ml 氯化钙溶液，另一侧同样腹腔注射 62.5mg/ml 硫酸链霉素溶液，剂量均为 10ml/kg。

2. 观察项目　仔细观察给药后每只小鼠出现反应的时间与症状（呼吸、体位变化等）。并计算甲、乙各组动物的死亡率进行比较。

$$死亡率（\%）=（每组小鼠死亡总数/12）\times 100\%$$

【注意事项】

1. 每只小鼠给药剂量在学生实验操作时力求准确，否则影响实验结果。

2. 上课前请扫描下方二维码，观看实验视频"硫酸链霉素的毒性反应及对抗"。请关注链霉素及其同类抗菌药物的药理作用和不良反应；预习氨基糖苷类抗生素的不良反应和其防治方法。

【讨论题】　在进行上述观察项目对比时，可选用哪种统计学方法？

【实验准备】

1. 实验对象　小鼠，体重 18～24g。

2. 实验器材和药品　天平、0.5ml 注射器、针头、鼠笼、62.5mg/ml 硫酸链霉素溶液、30mg/ml 氯化钙溶液、生理盐水、30mg/ml 苦味酸溶液。

（王　进）

实验十一　药物对四氯化碳诱发小鼠急性肝损伤的保护作用

【实验目的与原理】　四氯化碳（CCl_4）是一种有机化合物，是常见的肝毒性物质，它进入体内后主要通过脂质过氧化作用引起肝损伤。

CCl_4 引起肝损伤的机制系 CCl_4 在肝细胞内质网中经肝微粒体内依赖于细胞色素 P_{450}

（尤其是 CYP_2E_1）的混合功能氧化酶激活后转化为三氯甲基自由基（CCl_3^-）及 Cl^-。CCl_3^- 能破坏线粒体内膜上的呼吸链，使得超氧化阴离子（$\cdot O_2^-$）等活性氧簇（ROS）积聚，与细胞膜上的多不饱和脂肪酸发生氧化反应；并可与蛋白质、核酸等以共价键相结合，致使细胞膜破裂、细胞核内碱基发生羟基化、甲基化修饰，DNA 突变甚至断裂，导致细胞死亡。此外，这些自由基攻击细胞膜上的不饱和脂肪酸，改变膜的流动性及功能，继而引起细胞结构和功能的紊乱。同时，这些自由基还可导致微粒体钙泵活性降低，导致胞质 [Ca^{2+}] 升高，细胞内钙稳态遭到破坏，使肝细胞受到损伤，从而引起肝细胞代谢紊乱甚至死亡。表现为肝细胞发生水肿样变、嗜酸性变或形成嗜酸性小体，脂肪积聚，甚至肝细胞坏死，在坏死灶周围有炎细胞浸润，同时伴有血清氨基转移酶 ALT 和 AST 升高等，因此可作为一种实验性肝损伤模型。联苯双酯对 CCl_4 诱发的肝损伤有较好的保护作用。

本实验的目的是，利用 CCl_4 造成小鼠急性肝损伤，通过测定血清氨基转移酶的变化，观察联苯双酯对急性肝损伤的保护作用。

【实验步骤与观察项目】

1. 实验步骤

（1）随机分组：取昆明种小鼠 18～22g 45 只，称重，染色，随机分为甲、乙、丙 3 组，分别为正常对照组、模型组、联苯双酯组。

（2）给药。

1）丙组灌胃给予 15mg/ml 联苯双酯 20ml/kg，甲、乙组灌胃给予等容量的生理盐水，每天 1 次，连续 7 天。

2）在末次给药 1h 后，小鼠（正常对照组除外）腹腔注射 0.75%（V/V）CCl_4 油溶液 0.1ml/10g。

（3）取血：20h 后各组动物分别摘眼球取血，置于试管中。

（4）离心：将试管配平后，对应放入离心机中，3500r/min 离心 10min，停转后取出试管。

（5）取血清：用移液器轻轻吸取血清，并放置于对应的试管中。

2. 观察项目 比色法测定小鼠血清中 ALT 和 AST 含量。

（1）ALT 测试步骤见表 2-2-8。

表 2-2-8 ALT 测试步骤

	测定管	对照管
血清（ml）	0.1	—
ALT 基质液（ml）37℃预温 5min	0.5	0.5
混匀后，37℃水浴 30min		
2，4-二硝基苯肼液（ml）	0.5	—
混匀后，37℃水浴 20min		
0.4mol/L 氢氧化钠液（ml）	5.0	5.0

室温放置 10min，505nm 蒸馏水调零，测定各管吸光度，用测定管吸光度减去对照管吸光度之差，查标准曲线，求出相应的 ALT 活力单位。

（2）AST 测试步骤见表 2-2-9。

表 2-2-9 AST 测试步骤

	测定管	对照管
血清（ml）	0.1	—
AST 基质液（ml）37℃预温 5min	0.5	0.5
混匀后，37℃水浴 30min		
2，4-二硝基苯肼液（ml）	0.5	—
混匀后，37℃水浴 20min		
0.4mol/L 氢氧化钠液（ml）	5.0	5.0

室温放置 10min，505nm 蒸馏水调零，测定各管吸光度，用测定管吸光度减去对照管吸光度之差，查标准曲线，求出相应的 AST 活力单位。

将所求的 ALT 和 AST 活力单位填入表 2-2-10，并进行组间 t 检验。

表 2-2-10 药物对 CCl_4 致小鼠急性肝损伤的保护作用

组别	ALT		AST	
	吸光度之差	活力单位	吸光度之差	活力单位
生理盐水组				
CCl_4 损伤组				
联苯双酯组				

【注意事项】

1. 本实验也可用大鼠。

2. 在测试 ALT 和 AST 时，为了节省试剂也可将样品和各种试剂减半进行测定。

3. CCl_4 致肝损伤所用浓度一般在 0.5%～1%，用量为 0.1ml/10g，过高或过低均可影响实验结果，故在使用新的 CCl_4 时，最好要先预试用量，再进行正式实验。

4. 样品和试剂一定要准确量取。

【讨论题】

1. 除 CCl_4 外，还可用什么方法造成急性肝损伤？

2. 除了血清氨基转移酶之外，还有哪些指标可判断急性肝损伤？

3. 本实验中所用的联苯双酯对抗急性肝损伤的作用机制是什么？

4. 试想还有哪些药物可以发挥保护急性肝损伤的作用？

【实验准备】

1. 实验对象 小鼠。

2. 实验器材和药品 可见分光光度计、恒温水浴、离心机、鼠笼、天平、注射器、一次性塑料试管、玻璃试管、0.1～1ml 可调移液器、5ml 玻璃加样器、眼科镊子、试管架、计算器、15mg/ml 联苯双酯溶液、0.75%四氯化碳溶液、ALT 和 AST 测试药盒、食用油等。

附 ALT 和 AST 标准曲线的制备

1. ALT 标准曲线见表 2-2-11。

表 2-2-11 ALT 标准曲线表

	0	1	2	3	4	5
0.1mol/L 磷酸缓冲液（ml）	0.1	0.1	0.1	0.1	0.1	0.1
2μmol/L 丙酮酸标准液（ml）	0	0.05	0.1	0.15	0.2	0.25
ALT 基质缓冲液（ml）	0.5	0.45	0.4	0.35	0.3	0.25
2,4-二硝基苯肼液（ml）	0.5	0.5	0.5	0.5	0.5	0.5
混匀后，37℃水浴 30min						
0.4mol/L 氢氧化钠液（ml）	5	5	5	5	5	5
相当于酶活力卡门单位	0	28	57	97	150	200

室温放置 10min，505nm 蒸馏水调零，测定各管吸光度。以各管吸光度减去"0"管吸光度，所得差值为纵坐标，相应的卡门单位为横坐标，作坐标图。

2. AST 标准曲线见表 2-2-12。

表 2-2-12 AST 标准曲线表

	0	1	2	3	4
0.1mol/L 磷酸缓冲液（ml）	0.1	0.1	0.1	0.1	0.1
2μmol/L 丙酮酸标准液（ml）	0	0.05	0.1	0.15	0.2
AST 基质缓冲液（ml）	0.5	0.45	0.4	0.35	0.3
2,4-二硝基苯肼液（ml）	0.5	0.5	0.5	0.5	0.5
混匀后，37℃水浴 30min					
0.4mol/L 氢氧化钠液（ml）	5	5	5	5	5
相当于酶活力卡门单位	0	24	61	114	190

室温放置 10min，505nm 蒸馏水调零，测定各管吸光度。以各管吸光度减去"0"管吸光度，所得差值为纵坐标，相应的卡门单位为横坐标，作坐标图。

（孙 霞）

实验十二 不同剂量尼可刹米对小鼠的作用及抗惊厥药物的应用

【实验目的与原理】 尼可刹米属中枢兴奋药，可兴奋呼吸中枢，但过量可引起惊厥。中枢抑制药与中枢兴奋药由于作用性质相反而表现出对抗作用。地西泮（安定）为中枢抑制药，具有镇静、催眠、抗惊厥的作用，可清除病理性中枢兴奋状态，故可对抗尼可刹米的致惊厥作用。

实验目的是观察不同剂量尼可刹米对小鼠的中枢兴奋作用及安定对抗尼可刹米引起的惊厥作用。

【实验步骤与观察项目】

1. 实验步骤

（1）分组：将 36 只小鼠称重后随机分为甲、乙、丙三大组，每实验小组由上述每组动物中各取 2 只进行实验。

（2）给药：小鼠腹腔注射下列药物 10ml/kg。

1）甲组：生理盐水；乙组：生理盐水；丙组：0.25%地西泮溶液。

2）然后，甲组：另一侧腹腔注射 0.5%尼可刹米溶液；乙组：另一侧腹腔注射 2.5%尼可刹米溶液；丙组：另一侧腹腔注射 2.5%尼可刹米溶液。

2. 观察项目　仔细观察给药前后各组小鼠出现反应的动物只数与症状（呼吸变化、惊厥反应等），并比较甲、乙、丙各组动物间的反应差异。

【注意事项】　给药剂量的准确性。

【讨论题】

1. 安定为什么能解救尼可刹米所致的惊厥？

2. 除安定外，还可选用哪些抗惊厥药物来对抗和解救？

【实验准备】

1. 实验对象　小鼠，体重 18～24g。

2. 实验器材和药品　天平、1ml 注射器、针头、鼠笼、0.5%尼可刹米溶液、2.5%尼可刹米溶液、0.25%地西泮溶液、生理盐水。

（王　进）

第三章　病理生理学基本实验

实验一　淤血性水肿

【实验目的与原理】　水肿是组织间隙或体腔中液体积聚过多的一个病理过程。影响水肿发生的因素主要有以下几个：①静脉压升高；②淋巴回流受阻；③毛细血管通透性增加；④血液胶体渗透压降低；⑤组织胶体及晶体渗透压升高；⑥神经体液因素调节障碍等。临床上各种类型的水肿往往是这些因素综合作用的结果。

本实验目的：①了解静脉压升高及淋巴回流受阻在水肿发生上的意义；②学会大白鼠的捉拿、固定和乙醚麻醉；③掌握股静脉的分离技术。

【实验步骤和观察项目】

1. 实验步骤

（1）取大白鼠一只，放入干燥器内用乙醚棉球使其麻醉。

（2）将麻醉的大白鼠仰卧固定于大白鼠固定器上（两后肢无须固定），用乙醚棉球维持其麻醉，测量两侧后肢腿围并做标记。

（3）剪去一侧腹股沟部的毛，切开皮肤，找出股静脉（图 2-3-1），在其上端用细线结扎，缝合皮肤。

（4）用粗线绳将另一侧后肢根部扎紧。

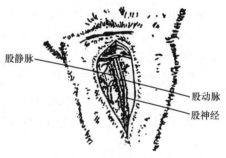

图 2-3-1　大白鼠腹股沟区

2. 观察项目　1～2h 后，观察两后肢有何不同（颜色、温度、硬度和活动状态），测量两侧腿围，并对实验结果加以分析。

【注意事项】

1. 麻醉大白鼠时，一定要密切注意观察大白鼠的呼吸状况。一般大白鼠呼吸频率达到 60 次/分即可。

2. 在测量大白鼠腿围时，实验前后一定要在同一位置。

3. 实验过程中注意大白鼠麻醉状况。

4. 上课前请扫描下方二维码，观看实验视频"水肿"。请关注水肿的概念、类型和发病机制；预习大鼠吸入麻醉、股静脉分离和结扎方法，以及腿围测量方法。

【讨论题】

1. 股静脉结扎侧和腿根部全部结扎侧后肢会怎样改变？为什么？

2. 哪些因素可导致水肿发生？机体通过什么方式对水肿进行代偿？

3. 结扎股静脉侧后肢 24h 后，腿围可能会发生怎样的变化？为什么？

【实验准备】

1. 实验动物 大白鼠。

2. 实验器材和药品 大白鼠固定器、真空干燥器、手术灯、手术刀、止血钳、普通小剪刀、玻璃钩、乙醚、棉球、纱布、缝合针、缝合线、粗线绳。

（王婧婧）

实验二 中毒性肺水肿

【实验目的和原理】 氯气是一种毒性很强的气体，氯气与体内水分发生反应生成次氯酸和盐酸，次氯酸再分解为新生态氯、氧和氯酸。当氯气吸入后，即可与黏膜及呼吸道的水作用形成氯化氢和新生态氧。氯化氢可使上呼吸道黏膜炎性水肿、充血和坏死。新生态氧对组织具有强烈的氧化作用，并可形成具有细胞原浆毒作用的臭氧。氯气吸入肺组织后，可使细支气管及肺泡受损，直接损伤肺泡膜和肺泡毛细血管壁，增加毛细血管壁通透性，致使肺组织发生肺水肿和中毒性肺炎。

本实验目的：观察中毒性肺水肿时，呼吸功能及肺形态的变化；学会暴露、剥离及观察肺的方法。

【实验步骤和观察项目】

1. 取小白鼠一只，称重，观察呼吸频率、深度、节律和活动等一般情况。

2. 将小白鼠放入广口瓶中，广口瓶右侧夹闭一半（图 2-3-2），乙夹全部打开以准备通入氯气。

氯气产生装置：三角烧瓶内加入浓盐酸 3～5ml，再加入重铬酸钾 1g，酒精灯加热三角烧瓶内浓盐酸和重铬酸钾，微热即可产生氯气。

$$K_2Cr_2O_7 + 14HCl \longrightarrow 3Cl_2\uparrow + 7H_2O + 2CrCl_3 + 2KCl$$

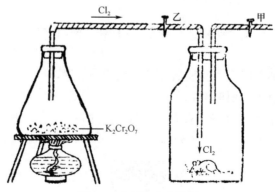

图 2-3-2 氯气产生装置

3. 待瓶中出现云雾状气体时，立即停止加热，让小白鼠缓缓吸入氯气，密切观察小鼠的呼吸频率、深度、节律和口唇、末梢皮肤颜色及活动等一般情况。3～5min 后再次加热浓盐酸和重铬酸钾，产生大量气体，观察小白鼠的呼吸频率、深度、节律和口唇、末梢皮肤颜色及活动等一般情况的变化。

4. 动物死亡后，关闭乙夹，在通风橱内打开广口瓶，将残余气体排出。然后将小白鼠取出，小心剪开胸壁，暴露气管，结扎气管下端，在结扎线以上剪断气管，小心分离周围组织及心，取出肺，观察肺形态改变。取正常小白鼠一只，颈椎脱臼处死，按同样方法取出肺，与氯气吸入小鼠肺进行对比。

5. 滤纸轻轻吸去肺组织表面血液后称其重量，计算肺系数（肺系数=肺重/体重）。对比氯气吸入小鼠和正常小鼠的肺系数（正常小白鼠肺系数在 0.0094 左右）。

【注意事项】

1. 残余的氯气要在通风橱内进行处理，尽量避免污染室内空气。

2. 氯气产生较慢时，可以用酒精灯稍加热。切勿温度过高，以免动物在短时间内吸入大量气体，死亡太快而来不及观察。

3. 请扫描下方二维码，观看实验视频"水肿"。学习水肿的基本概念、发病机制，尤其是急性肺水肿的发生机制。观看中毒性肺水肿病理模型的建立方法和步骤，比较中毒性肺水肿小鼠与对照组小鼠肺脏大体的区别，分析、理解中毒性肺水肿小鼠死亡原因。

【讨论题】

1. 哪些因素可引起微血管壁通透性增高？微血管壁通透性增高如何导致水肿发生？

2. 氯气中毒性肺水肿与淤血性肺水肿发生机制有何不同？

【实验准备】

1. 实验对象 小白鼠。

2. 实验器材和药品 氯气产生装置、重铬酸钾、浓盐酸、天平、小剪刀、镊子、吸水纸、线、酒精灯、火柴、蛙板、三角烧瓶、广口瓶。

（薛 冰）

实验三 缺 氧

【实验目的与原理】 缺氧按其发病原因可分为低张性缺氧、血液性缺氧、循环性缺氧和组织性缺氧。缺氧可引起呼吸及其他系统机能紊乱，甚至导致死亡。另外，年龄、机体神经系统机能状态改变、外界环境温度变化及 CO_2 浓度增高均可影响机体对缺氧的耐受性。

本实验的目的在于复制低张性缺氧、血液性缺氧和组织性缺氧的动物模型，通过观察不同类型缺氧时呼吸变化和皮肤、黏膜、血液及脏器颜色的变化，了解不同类型缺氧的特点及条件因素在缺氧发病中的重要性。

【虚拟实验】

1. 登录虚拟实验平台（http://mvl.sdu.edu.cn/virlab/），选择"缺氧"模块。

2. 阅读实验目的、原理。

3. 观看实验录像，请关注基本实验操作步骤、动静脉取血方法、血气测量方法和腹腔注射方法。

4. 虚拟实验操作：根据网页提示，制备缺氧模型，缺氧对小白鼠功能代谢的影响；观察不同药物对缺氧大鼠的治疗作用。

5. 思考完成网上复习题。

【实验步骤与观察项目】

1. 低气压的致病作用

（1）用两根橡皮管将真空干燥器分别与抽气机和水银检压计相连（图 2-3-3）。在真空干燥器盖的边缘上涂一薄层凡士林，使加盖后外缘能完全密闭。

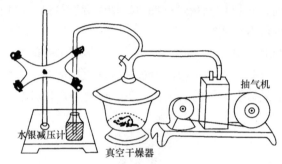

图 2-3-3　低气压实验装置图

（2）取初生及成年小白鼠各一只，放入真空干燥器内，观察、记录小白鼠的一般活动情况、呼吸深度和频率及末梢部位（耳、唇、尾、足掌）皮肤颜色。

（3）开动抽气机，使气压逐渐降至 507mmHg（相当于海拔 3000m），停止抽气，保持 3～5min，观察上述指标，然后放开橡皮管上的螺旋夹，使气压恢复正常。而后再开动抽气机，使气压分别逐渐降至 270mmHg（相当于海拔 8000m）、150mmHg（相当于海拔 10 000m），重复上述步骤。注意观察两只小白鼠有何不同。

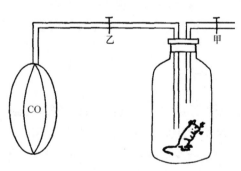

图 2-3-4　CO 中毒装置

（4）当成年鼠发生痉挛时，立即开放橡皮管上的螺旋夹，使气压恢复正常。打开干燥器，观察两只小白鼠有何不同。

2. 一氧化碳（CO）中毒

（1）取小白鼠一只放入广口瓶内，观察其正常活动表现。按图 2-3-4 连接 CO 橡皮囊，并开放甲夹。

（2）打开乙夹，使 CO 缓慢进入广口瓶，并及时关闭甲夹。记录时间，观察小白鼠的一般活动状况、呼吸深度、频率及末梢部位皮肤颜色的变化。

（3）待小白鼠发生痉挛死亡后，立即关闭乙夹。取出小白鼠固定在蛙板上，打开胸腔，用吸管从心腔取血一滴，进行血液检查，并解剖小白鼠，观察内脏颜色的变化。

（4）取一只正常小白鼠，用颈椎脱臼法处死后，取血方法同前，与 CO 中毒小白鼠的内脏和血液颜色进行比较。

附 血液颜色变化检查法

取 5ml 试管两只，各加等量蒸馏水 4ml，10%NaOH 溶液 3 滴摇匀备用。将 CO 中毒与正常小白鼠的血液各一滴分别加入两个试管中，摇匀后，立即观察比较两者的颜色有何不同。

3. 亚硝酸盐中毒性缺氧

（1）取 2 只小白鼠，观察呼吸及皮肤黏膜颜色后，各腹腔注射 5%亚硝酸盐溶液 0.3ml。

（2）观察注射药物后小白鼠的呼吸及皮肤黏膜颜色变化，待小白鼠活动减弱时，其中 1 只小白鼠腹腔内注射 1%亚甲蓝（美蓝）溶液 0.3ml。

（3）记录未治疗小白鼠的死亡时间。观察两只小白鼠的不同变化。

（4）解剖死亡的小白鼠，观察内脏和血液颜色，并与 CO 中毒小白鼠及正常小白鼠进行比较。

4. 氰化物中毒

（1）取小白鼠一只，观察一般活动状况，皮下注射 0.04%氰化钾溶液 0.02ml/g，立即计时。观察呼吸及皮肤黏膜颜色的变化。

（2）解剖死亡的小白鼠，观察内脏和血液颜色，并与 CO 中毒小白鼠及正常小白鼠进行比较。

5. 影响机体缺氧耐受性的因素

（1）机体状况不同对缺氧耐受性的影响。

1）取体重相近的小白鼠 3 只，分别做以下处理：①甲鼠，腹腔注射 1%咖啡因溶液 0.01ml/g。②乙鼠，腹腔注射 0.25%氯丙嗪溶液 0.01ml/g，待动物安静后，全身浸入冰水中 5～10min。③丙鼠，腹腔注射生理盐水 0.01ml/g。

2）15～20min 后，将 3 只小白鼠分别放入有钠石灰的缺氧瓶内，密闭后开始计时。持续观察各鼠在瓶中的活动情况，计算各鼠存活时间。

（2）CO_2 增加对缺氧耐受性的影响：取体重相近的小白鼠两只，称重后分别放入有钠石灰和无钠石灰的缺氧瓶内，密闭后开始计时。持续观察两鼠在瓶中的活动情况，计算两鼠存活时间。

【注意事项】

1. CO 进入瓶内的速度不宜太快，一般整个中毒过程要持续至少 10min。

2. 实验过程中要打开窗户及排气扇，防止室内 CO 浓度过高。

3. 氰化钾是剧毒药品，死亡动物解剖后一定要洗手。

4. 必须保证缺氧瓶塞完全密闭。

5. 上课前请登录虚拟实验平台预习实验相关内容。

【讨论题】

1. 缺氧有几种类型？本次实验各属何种类型的缺氧？

2. 本实验中各种类型缺氧的发生原因及机制是什么？

3. 在低气压的致病作用实验中，为何初生及成年小白鼠的反应不同？

4. CO 中毒与正常小白鼠的血液变化有何不同？为什么？

5. CO_2 增加对缺氧耐受性有何影响？

【实验准备】

1. 实验动物 初生及成年小白鼠。

2. 实验器材和药品 啮齿类动物手术器械、1ml 注射器、5ml 注射器、天平、蛙板、吸管、线、塑料杯、量筒、小白鼠乏氧瓶、低气压实验装置（真空干燥器、抽气器、水银、刻度玻管、铁架台、蝶形夹、凡士林）、CO 中毒装置（CO、10%NaOH 溶液、CO 橡皮囊、广口瓶、螺旋夹）、5%亚硝酸钠、1%亚甲蓝溶液、0.04%氰化钾溶液、1%咖啡因溶液、0.25%氯丙嗪溶液、普萘洛尔（心得安）、钠石灰、碎冰块、生理盐水、蒸馏水。

（王建丽）

实验四 实验性氨中毒

【实验目的与原理】 肝性脑病是继发于严重肝疾病的神经精神综合征，氨中毒是其重要发病机制之一。氨中毒学说认为，由于肝细胞严重受损或门-腔静脉侧支循环形成，使血氨的清除发生障碍，导致血氨升高对脑产生毒性作用。临床主要表现为中枢神经系统功能障碍所引起的神经精神症状甚至昏迷。

本实验通过复制肝性脑病的动物模型：①观察、分析肝对氨的解毒作用。②观察氨在肝性脑病发病机制中的作用。

【虚拟实验】

1. 登录虚拟实验平台（http：//mvl.sdu.edu.cn/virlab/），选择"氨在肝性脑病发病中的作用"模块。

2. 阅读实验目的和原理。

3. 观看实验录像，请关注基本实验操作步骤：肝脏分离、肝脏结扎、肠道切开插管方法。

4. 虚拟实验操作：根据网页提示，制备肝性脑病模型，观察血氨升高对家兔的影响。

5. 思考完成网上复习题。

【实验步骤与观察项目】

1. 甲组家兔用于肝大部结扎后，肠腔内注射氯化铵葡萄糖溶液。

（1）取健康家兔一只，称重后仰卧固定于兔手术台上，耳缘静脉注入 20%氨基甲酸乙酯溶液（5ml/kg）进行全身麻醉，剪去腹部正中的毛，在剑突下沿腹正中线做 5～7cm 的切口，暴露肝（图 2-3-5），用左手向下轻压肝以暴露并剪断肝膈韧带，再将肝向上翻，暴露并剪断肝胃韧带。用粗棉线结扎肝的左外侧叶、右外侧叶和尾叶的根部。找出十二指肠，其下穿一粗棉线，将十二指肠拉出腹腔，缝合切口，十二指肠保留在腹腔外，将头皮针朝向小肠端插入十二指肠，以备注入 5%氯化铵葡萄糖溶液。

（2）测正常家兔膝反射，肌张力；耳缘静脉取血一滴测血氨。

（3）每隔 5min 向十二指肠腔内注入 5%氯化铵葡萄糖溶液 5ml，直至动物出现痉挛为止，再取血测定血氨；测膝反射、肌张力，计算出每千克体重用氯化铵葡萄糖溶液的毫升数。

2. 另取健康乙组家兔，手术方法同上，游离肝，但不结扎肝，做肝脏手术，取血测血氨。

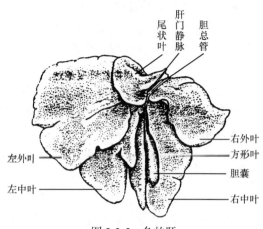

图 2-3-5　兔的肝

（1）按上述方法向十二指肠腔内注入 5%氯化铵葡萄糖溶液，直至达到与甲组兔相同千克体重剂量。观察动物的一般状况，测膝反射、肌张力，取血测定血氨。

（2）按上述方法继续注射 5%氯化铵葡萄糖溶液，直至动物出现痉挛为止，计算出每千克体重用氯化铵的毫升数，再取血测血氨。

3. 丙组健康家兔做肝大部结扎后（手术方法同前），取血测定血氨；十二指肠腔内注射 5%氯化钠葡萄糖溶液，总量用至与乙组家兔相同，观察同上，再缺血测定血氨。

【注意事项】

1. 兔肝质地脆弱，易破裂出血，故手术时应切忌粗暴。

2. 结扎肝时，要求牢固，以达到阻断血流。并应结扎在各肝叶的根部，以免损伤肝组织，造成渗血。

3. 注射氯化铵葡萄糖时，应注意头皮针要保持朝向十二指肠端，勿使其逆流入胃，并注意固定头皮针，以免刺穿肠壁而使氯化铵注射入腹腔，影响实验结果。

4. 上课前请登录虚拟实验平台预习实验相关内容。

【讨论题】

1. 比较 3 只家兔的实验结果，分析为何注射氯化铵葡萄糖溶液可引起动物反应性增强，以致痉挛发作。

2. 肝性脑病时氨升高的主要原因有哪些？

3. 氨对脑细胞有哪些毒性作用？

【实验准备】

1. **实验动物**　家兔（分甲、乙和丙组）。

2. **实验器材和药品**　5%氯化铵葡萄糖溶液、5%氯化钠葡萄糖溶液、1%普鲁卡因溶液、肝素、兔手术台、急性手术器械一套、10ml 注射器 2 个、输液头皮针、粗棉线、缝合线。

（王建丽）

实验五　高钾血症对心电活动的影响

【实验目的与原理】　钾是维持生命活动的重要电解质之一，当血清钾离子高于

5.5mmol/L 时为高钾血症。高钾血症对机体的主要危险是当血钾离子浓度急剧增高时，心肌传导性降低引起传导缓慢，同时有效不应期缩短，因而易引起兴奋折返并进而引起心室纤颤等类型的心律失常。严重高钾血症可因重度传导阻滞或心肌兴奋性消失而引起心搏骤停。

通过复制高钾血症的动物模型：①观察高血钾对心脏的毒性作用。 ②掌握高血钾时心电图改变的特征。 ③了解治疗高钾血症的基本原则。

【虚拟实验】

1. 登录虚拟实验平台（http：//mvl.sdu.edu.cn/virlab/），选择"血钾对家兔心电图和心室功能的影响"模块。

2. 阅读实验目的、原理。

3. 观看实验录像，请关注基本实验操作步骤、动脉插管、心室插管、心电图连接方法。

4. 虚拟实验操作：根据网页提示，制备高钾血症模型，观察高钾血症家兔心电图改变；点击高钾血症治疗按键，观察不同药物处理对高钾血症家兔心电图及心室内压的影响。

5. 思考完成网上复习题。

【实验步骤与观察项目】

1. 实验步骤

（1）取家兔称重，由耳缘静脉插入输液头皮针，用 20%氨基甲酸乙酯溶液（5ml/kg）进行全身麻醉，用胶布固定输液头皮针，连接输液装置，持续缓慢输注 0.9%NaCl 溶液，保持输液通畅，以防血液凝固，并将动物仰卧固定于兔手术台上。

（2）颈部手术：颈部正中切口（5～7cm），暴露气管，在甲状软骨下约 1cm 处做倒"T"切口，插入气管插管、固定。

（3）颈外静脉插管：分离一侧颈外静脉，远心端及近心端各穿一根丝线，将远心端结扎，近心端用动脉夹夹闭。在结扎处的近心端剪一斜口，向心脏方向插入已注满肝素生理盐水的塑料插管。进入约 2cm，将血管及插管结扎牢固，并在结扎线的上方打结固定，以防滑脱，保持塑料插管与颈外静脉在同一直线上，然后用胶布将塑料插管固定在手术台上。

（4）开机，进入 BL-420 系统。

（5）在 ECG 输入接口上连接好心电引导电极。

（6）在监视状态下，通道选择：1 通道，选择"全导联动物心电"。2 通道，选择"张力"，依次进行每个实验项目。

（7）给动物接上心电图电极：先将 4 个金属针头分别插入四肢的皮下，然后将与导线相连的鳄鱼夹固定在金属针头上，连接对应关系：左前肢接黄线，左后肢接绿线，右后肢接黑线（此线为地线），右前肢接红线，白线为胸导联线。可选择性记录标 I 、II 、III 和 aVR、aVL 及 aVF 不同肢体导联的心电图。

（8）呼吸：将连接张力换能器上的蛙心夹夹住剑突下皮肤，调整合适张力，记录呼吸曲线。

（9）进入"记录状态"，此时计算机开始将信号记录在硬盘上。

（10）实验资料整理：选择"资料重现"，在屏幕上找到本次实验的文件名并打开，至要打印的曲线时，选"暂停"，再选"打印""所有通道打印"，便可以选择性打印。

（11）调整相关参数：放大倍数为 1000，时间常数为 0.01s，滤波为 30Hz，扫描速度为 50mm/s。

（12）打印一段正常的心电图，辨认 P 波、QRS 波群、T 波、P-R 间期、ST 段和 Q-T 间期。

（13）心电图波幅与时间的测量：心电图扫描速度为 25（50）mm/s 记录纸上横坐标表示时间，每一小格（1mm）代表 0.04（0.02）s；纵坐标表示电压，每一小格代表 0.1mV。用分规量取心电图各波的幅值和各间期时间。

（14）心率的测定：测量 5 个以上 R-R 间期时间，求其平均值，就是每个心动周期的时程，按下面公式求出心率：心率=60/R-R 间期（次/分）。

（15）心律的分析：心律的分析包括主导心律的判定，心律是否规则整齐和有无异位节律。

（16）P-R 间期和 Q-T 间期的测量：P-R 间期是指从 P 波起始点至 QRS 波群起始点之间的时间，又称为 P-Q 间期，主要反映房室传导时间。Q-T 间期是指从 QRS 波群起始点至 T 波终点之间的距离，代表从心室开始兴奋除极到完全复极所需时间。Q-T 间期的值与心率关系密切。

2. 观察项目

（1）观察正常心电图、呼吸曲线。

（2）自耳缘静脉缓慢注入 3% KCl，滴速<16 滴/分，直至出现高血钾症的心电图改变（T 波高尖）。

（3）观察到高钾血症的心电图改变后，分组采用下列一种抢救方法，观察各指标变化。

1）自耳缘静脉缓慢注入 5% $NaHCO_3$ 溶液 6～10ml（输入碱性溶液有利于钾离子从细胞外移入细胞内，从而使血钾离子浓度降低，使心肌的兴奋性改善；同时升高血浆钠离子浓度，进而也改善心肌的传导性）。

2）自耳缘静脉缓慢注入 10% $CaCl_2$ 溶液 1～2ml（提高血钙浓度可改善心肌的兴奋性与收缩性）。

3）自耳缘静脉缓慢注入 50% 葡萄糖 20ml 加胰岛素 4U（促进细胞外钾离子向细胞内转移）。

【注意事项】

1. 注射氨基甲酸乙酯的速度要先快后慢，如过快常导致动物死亡。

2. 如动物因手术切口疼痛而挣扎时，可皮下注射少量 1%普鲁卡因溶液维持局部麻醉。

3. 动物对注入氯化钾的耐受性有个体差异，有的动物需注入较多量的氯化钾才出现异常心电图表现。

4. 严禁静脉注射氯化钾。输注氯化钾时，速度不能太快，速度太快极易造成动物突然死亡。

5. 描记心电图时应注意避免周围电磁干扰。心电图电极针头不可插入肌肉组织过深，以免实验过程中肌肉震颤而干扰心电图波形。

6. 上课前请登录虚拟实验平台预习实验相关内容。

【讨论题】

1. 高钾血症对心脏有哪些影响?

2. 输注氯化钾后，有哪些异常心电图改变？它们的发生机制如何？

3. 治疗高钾血症的原则是什么？

4. 除静脉输注氯化钾外，你能否自己设计一种复制高钾血症模型的方法？

【实验准备】

1. 实验动物　家兔。

2. 实验器材和药品　哺乳动物实验手术器械、静脉输液装置（输液器、输液瓶、输液架、输液筐、输液头皮针）、医用胶布、兔手术台、电磁流量计、分规、注射器（2ml 3 个、10ml 2 个、20ml 1 个）及针头（包括 4 个金属针头）、五芯心电图导连线、塑料动脉插管、动脉夹、BL-420 生物信号分析系统、20%氨基甲酸乙酯、0.5%～1%肝素生理盐水、0.9%氯化钠溶液、3% KCl 溶液、5% NaHCO$_3$ 溶液、10% CaCl$_2$ 溶液、50%葡萄糖溶液、胰岛素、EOS 890/plus 自动分析仪。

（王建丽）

实验六　急性呼吸性酸中毒对呼吸及心血管活动的影响

【实验目的与原理】　对酸碱平衡失调的及时发现和正确处理常常是许多疾病治疗成功与否的关键。酸碱平衡失调是医学教育中的重点内容之一。本实验通过阻塞气道的方法复制急性呼吸性酸中毒动物模型，观察急性呼吸性酸中毒对呼吸、血压、动脉血血气及全身状况等的影响，并探索治疗急性呼吸性酸中毒的有效方法。本实验可强化学生对急性呼吸性酸中毒的认识和处理，提高学生今后在临床工作中认识和应对紧急情况的能力。

【实验步骤与观察项目】

1. 实验步骤

（1）检压系统的准备：压力换能器与动脉插管相连，经两个相连的三通开关将压力换能器腔内和动脉插管内注满肝素生理盐水，务必驱尽管道内空气，然后关好三通开关备用。

（2）手术。

1）取家兔称重，由耳缘静脉插入输液头皮针，用20%氨基甲酸乙酯溶液（5ml/kg）进行全身麻醉，并将动物仰卧位固定于兔手术台上。

2）颈部手术：颈部正中切口（5～7cm），暴露气管。分离一侧颈总动脉约2cm，穿两条线备用。

3）气管插管：于气管前壁做一倒"T"形切口，插入"Y"形气管插管并用粗线固定。"Y"形气管插管的两端接橡皮管。

4）颈总动脉插管：将分离的颈总动脉远心端结扎，近心端用动脉夹夹闭。在结扎处的近心端用眼科剪剪一斜口，向心脏方向插入已注满肝素生理盐水的动脉插管约 1cm，将血管及插管结扎牢固，并在结扎线的上方打结固定，以防滑脱，保持动脉插管与动脉在同一直线上，然后用胶布将动脉插管固定在手术台上，与压力换能器相连描记血压。

5）分离一侧股动脉，行动脉插管以备抽取动脉血做血气分析，动脉插管与三通管连接。2ml 玻璃注射器抽入肝素再将肝素推出（使注射器内壁涂以肝素），经三通开关用注射器取肝素抗凝的股动脉血 1ml，即刻套上插有橡皮塞的针头，以隔绝空气，进行血气分析。

6）胸骨剑突部位剪毛，用蛙心夹夹住皮肤，与张力换能器相连描记呼吸。

7）耳缘静脉插入头皮针，连接静脉输液装置，连续缓慢滴注生理盐水，以防血液凝固。

（3）结果记录。

1）血压：记录血压前，应通过调节三通开关旋钮，使压力换能器与大气相通，通过调节 BL-420 生物信号分析系统，将压力调至"0"点；然后调节三通开关旋钮，使压力换能器与颈总动脉插管相通，放开动脉夹便可记录血压。

2）呼吸：将张力换能器与胸壁皮肤相连，以记录呼吸。

3）描记一段正常呼吸、血压曲线。

（4）仪器的连接和使用

1）开机，进入 BL-420 生物机能实验系统。

2）在监视状态下，通道选择：2 通道选择"压力"；3 通道选择"张力"。

3）进入"记录状态"，此时计算机开始将信号记录在硬盘上，依次进行每个实验项目。

4）实验资料整理：选择"资料重现"，在屏幕上找到本次实验的文件名并打开，至要打印的曲线时，选"暂停"，再选"打印""所有通道打印"，便可以进行选择性打印。

2. 观察项目

（1）观察正常状态下的呼吸、血压曲线，检测动脉血血气。

（2）"Y"形气管插管的两端接橡皮管，一端橡皮管内先放置 6 号金属注射器针头，然后用金属夹夹住进行不完全封闭，另一端橡皮管在实验过程中用金属夹夹住完全封闭。当血压降低 1/4（30～40mmHg）时，自耳缘静脉缓慢注入 0.1mg/ml 去甲肾上腺素溶液 0.2ml，观察血压、呼吸曲线及动脉血血气的变化。

（3）解除气管阻塞，至动物血压、呼吸曲线恢复正常。耳缘静脉缓慢注入 0.1mg/ml 去甲肾上腺素 0.2ml，观察血压、呼吸曲线及动脉血血气的变化。

【注意事项】

1. 注射氨基甲酸乙酯的速度要先快后慢，如过快常造成动物死亡。

2. 阻断颈总动脉血流后，要及时插入颈总动脉插管，以防血流时间过久，血管内形成血块，影响血压记录。

3. 抽动脉血后，要立即在注射器上套上插有橡皮塞的针头，以防影响血气分析结果。

【讨论题】

1. 急性呼吸性酸中毒对心血管有何影响？

2. 解除气管阻塞对动物血压有何影响？其机制是什么？

3. 气管阻塞解除的前后，心血管对去甲肾上腺素的反应有何不同？为什么？

【实验准备】

1. 实验动物 家兔。

2. 实验器材和药品 哺乳动物解剖器械、静脉输液装置、动脉夹、两端接橡皮管的"Y"形气管插管、6 号金属注射器针头、动脉插管及压力换能器、蛙心夹及张力换能器、BL-420 生物机能实验系统、家兔手术台、2ml 注射器及 20ml 注射器各 1 支、1ml 注射器及橡皮塞

4 对、三通管、头皮针、20% 氨基甲酸乙酯溶液、肝素稀释液、生理盐水、0.1mg/ml 去甲肾上腺素。

（王婧婧　郭晓笋）

实验七　失血性休克

【实验目的与原理】　大量失血引起的休克称为失血性休克（hemorrhagic shock），常见于外伤引起的出血、消化性溃疡出血、食管曲张静脉破裂、妇产科疾病所引起的出血等。失血后是否发生休克不仅取决于失血的量，还取决于失血的速度。当少量失血（不超过总血量的 20%）时，可通过机体的调节作用，使动脉血压不致显著下降。而当快速、大量（超过总血量的 30%）失血而又得不到及时补充的情况下，即可发生休克。

本实验的目的是应用兔急性失血性休克模型，观察失血对呼吸、循环的影响，并分析其代偿机制，探讨低血容量性休克的抢救方法及相应机制。

【实验步骤与观察项目】

1. 实验步骤

（1）仪器连接和使用：开机，进入 BL-420 生物机能实验系统。通道 2 连接血压并调零、定标。通道 3 选择"张力"。进入"记录状态"，此时计算机开始将信号记录在硬盘上，依次进行每个实验项目。

（2）血压换能器的准备：将可用于测量动脉血压的压力换能器的输入端连至 BL-420 系统的第 2 通道。压力换能器经三通管与动脉插管相连，由三通管向压力换能器注入生理盐水，向动脉插管注入 0.5% 肝素生理盐水，并排出管道内的气泡，然后关好三通管。将水检压计内注满生理盐水。

（3）静脉输液装置的准备：应用 0.9% 的氯化钠溶液准备静脉输液装置，排气泡，备用。

（4）麻醉和固定动物：家兔称重后，以 20% 氨基甲酸乙酯溶液 5～6ml/kg 耳缘静脉注射，麻醉后，仰卧位固定于手术台上。

（5）手术操作。

1）气管插管：剪去颈前部毛，行 5～7cm 正中切口，于颈部皮下小心分离出颈外静脉，其下穿两根线备用。钝性分离皮下组织和浅层肌肉，暴露气管，在甲状软骨下约 1cm 处做一倒"T"形切口，插入气管插管并结扎固定。

2）分离左侧颈总动脉：将颈部切口边缘的皮肤及肌肉向外侧拉开，在气管两侧可见纵行的颈总动脉鞘，鞘内伴行有颈总动脉、迷走神经、交感神经和减压神经。用玻璃分针分离左侧颈总动脉，穿线备用。

3）分离右侧颈外静脉，由颈外静脉插入静脉插管并连接输液装置缓慢滴入生理盐水以保持管道通畅，以备给药用。

4）分离一侧股动脉：切开一侧股部皮肤，行股动脉插管，以备放血用（插管前管内充肝素以防凝血）。

5）颈总动脉插管描记血压：将分离的左侧颈总动脉远心端结扎，近心端用动脉夹夹闭。在结扎处的近心端用眼科剪剪一斜口，向心脏方向插入已注满肝素生理盐水的动脉插管约 1cm，将血管及插管结扎牢固，并在结扎线的上方打结固定，以防滑脱，保持动脉插管与动脉在同一直线上，然后用胶布将动脉插管固定在手术台上，与压力换能器相连描记血压。

6）描记呼吸：胸骨剑突部位剪毛，用蛙心夹夹住皮肤，与张力换能器相连描记呼吸。

2. 观察项目

（1）放血前观察各项生理指标：呼吸、血压及口唇颜色。

（2）用 20ml 注射器（事先放入少许肝素以抗凝）由股动脉快速（10～15min）少量放血（10%）入烧杯（事先放入少许肝素以抗凝）内，观察各参数变化，大约 10min 后将等量血液从三通管活塞的侧管输入颈外静脉内，观察上述各参数有何改变。

（3）用 20ml 注射器（事先放入少量肝素以抗凝）由股动脉快速（10～15min）大量放血（30%）入烧杯（事先放入少许肝素以抗凝）内，观察各参数变化。以治疗方法的不同，实验动物 6 只分为 A、B 和 C 三组，每组 2 只。

A 组：将等量抗凝血液+1/3 血量生理盐水从三通管活塞的侧管输入颈外静脉内，观察上述各参数有何改变。

B 组：将等量抗凝血液+1/3 血量生理盐水+0.2ml 去甲肾上腺素溶液（0.1mg/ml）从三通管活塞的侧管缓慢输入颈外静脉内，观察上述各参数有何改变。

C 组：将等量抗凝血液+1/3 血量生理盐水+5% $NaHCO_3$ 溶液 5ml/kg+0.2ml 去甲肾上腺素溶液（0.1mg/ml）从三通管活塞的侧管输入颈外静脉内，观察上述各参数有何改变。

D 组：0.2ml 去甲肾上腺素溶液（0.1mg/ml）从三通管活塞的侧管缓慢输入颈外静脉内，观察上述各参数有何改变。

E 组：模型对照，不采取治疗措施，观察上述各参数的改变。

【注意事项】

1. 腹股沟区股动脉段常有分支，不可盲目用力，以防撕裂血管，引起出血。遇到分支时，不必处理，可继续分离下段血管。分离时一定仔细、耐心、轻柔，以防出血。

2. 实验中注意保持各导管的正常位置，以防扭曲造成阻塞。

3. 导管内出现血液凝固时，应去除血块，重新灌注肝素生理盐水。

【讨论题】

1. 股动脉少量放血和大量放血时各参数有何变化？为什么？

2. 请分析比较抢救失血性休克时以上各种治疗方法的效果有何不同，为什么？

【实验准备】

1. 实验对象 家兔（注：体重 2.5kg 以上的健康家兔）。

2. 实验器材和药品

（1）实验仪器及其配套用品：BL-420 生物机能实验系统、血压换能器（连接 1 个颈总动脉插管、2 个三通管）、张力换能器、连接三通管的股动脉插管 1 个、连接三通管的颈总静脉插管 1 个、静脉输液装置、头皮针。

（2）器械及用品：哺乳动物手术器械一套、家兔手术台、动脉夹、气管插管、纱布、棉球、注射器（1ml 1 只、20ml 2 只）、手术线、固定动物用细绳、玻璃分针、50ml 玻璃烧杯 2 只。

（3）药品：生理盐水、20%氨基甲酸乙酯溶液、肝素、0.5%肝素生理盐水（125U

肝素溶液 1ml+0.9%氯化钠溶液 9ml 配置而成）、0.1mg/ml 去甲肾上腺素溶液、5% NaHCO$_3$溶液。

（王建丽）

实验八　急性弥散性血管内凝血

【实验目的与原理】 弥散性血管内凝血（disseminated intravascular coagulation，DIC）是指在某些致病因子作用下，凝血因子和血小板被激活，引起广泛的血管内微血栓形成，同时或相继发生消耗性低凝和继发性纤溶亢进，从而出现器官功能障碍的病理过程。典型的 DIC 的发展一般经过高凝期、消耗性低凝期及继发性纤溶亢进期。在 DIC 发生发展过程中，各种凝血因子和血小板因大量消耗而明显减少，纤维蛋白（原）降解产物（fibrinogen degradation products，FDP）增多，从而发生出血和器官功能障碍。

本实验通过复制动物急性弥散性血管内凝血（DIC）模型，观察 DIC 时体内凝血因子和 FDP 含量的改变，探讨 DIC 的发病机制；了解 DIC 的诊断标准及有关的实验室检查；了解抗凝药物的治疗效果。

【实验步骤与观察项目】

1. 取家兔 2 只，分为对照组和治疗组。称重，仰卧位固定于兔台上，剪去颈部被毛，用 1%普鲁卡因溶液局部浸润麻醉。

2. 切开颈部皮肤，分离出颈外静脉及颈总动脉，颈外静脉插管与输液装置相连，用以滴注兔脑浸液；颈总动脉插管，用以采血。

3. 放开动脉夹，最先流出的数滴血弃去，取血进行血小板计数和血浆纤维蛋白原定量测定；在盛有 0.8ml 枸橼酸钠的试管内放入兔血 7.2ml，上下颠倒混匀（注意勿震），以 3000r/min 离心 10min，取其血浆做凝血酶时间（TT）、凝血酶原时间（PT）及血浆鱼精蛋白副凝试验（3P 试验）。

（1）血小板计数：取试管一支，加血小板稀释液 4ml；用血红蛋白吸管吸取血液 20μl，擦去吸管外部余血，将全血吹入稀释液，并用稀释液洗尽吸管内余血，立即混匀。用滴管将稀释血液滴到计数板上静置 2～3min，用高倍镜计数中央大格的 25 个中方格的血小板数，所得数乘以 2000 即为每微升血小板数[正常值：人（100～300）×10^9/L；兔（300～600）×10^9/L]。

（2）纤维蛋白原定量测定（快速法）：取试管 8 支，分别加入 0.5ml 6-氨基己酸溶液；取全血 0.5ml 放入第 1 管，混匀后吸 0.5ml 放入第 2 管，以此类推，连续稀释至第 8 管，最后弃去 0.5ml。于各管加 2%氯化钙溶液 0.2ml，轻摇匀，再加凝血酶 1 滴，混匀，置室温 10min。每管各加生理盐水 2ml，观察凝块出现的试管稀释度（注意从第 8 管开始观察）。按表 2-3-1 推算各管纤维蛋白含量。

（3）凝血酶时间（TT）测定：取小试管 1 支，置于 37℃水浴中，加入血浆 0.2ml，加凝血酶溶液 0.2ml，同时开动秒表，记录血浆凝固时间。

（4）凝血酶原时间（PT）测定：取小试管 1 支，放入血浆及兔脑粉浸液各 0.1ml，然后加 0.025mol/L 氯化钙溶液 0.1ml，立即开动秒表，不断轻轻振摇试管，记录液体停止流动所需要的时间。

（5）血浆鱼精蛋白副凝（3P）试验：取血浆 1ml 放入小试管内，置于 37℃水浴中 3min。加鱼精蛋白溶液 0.1ml，混匀，置 37℃水浴 15min 立即观察结果，出现白色纤维蛋白丝者为阳性，混浊者为阴性。

表 2-3-1 纤维蛋白含量推算表

试管	稀释度	凝血因子 I 含量（mg/100ml）
1～2	2～4	<25
3	8	25～35
4	16	35～60
5	32	60～120
6	64	120～200
7	128	200～400
8	256	>400

注：正常值为人 2～4g/L；犬 3～4g/L。

4. 经颈外静脉插管滴注兔脑粉浸液，按 80mg/kg 计算，将总用量以生理盐水稀释至 30ml，滴注前，37℃水浴中放置 10min，于 15min 内注完。滴注速度：第一个 5min，1.0ml/min；第二个 5min，2.0ml/min；最后 5min，3.0ml/min。

5. 滴入兔脑粉浸出液后，对照组静脉缓慢滴入生理盐水；治疗组静脉滴入 1mg/ml 肝素钠 2ml/kg，之后给予生理盐水静脉滴入。

6. 在滴注兔脑粉浸液开始后的 10min、45min、90min 采血，分别进行血小板、纤维蛋白原凝血因子 I、TT、PT、3P 试验测定。比较 DIC 前后上述各项试验结果有何不同。比较对照组与治疗组各项试验结果的差别。

7. 实验完毕后，处死动物，观察以下指标。

（1）血液凝固性的变化，有无血液不易凝固的情况。

（2）内脏（肺、肾、心、肝）大体情况，有何病理改变。

【注意事项】

1. 滴注兔脑粉浸液的原则是先慢后快，切忌过快，否则极易造成实验动物的猝死。

2. 每次采血完毕要用注射器从插管内推进适量的生理盐水，以防管内血栓形成，但不能使用抗凝剂。

3. PT 试验中水浴温度需恒定在 36～38℃，温度过高或过低均可使 PT 延长。

【讨论题】

弥散性血管内凝血的发病机制是什么？

【实验准备】

1. **实验动物** 家兔。

2. **实验器材和药品** 兔手术台、实验手术器械一套、注射器（2ml、5ml、10ml）、气管插管、静脉插管、输液瓶、胶管、螺旋夹、动脉套管、离心机、试管、吸管、培养皿、恒温水浴箱、秒表、血红蛋白吸管、血细胞计数板、显微镜、1%普鲁卡因溶液、3.8%枸橼酸钠、40mg/ml 兔脑粉生理盐水浸液、血小板稀释液、0.025mol/L 氯化钙、2%氯化钙、1%

硫酸鱼精蛋白、凝血酶液、1mg/ml 肝素、生理盐水。

（郭晓笋　王婧婧）

实验九　缺血-再灌注损伤对肠系膜微循环的影响

【实验目的与原理】　缺血-再灌注损伤是临床常见的病理过程，凡是在组织器官缺血基础上的血液再灌注都可能成为缺血-再灌注损伤的发病原因。正常情况下，血管内皮细胞与血液中流动的中性粒细胞有相互排斥作用，这是保证微血管灌流的重要条件。缺血-再灌注早期，即可见中性粒细胞黏附在血管内皮细胞上。随后血小板沉积和红细胞聚集，造成毛细血管阻塞。再灌注时，损伤的血管内皮肿胀，可导致管腔狭窄，阻碍血液灌流。并且进一步压迫微血管，促进无复流现象的发生。缺血-再灌注损伤还可导致毛细血管通透性增高和间质水肿。

本实验通过钝性游离肠系膜上动脉，在其根部以无创伤动脉夹夹闭阻断血流 45min 造成肠缺血，然后打开动脉夹恢复血流灌注 2h 制备肠缺血-再灌注损伤模型，观察缺血-再灌注损伤对肠系膜微循环的影响，并了解防治缺血-再灌注损伤的基本原则。

【实验步骤与观察项目】

1. 假手术组　以 20%氨基甲酸乙酯溶液（2g/kg）肌内注射麻醉大鼠，常规消毒，取腹正中约 4cm 长纵行切口，剪开腹膜打开腹腔，将肠管推向腹腔右侧，钝性游离肠系膜上动脉（图 2-3-6），穿线，肠管复位，纱布覆盖切口 2h 45min。

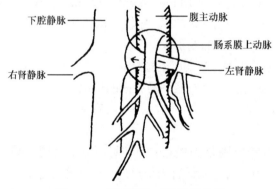

图 2-3-6　肠系膜上动脉及其毗邻

肠系膜微循环观察：将大鼠转移至 WX-84 型恒温彩色微循环显微仪上，将大鼠腹腔脏器推向右侧，找到回盲交界处，轻轻拉出回盲祥约 10cm（用止血钳夹住腹部切口，以防肠管外溢。用温生理盐水纱布保护平铺固定）。将该段肠管及肠系膜浸入事先已充满 38℃台氏液的有机玻璃恒温水浴灌流盒中，然后把肠系膜轻轻平铺在有机玻璃凸形观察环上，压上固定板，调整台式液的液面，使液面刚刚覆盖过肠系膜。将肠系膜置于微循环显微镜下观察，打开冷光源，调节显微镜焦距及色彩，观察并记录正常大鼠肠系膜微循环（血管入口直径、出口直径、流速、流态、红细胞聚集、白细胞渗出）。

小肠缺血-再灌注损伤程度的观测：肠系膜微循环检测结束后，将小肠轻轻拉出，按 Hackel 分度标准观察小肠出血损伤情况。从十二指肠至回肠段，0 度：无出血；Ⅰ度：散在点状出血；Ⅱ度：大段出血占 1/4 肠段；Ⅲ度：50% 以上肠段出血；Ⅳ度：几乎全部小肠段出血。

2. 缺血-再灌注组 常规消毒，取腹正中切口，钝性游离肠系膜上动脉，在其根部以无创伤动脉夹夹闭阻断血流 45min 造成肠缺血，然后打开动脉夹恢复血流灌注，于再灌注 2h 结束。

按上述方法，观察并记录大鼠肠系膜微循环（血管入口直径、出口直径、流速、流态、红细胞聚集、白细胞渗出），小肠出血损伤情况。

3. 缺血后处理组 夹闭肠系膜上动脉 45min 后即刻进行 3 轮 1min 再灌注/1min 缺血的缺血后处理，然后持续灌注 2h 结束。

按上述方法，观察并记录大鼠肠系膜微循环（血管入口直径、出口直径、流速、流态、红细胞聚集、白细胞渗出），小肠出血损伤情况。

【注意事项】

1. 采用肌肉麻醉，而不是腹腔麻醉，否则肠系膜微循环会受到麻醉剂的影响。

2. 钝性分离肠系膜上动脉时，注意解剖关系，先找到左肾静脉，在其汇入下腔静脉的上方即可见到肠系膜上动脉，于其起始部穿线备用。

【讨论题】 缺血后处理防治缺血-再灌注损伤的机制是什么？

【实验准备】

1. 实验动物 大鼠。

2. 实验器材和药品 大鼠固定器、手术器械一套、动脉夹、纱布、棉球、粗线绳、缝合针、注射器、WX-84 型恒温彩色微循环显微仪、BI-2000 医学图像分析系统、超级恒温水浴、有机玻璃恒温水浴灌流盒、天平、20% 氨基甲酸乙酯溶液、75% 乙醇溶液、台氏液、液状石蜡、生理盐水等。

（郭晓笋 王婧婧）

实验十 急性肾缺血对肾泌尿功能的影响

【实验目的与原理】 急性肾衰竭是临床上常见的病理过程，常表现为尿量显著减少或无尿。肾缺血是急性肾衰竭的常见病因。本实验的目的在于观察急性肾缺血对泌尿功能的影响。

【实验步骤与观察项目】

1. 实验步骤

（1）麻醉与固定：耳缘静脉注射 20% 氨基甲酸乙酯溶液（5ml/kg），待动物麻醉后仰卧位固定于兔台上。

（2）手术：手术步骤见实验"影响尿生成的因素"。记录并分别收集两侧肾尿液。

（3）仪器连接及参数设置。

1）BL-420 生物机能实验系统。

a. 将压力换能器接在 1 通道，尿滴/刺激线接在记滴/刺激插孔。

b. 在"实验项目"菜单中的"泌尿实验"菜单项，选择"影响尿生成的因素"实验项目。

c. 选择"增益"100;"扫描速度"5.0s/div。

d. 刺激器设成"连续刺激",串间隔10ms,强度3.0V,波宽1.0ms,波间隔10ms,串长1个。

e. 按▦键（当前通道信号直流平衡减档命令）使信号曲线移至基线下5格。

f. 若尿滴有明显的漏记现象,可适当加快显示速度。

g. 按●键（实时数据记录命令）开始记录。描记一段药前正常曲线后,开始加药。

h. 加药完毕,按■键（停止数据显示与记录命令）结束实验,在弹出"另存为"的对话框中,输入存储波形数据文件的名字（默认文件名为"月日时分.dat"）,输入完文件名后按"确定"按钮。

i. 打印实验图形:①按▣键（反演数据读取命令）选择反演数据文件。在弹出的"打开"对话框中,选择已存储的数据文件名,确定后开始反演。②按▣键（打印当前通道图形命令）打印当前通道图形。

2）电磁流量计。

a. 探头选择:选用内径比血管直径小5%～10%钩形探头。

b. 浸泡探头:为保证较好的传导性,用前应将选好的探头泡在盛有生理盐水的烧杯中至少30min,新探头应浸泡2h。

c. 将探头导线插头插连到主机相应插座上,接通电源,开机预热10min,电源接地,后面板置"MASTER"处。

d. 仪器校正:按校准键CAL SET［1］,使其所显示的数值与所选择探头标记号码一致,灯［4］亮。按键ZERO［2］后,再按键CAL［3］,由显示窗［15］显示标准流量值。

e. 调节零点,先后按键Bal［4］,auto bal［5］,灯［5］亮时表示已完成自动平衡。

f. 将探头在盐水中摇动,由于有电流产生,出现输出信号,证明电磁流量计工作正常。如不出现信号,除仪器出现故障外,探头壁内有气泡也是原因之一,应多摇动几次赶走气泡。摇动探头时,勿将探头碰及烧杯,以免损坏探头。

g. 挂靠探头,将探头挂在已分离的肾动脉干上,并予以固定,防止探头移动。探头必须与血管垂直,血管不可扭曲、牵拉,血管与探头间须无间隙或气泡,可倒入少量生理盐水,保证良好接触。按键FLOW［6］,约25s后由显示窗［15］显示出准确稳定的流量。可根据需要按键PULSE［8］及STROKE FLOW［11］,得每搏流量信号,按键MEAN［9］及MEAN FLOW［12］得平均流量信号。

手术和实验装置连接完成后,放开动脉夹,开动记滴器,记录血压、尿量及肾血流量,进行下列观察。

2. 观察项目

（1）记录一段正常血压曲线,观察尿液滴数和肾血流量。

（2）耳缘静脉注射38℃生理盐水15ml和5%葡萄糖溶液15ml,观察血压、尿液滴数和肾血流量的变化。

（3）用动脉夹夹闭左肾动脉5～15min,放松结扎后,分别收集两侧输尿管导管中流出的尿液20min,观察血压、尿量和肾血流量的变化。

（4）给兔耳静脉内注入 1%亚甲蓝溶液 10ml，观察从两侧输尿管导管中流出的尿液颜色。

（5）再次夹闭左肾动脉 5～15min，放松结扎后，分别收集两侧输尿管导管中流出的尿液 20min，观察血压、尿量和肾血流量的变化。

【注意事项】 手术时应按颈部手术→腹膜外暴露左侧肾→腹部手术的顺序进行，因腹膜外暴露左侧肾手术后肾动脉有一段强烈收缩时间，可利用此时间进行腹部手术。

【讨论题】

1. 急性肾缺血后尿量有何变化，为什么？

2. 你认为哪些方法对急性肾缺血有保护作用？

【实验准备】

1. 实验动物 家兔。

2. 实验器材和药品 BL-420 生物机能实验系统、电磁流量计、血压换能器、刺激器（多用仪）、保护电极、记滴器、哺乳类动物手术器械一套、兔手术台、气管插管、动脉插管、输尿管导管、注射器（1ml、20ml）及针头、1%亚甲蓝（美蓝）、5%葡萄糖溶液、生理盐水、肝素生理盐水溶液（100U/ml）。20%氨基甲酸乙酯（乌拉坦）溶液、呋塞米（速尿）。

（王婧婧　郭晓笋）

实验十一　家兔肠系膜上动脉缺血性休克对肾功能的影响

【实验目的与原理】 急性肠系膜上动脉缺血（ASMAI）是由于肠系膜上动脉（SMA）供血障碍导致缺血，进而引起肠壁坏死的综合征。ASMAI 分为急性肠系膜上动脉栓塞（ASMAE）、急性肠系膜上动脉血栓形成（ASMAT）和非阻塞性肠系膜上动脉缺血（NOSMAI）。ASMAI 的病理生理学主要表现：①小肠微循环缺血、缺氧、代谢障碍，乳酸堆积导致酸中毒。②血管通透性增加，血浆外渗，血液黏度增加，肠腔毒素及细胞代谢产物入血，影响心肌的收缩力，导致心功能障碍，更使有效循环血容量下降，出现中毒性休克。③肠系膜上动脉闭塞性休克时小肠循坏障碍，血液淤积，且因小肠长时间的缺血缺氧引起肠壁细胞坏死和血管通透性增高，导致大量体液从肠腔丢失，肠道内的细胞代谢物和毒素进入血液，进而影响心血管及其他脏器的功能。实验室可用夹闭 SMA 复制肠系膜上动脉缺血性休克的实验动物模型。

本实验的目的是观察家兔在急性肠系膜上动脉缺血性休克时的全身状况、血压、血液中脂质氧化终产物丙二醛（MDA）含量、血/尿中肌酐（Cr）含量及内生肌酐清除率（Ccr），判别其对肾功能的影响及可能的机制。

【实验步骤与观察项目】

1. 麻醉与手术

（1）动物麻醉：家兔称重后，用 20%氨基甲酸乙酯溶液（5ml/kg）由耳缘静脉缓慢注入。注射期间注意观察肌张力、呼吸频率和角膜反射的变化。麻醉后仰卧位固定在兔台上。

（2）手术。

1）右侧颈静脉插管记录中心静脉压（CVP）：家兔颈部剪毛，沿甲状软骨下正中剪开皮肤 6cm，沿正中线分离皮下组织，游离一段 2～3cm 的颈静脉，插入 5～6cm 长的静脉导管直达右心房，经压力换能器与 PCLab 医用计算机实验系统相连，记录中心静脉压。

2）左侧颈总动脉插管记录动脉血压（ABP）：用止血钳沿正中线钝性分离肌肉（胸骨舌骨肌），暴露气管。即可见到气管两侧与气管平行的左、右颈总动脉，游离左侧颈总动脉，远心端结扎，用动脉夹夹住动脉的近心端，在尽可能长的远心端处用眼科剪将动脉剪开一斜口，约剪开血管周径的一半，然后将动脉插管向心脏方向插入动脉，用已穿好的线结扎紧插入动脉的插管，并将同一结扎线固定于插管壁，记录动脉血压。

3）游离肠系膜上动脉：腹部剪毛，在齐右肾部位腹部正中剪开皮肤，打开腹腔。将家兔腹腔内脏推向左侧，在肠系膜根部找到右肾动脉对侧由腹主动脉垂直发出的分支（即肠系膜上动脉），游离并穿线备用。

4）输尿管插管记录尿量：在耻骨联合上缘上 0.5cm 处，沿正中线剪开皮肤 4～6cm，自腹白线剪开腹壁，在膀胱底部找出两侧输尿管，分别把已充满生理盐水的输尿管插管插入双侧输尿管，结扎固定，用一带刻度试管收集尿液。手术完毕后，用生理盐水纱布覆盖腹部创口。

2. 观察项目

（1）血流动力学指标：平均动脉血压、中心静脉压。

（2）生化代谢指标：血清丙二醛检测、血/尿肌酐检测。

（3）肾尿生成指标：尿量。

附 1　MDA 含量测定方法

配制甲、乙液：①甲液配制方法，1 号试剂：2 号试剂：3 号试剂=0.1ml：3ml：1ml 混合备用。②乙液配制方法，1 号试剂：2 号试剂：双蒸水=0.1ml：3ml：1ml 混合备用。

测定方法：见表 2-3-2。

表 2-3-2　MDA 测定步骤

	标准管（ml）	标准空白管（ml）	测定管（ml）	测定空白管（ml）
标准品	0.1	—	—	—
测试样品	—	—	0.1	0.1
甲醇	—	0.1	—	—
甲液	4.1	4.1	4.1	—
乙液	—	—	—	4.1

旋涡混匀器混匀，置沸水浴 40min，4000r/min、离心 10min，吸取上清液

蒸馏水调零、1cm 杯子、532nm 处比色

计算：测定管吸光度-测定空白管吸光度÷标准管吸光度-标准空白管吸光度×10nmol/ml=测定样品中丙二醛含量 nmol/ml。

参考值：人血清（浆）7.1 ± 1.2nmol/ml。

标准管参考吸光度：当标准品取样量为 0.1ml 时，则吸光度为 0.060～0.070

附 2 肌酐含量测定方法（表2-3-3）

表 2-3-3 Cr 测定步骤

	标准管（S）(ml)	标准空白管（S_0）(ml)	测定管（R）(ml)	测定空白管（R_0）(ml)
肌酐标准应用液	0.25	0.25	—	—
测试样品	5.0	—	0.25	0.25
测定苦味酸	—	5.0	5.0	—
空白苦味酸	—	—	—	5.0

混匀，置 37℃水浴中 20min，再放到冷水盆中迅速转动 1min 使冷却。在 520nm 波长处以各空白管调零比色

计算：（1）血、尿肌酐含量：

$$2 \times \frac{R - 0.1}{S - 0.1} - 0.23 = mg\%$$

（2）内生肌酐清除率：

$$Ccr = \frac{尿肌酐浓度}{血肌酐浓度} = \%$$

3. 肠系膜上动脉缺血性休克对肾功能影响

（1）记录实验前各观察指标：记录家兔平均动脉血压（mmHg）、中心静脉压（cmH$_2$O）和尿量（ml/min），由静脉插管取 2ml 血，离心（3000r/15min），取血清和尿液分别做血/尿肌酐测定及血清 MDA 测定。

（2）复制家兔肠系膜上动脉缺血性休克模型：提起预留肠系膜上动脉的穿线，暴露已分离好的肠系膜上动脉，用动脉夹夹闭 60min，复制家兔肠系膜上动脉缺血性休克模型。

第 60min 时记录家兔平均动脉血压（mmHg）、中心静脉压（cmH$_2$O）和尿量（ml/min），由静脉插管取 2ml 血离心（3000r/15min），取血清和尿液分别做血/尿肌酐测定及血清 MDA 测定。

（3）观察不同干预因素对家兔肠系膜上动脉缺血性休克导致肾功能损伤的保护作用。

实验室各组在肠系膜上动脉缺血 60min 时分别给予不同处置因素。

1）阴性对照组：不做任何处理。

2）阳性对照组：静脉注射 37℃ 20ml/kg 生理盐水。

3）血液碱化组：静脉注射 5%NaHCO$_3$溶液 3ml/kg+37℃生理盐水 17ml/kg。

4）激素治疗组：静脉注射 5%氢化可的松，3ml/kg+37℃生理盐水 17ml/kg。

5）改善微循环组：静脉注射复方丹参注射液，3ml/kg+37℃生理盐水 17ml/kg。

施加干预因素后 60min 时，记录家兔平均动脉血压（mmHg）、中心静脉压（cmH$_2$O）和尿量（ml/min），由静脉插管取 2ml 血离心（3000r/15min），取血清和尿液分别做血/尿肌酐测定及血清 MDA 测定。

【注意事项】

1. 分离肠系膜上动脉和上静脉动作要轻，切勿损伤血管。夹闭血管时，要用带有橡皮套的动脉夹夹闭。

2. 拉肠袢要轻，以免引起出血和创伤性休克。

3. 手术过程中尽量减少出血。分离组织时，要钝性分离，并注意结扎小血管，以免注射肝素后手术部位渗血。

【**实验准备**】

1. 试验动物 家兔。

2. 实验器材和药品 医用计算机记录系统、家兔手术台、哺乳动物手术器械、压力换能器、动脉和静脉插管、三通管、注射器（1ml、2ml、5ml、10ml、50ml）、手术线、纱布、脱脂棉、输液装置、分光光度计、恒温水浴箱、离心机。丙二醛试剂盒、肌酐检测试剂盒、37℃生理盐水、氢化可的松琥珀酸钠、5%NaHCO₃溶液、复方丹参注射液。

（张 犁）

第四章　心理学基本实验

实验一　情绪与其生理指标测试

【实验目的与原理】　情绪是个体受到情境刺激时，经过是否符合自己需要的判断后产生的行为变化、生理变化和对事物态度的主观体验。由于自主神经系统的活动，当有机体处于某种情绪状态时，其内部会发生一系列的生理变化，测量这些变化的指标就是生理指标。常用的生理指标包括皮肤电反应、脉搏、血压、血管容积、呼吸、脑电波及部分生化指标（如血浆 11-羟皮质类固醇含量、肾上腺素和去甲肾上腺素排出量）等。此外，眼动、瞳孔反应、皮肤温度、血糖、血液的化学成分（如血氧含量）、外部腺体（如泪腺、汗腺）、内分泌功能（如胰岛素、抗尿激素）、肌电、肌肉（如表情肌）等也是重要的生理生化指标。心理学家和生理学家在长期的实践中发现，生理指标的测量并不能为特定的情绪提供明确的模式，它所提供的只是关于有机体所处的特定唤醒水平的信息，即可以不同程度地反映出有机体的唤醒水平和活动情况，但单一的指标在使用时存在着很大缺陷。

许淑莲等在研究针刺激麻醉原理时，对皮电、血压等生理指标进行了研究，发现血压、脉率、自发皮电三者与情绪状态的关系均不显著；而脉幅波动和呼吸波动则与情绪状态有关，即镇静者呼吸比较均匀，脉搏比较平稳。如果将脉幅波动、呼吸波动和自发皮电三项综合指标与情绪状态相比较，则二者有极其显著的关系。由此说明在测量情绪状态时，采用多项生理指标综合使用具有很大优点。

由于对生理指标的综合使用的需要，形形色色的多项生理记录仪应运而生。典型的多项生理记录仪一般包括心率、血压、呼吸和皮肤电的测定。

【实验步骤与观察项目】

1. 实验步骤

（1）熟悉多项生理记录仪的使用（记录多项生理指标的变化）

（2）让被试躺在床上，告之实验指导语："这是一个测量多项生理指标的实验。需要在你身体的某些部位放置金属片，但它不会使你感到不舒服，也不会有任何不良的后果。你只要安静地躺着，心情和肌肉要尽量放松。"然后测量被试多项生理指标的基线（被试的常态自然曲线）2min。

（3）联想实验：当基线平稳时，依次让被试回忆或想象能引发其喜、怒、哀、惧四类不同性质情绪的场景，并记录生理指标的变化。

2. 观察项目

（1）当联想实验开始时，同时注意观察并记录被试的表情变化（面部表情、姿态表情、言语表情）（表 2-4-1）。

表 2-4-1　不同情绪刺激时的生理指标变化

情绪体验	心率	血压	呼吸	皮肤电	手指运动
喜					
怒					
哀					
惧					

（2）根据上述数据比较不同性质情绪体验时生理指标变化的差异。

【讨论题】　你认为生理指标变化作为测量情绪变化的客观指标有无局限性？

【实验准备】

1. 实验对象　人。

2. 实验器材　多项生理记录仪。

（张　茜）

实验二　艾森克人格测验

【实验目的与原理】　人格是一种十分复杂的心理现象，因心理学家所持有的理论观点或研究角度的不同，他们对人格概念的理解也就不一致。国际上一般将"人格""气质"和"性格"合并叙述，同时考虑到与临床上谈论的人格障碍相对应，人格是指一个人的思维、情绪和行为的特征模式，以及这些模式背后隐藏或外显的心理机制，即一个人身上存在着的一些持久、稳定特征，这种特征在不同地点、情形及与他人的交往中表现出的一致性。

艾森克人格测验（Eysenck personality questionnaire，EPQ）分成人和儿童用两式，分别调查 16 岁以上的成人和 7～15 岁的儿童的个性类型，它是英国伦敦大学的艾森克教授及其夫人，在艾森克的先前几个个性调查表的基础上所发展起来的，并广泛应用于英国和欧洲的一些国家。在艾森克的人格理论中，他将人格划分为三个不同的维度，并通过 E 和 N 两个维度的交叉，即可得知被试者的个性特点。我国于 1980 年引进并修订了这个量表。当时由湖南医学院龚耀先教授主持，全国 13 个省市参加了协作，制定了儿童和成人两套中国常模，题目修订为 88 个。陈仲庚教授建立了成人的北京常模，题目修订为 85 个。两个版本都具有较高的信度和效度。1999 年 3 月由北京大学心理系修订的艾森克人格问卷简式量表完成，题目数量变得更少，只有 48 个题。

EPQ 测验由 P、E、N、L 四个分量表组成，主要调查内外向（E）、神经质（N）、精神质（P）三个个性维度，说谎（L）是附加量表，主要是检查被试者回答的真实程度。艾森克认为：E 维因素与中枢神经系统的兴奋抑制的强度密切相关，N 维因素与自主神经的不稳定性密切相关，他还认为遗传不仅对 E 和 N 因素有着强烈影响，而且也与 P 维因素有关。P 量表发展较晚，其中的项目是根据健康人和患者共同具有的特质，经过筛选得来的，不及 E 和 N 量表成熟。卡特尔认为，个性的基本单元是特质，特质是从人的行为推论而得出的，它表现出特征的、相当持久的行为属性，也代表行为的倾向性。艾森克认为在人格的各个维度中，每一个维度都是具有两极性的连续体，内外倾维是由内倾逐渐过渡到外倾，神经质维是从情绪的稳定过渡到不稳定，不同的人格特点，在两个维度的位置上也是不同的，他用两个维度的交叉来表示了人的主要特质。

【实验步骤与观察项目】

1. 实验步骤

（1）要求被试者对问卷做是或否的回答，且每个题目都要回答。

（2）对每个问题都要认真回答，不要过多地考虑怎样回答才是正确的，因为这些题目没有好坏之分，也没有捉弄人的地方。

（3）看完以后最好回答自己的第一印象。

（4）采用北大青鸟公司生产的心理测评工具箱标准版：打开电脑及测试反应键插口箱的开关，双击桌面工具箱图标，在显示的菜单上点击人格测验，双击艾森克人格测验成人版，在显示桌面的右侧点击开始测试，然后输入被试信息，并将被试信息添加到右侧的表中，点击确定，按照窗口显示进入反应键检测，待检测完毕即可开始测验。

2. 观察项目 测试结束后，点击结果报表→报表显示→打印结果和专家解释与建议。

【讨论题】

1. 学习剖析图的做法，并学会对该测验进行简单的分析与结果解释。

2. 结合实验谈谈怎样理解 EPQ 中三个维度在正常人与心理障碍患者中的表现。

【实验准备】

1. 实验对象 人。

2. 实验器材 由北京心灵方舟科技有限公司设计生产的 PES 心理实验系统的心理测评工具箱。

（江　虹）

实验三　症状自评量表

【实验目的与原理】 心理疾病和心身疾病的患者会表现出很多心理和行为症状。例如，当一个人被确诊患有癌症时，就会陷入极度的恐惧与绝望，表现为工作能力丧失、情绪极度低落、食欲下降、失眠、体重减轻等，这种强烈的心理应激可导致癌症的恶化。另外，冠心病、糖尿病患者也会出现心理和行为的紊乱，上述的心理症状不仅会加重原有的疾病，也会使临床症状变得复杂，对这类心身疾病的心理和行为异常的识别和诊断是临床工作的重要内容。评定量表是从心理测量学中衍生出来的，第一次世界大战开始用于人事甄别工作以后，几十年来已经扩展到精神病学和社会科学，应用之广甚至超过了心理测验。评定量表具有心理测验的基本特征，但在形式上有些区别。有些测验和评定量表并无明显不同，所以不必强调他们的区别。

本实验的目的是了解评定量表的种类及使用方法，正确掌握症状自评量表的实施、计分及进行结果解释的方法。

【实验步骤与观察项目】

1. 实验步骤

（1）在开始评定之前，应该先向被试者交代清楚如何采用五级评分标准进行自我评定，然后让其做出独立的、不受任何人影响的自我评定。五级评分标准如下。

1）没有：自觉无该项症状或问题。

2）很轻：自觉有该项症状，但对受检者并无实际的影响，或者是影响轻微。

3）中度：自觉有该项症状，并对受检者有一定的影响。

4）偏重：自觉常有该项症状，对受检者有相当程度的影响。

5）严重：自觉该症状的频度与强度都十分严重，对受检者的影响严重。

（2）评定的时间范围是"现在"或者是"最近1周"的实际感觉。

（3）评定过程中不允许有漏评或者是重复评定。

2. 观察项目 SCL-90的统计指标如下。

（1）总分：即90个项目单项分相加之和。能够反映其病情的严重程度。

总均分：总分/90，表示从总体情况看受检者的自我感觉位于1～5级的哪一个分值程度上。

阴性项目数：单项分数=1的项目数，表示受检者"无症状"的项目有多少。

阳性项目数：单项分≥2的项目数，表示受检者在多少个项目上呈现有"症状"。

阳性症状均分：（总分–阴性项目数）/阳性项目数，表示受检者在有症状的项目中的平均得分。凡是该受检者自我感觉不佳的项目，其严重程度就介于那个范围。

（2）因子分：SCL-90共包括10个因子，每一个因子可反映受检者在某一方面的情况，并可以通过因子分了解受检者的症状分布特点。

（3）结果解释：按照全国常模结果，总分超过160分，或阳性项目数超过43项，或任一因子分超过2分，可考虑筛选阳性，需进一步检查。

【注意事项】

1. 注意评定的时间范围，并交代清楚如何进行评定，然后让被试者进行自评。

2. 每题只能有一个答案，不能漏评或重评。

【讨论题】

1. 筛选阳性只能说明患者可能患有心理疾病，并不说明一定患有心理疾病。那么，又该如何做出对心理疾病的诊断呢？

2. 对于已经筛选出阳性的受检者，如需进一步检查，应如何选择量表？

【实验准备】

1. 实验对象 人。

2. 实验器材 采用北京心灵方舟科技发展有限公司生产的心理测评工具箱标准版，或者症状自评量表纸质问卷。

打开电脑及测试反应键插口箱的开关，双击桌面工具箱图标，在显示的菜单上点击SCL-90，在显示桌面的右侧点击开始测试，然后输入被试信息，并将被试信息添加到右侧的表中，点击确定，按照窗口显示进入反应键检测，待检测完毕即可开始测验。

测试完毕，点击结果报表→报表显示→打印结果和专家解释与建议。

（江　虹）

实验四 瑞文标准推理测验

【实验目的与原理】 一般认为，能力是指一个人能够顺利完成某种活动的心理特征。能力包括成就和能力倾向。一个人已学得的知识属于成就。而智力则属于能力倾向即潜能。故有人把智力定义为，一个人学习的能力（即获得知识的能力），保持知识（即记忆）的能力，推理的能力和应付新情境的能力。

智力测验是目前最科学、使用也最广泛的智力诊断与评估的方法，也是至今各种心理测验中最为成熟的一类测验，各种不同的智力测验，都是在不同的智力结构理论基础上建立起来的。

瑞文标准推理测验（Raven standard progressive matrices，SPM）是英国心理学家瑞文（Raven JC）于 1938 年设计的非文字智力测验。瑞文推理测验自问世以来，受到许多国家的关注，很多国家都对它进行了修订，直至现在仍在广泛地使用。瑞文测验的编制在理论上依据了斯皮尔曼的智力二因素论，该理论认为智力主要由两个因素构成，一是一般因素，又称"g"因素，是每个人都具有的能力，但又有差异，它可以深入所有的智力活动之中；另一个因素是特殊因素，用"s"来表示，这类因素种类很多，与特定任务有高度相关。人们认为瑞文推理测验是测量"g"因素的有效工具。

瑞文测验的优点在于其适用的年龄范围广，测验对象能排除言语、文化教育及生活经验的影响，并且可用于一些生理缺陷者，测验即可个别进行，又可团体进行，使用方便结果解释直观简单，并且测验具有较高的信度与效度。年龄适用范围为 5 岁半至 70岁的人。

瑞文推理测验应用范围很广，不但可用于智能诊断和人才选拔与培养，还可以进行各种比较性研究，包括正常人、聋哑人和智力迟钝者之间的比较研究。

瑞文标准推理测验共包含 60 个问题，分为 5 个单元，每个单元由 12 个题目组成，其难度水平逐渐增加。5 组题目提供难度渐进的对人的智力活动能力的评估。一般来说，完成前面的题目对完成后面的题目有帮助，并且前一组题目的回答对后面各组题目的解答有学习效应。我国 20 世纪 80 年代中期引进该测验，由北京师范大学心理系张厚粲、王晓平主持并修订。钱明等人 1997 年做了第二次修订。

【实验步骤与观察项目】

1. 实验步骤 打开电脑及测试反应键插口箱的开关，双击桌面测试工具箱图标，在显示菜单上点击瑞文标准推理测验，然后按桌面显示要求进行操作即可。

2. 观察项目 测试完成后计算机自动显示结果报表，被试可得知自己的智力等级及智商，并可将测试结果进行打印。

【注意事项】 瑞文标准推理测验测试时没有时间限制，联合型瑞文测验测试时有时间限制，需要被试在 40min 内完成测试并交卷。

【讨论题】

1. 除瑞文标准推理测验以外，常用的智力测验还有那些？

2. 非文字测验与文字测验相比较都有哪些优、缺点？

【实验准备】

1. 实验对象 人。

2. 实验器材 由北京心灵方舟科技有限公司设计生产的，PES 心理实验系统的心理测评工具箱。

（江 虹）

实验五 不同应激方式对小鼠行为学和生理机能的影响

【实验目的与原理】 应激是指个体面临或觉察到环境变化（应激源）对机体有威胁或挑战时做出的适应性和应对性反应的过程。应激反应包括心理反应、生理反应和行为反应。应激理论对理解心理因素导致心身疾病具有重要的意义：即应激反应是个体对变化着的内外环境所做出的一种适应性反应，但长期、强烈的应激会破坏个体心身功能的整体平衡，引发疾病状态。目前严重影响人类健康的疾病当中，多数与心理应激因素的长期作用有关。

当机体在各种应激刺激作用下发生应激反应时，可观察到因神经内分泌系统的改变导致的应激激素分泌增加和行为变化。

采用各类应激动物模型（缺氧、常温下强迫游泳、电击足底），可观察到应激对小鼠行为学和生理功能的影响。从而可验证当机体受到各种强烈刺激时，出现的一系列神经、内分泌变化和由此引起的机能与代谢改变并最终导致疾病的发生。

【实验步骤和观察项目】

1. 实验步骤 实验动物分组和应激动物模型的建立如下。

（1）空白对照组：2 月龄小鼠 8 只作为空白对照。

（2）缺氧应激组：2 月龄小鼠 8 只，将小白鼠分别放入缺氧瓶中，并将广口瓶塞盖紧，把硅胶管口插入水液面下适当位置，然后开始计时，15min 后将小鼠取出。

（3）游泳应激组：2 月龄小鼠 8 只，将小鼠分别放置于 25℃常温水、水深 25cm 玻璃水缸进行强迫游泳 10min。

（4）电击应激组：2 月龄小鼠 8 只，分别对小鼠采用低频、低压交流电电击足底作为单一应激源，对小鼠实施反复刺激 10min。刺激参数：脉冲电压 80V，持续时间 50ms，每 2～25s 随机发生一次，

2. 观察项目

（1）旷场试验：应激组动物分别于应激刺激后进行旷场试验，观察行为学改变。对照组在相同的时间进行旷场试验。旷场试验盒为 90cm×90cm×45cm 的木箱，底部划成 36 个 15cm×15cm 的方格，沿箱壁称为外周格，其余为中央格。将小鼠分别放在正中央格，观察 5min 内活动情况。彻底清洁旷场后再进行下一只小鼠的行为观察。行为学指标：方格间穿行次数、洗脸次数、后肢站立次数、中央格停留时间、粪团数。

（2）血清乳酸和皮质醇含量：旷场试验结束后，经腹腔给小鼠注射戊巴比妥钠（50mg/kg）深度麻醉后，由眼睛取血，于 4℃、3000r/min 离心 10min。用放射免疫分析试剂盒测小鼠皮质醇含量；用乳酸试剂盒测小鼠乳酸含量。

【注意事项】

1. 小鼠进行旷场实验时，应彻底清洁旷场后再进行下一只小鼠的行为观察。

2. 进行游泳实验时注意小鼠的足部应避免接触游泳浴盆的底部。

【讨论题】

1. 应激动物模型的建立还有哪些方法？

2. 如何以人为被试进行应激实验，应注意什么？

3. 在每次旷场测试结束后，应及时用 5%乙醇溶液或稀释的 84 消毒液清理旷场，然后再进行下一只动物的测试。

【实验准备】

1. 实验动物 小鼠。

2. 实验仪器与药品

（1）实验仪器：旷场试验盒（90cm×90cm×45cm）、小鼠用游泳浴盆、乳酸测定仪、血清皮质醇分析仪、自制小鼠用缺氧瓶、秒表。

（2）手术器械：眼科镊子。

（3）药品：戊巴比妥钠、乳酸测定试剂盒、血清皮质醇测定试剂盒、钠石灰、5%乙醇溶液或稀释的 84 消毒液。

（江　虹）

实验六　反应时间实验

【实验目的与原理】　反应时间，又称反应潜伏期，是指从刺激作用发生到引起机体外部反应开始动作之间的时距，由五部分组成：①感受器将外界刺激转化为神经冲动的时间；②神经冲动由感受器传递至大脑皮质的时间；③大脑皮质对信息进行加工的时间；④神经冲动由大脑皮质传至效应器的时间；⑤效应器做出反应的时间。反应时间是心理学研究的一项客观反应指标，常用以分析个体的知觉、注意、学习、记忆、思维、动机和人格等各种心理活动。例如，斯滕伯格（Sternberg，1970）以反应时间为指标，对短时记忆中信息提取的搜寻过程进行研究，证实搜寻过程的形式是逐个的"系列比较"。反应时间在实际应用中也较广泛，是某些职业选择的重要指标之一，对确定汽车司机、飞行员、宇航员及运动员等的心理生理的可能性具有重要意义。

反应时间可分为简单反应时间（RTA）、选择反应时间（RTB）和辨别反应时间（RTC）三类。其作为反应变量，会随着刺激变量和机体变量的不同而有变化。刺激的不同类型、强度、数量及刺激呈现的方式会影响反应时间，如不同类型的刺激通过特定的通道作用于各个器官，反应时间是不同的。一般而言，听觉和触觉的反映比较快，而视觉的反应较慢。而且在同一感觉通道里，刺激的部位不同，反应时间也有差别。以视觉为例，受光的网膜部位离中央窝的水平距离越远，反应时间越长，而鼻侧部分比颞侧反应要快些。此外，反应时间也是以机体的内部状态为中介而对外界刺激做出反应的，因此感受器的适应水平、机体的准备状态、练习次数、定势作用、附加动机、年龄因素等机体变量也会对其产生影响。

本实验的目的是学习对视觉与听觉简单反应时间、视觉选择反应时间、视觉辨别反应时间的测量方法，比较视觉与听觉简单反应时间的差别，了解选择反应时间、辨别反应时间有别于简单反应时间的特点。

【实验步骤与观察项目】

1. 实验步骤

（1）简单反应时间（a 反应时）：本实验需测量视觉、听觉两种简单反应时间，其中呈现的刺激和要求被试做出的反应都是只有一个，且固定不变。视觉简单反应时间测试中，所呈现的刺激为一绿圆，听觉简单反应时间测试中为 773Hz 纯音，两种简单反应时间的测量方法相同。被试按绿键反应。每次预备后间隔 2s 呈现刺激，测 30 次。如果被试在准备阶段有抢先现象，则该次结果无效，并由计算机实验程序自动剔除并警告抢码被试。另外，测试中，以每 5 次呈现为一组，随机加入空白的探测刺激 2s，如有被试在此时抢码，则本组实验重新进行。最后以有效的结果均值为其简单反应时。

（2）选择反应时间（b 反应时）：本实验只测量视觉选择反应时间。在测试中呈现的刺激为红圆和绿圆两个，要求被试看到红圆按红键反应，看到绿圆按绿键反应。反应错误时，反应时间记录为 0，且不计入最后平均之内。实验过程中两个刺激随机呈现，各 20 次，准备信号后间隔 2s 呈现刺激，以 40 次反应中的正确反应的反应时间均值作为选择反应时间，同时给出错误次数（建议错误次数大于 7 次的数据不予采用）。

（3）辨别反应时间（c 反应时）：本实验只测量视觉辨别反应时间。在测试中呈现的刺激为红圆和绿圆两个，要求被试见绿圆按绿键反应，见红圆不反应。若被试见红圆反应为错误。两个刺激随机呈现，各 20 次，准备信号后间隔 2s 呈现刺激，以见绿圆反应的有效次数的时间均值为被试的辨别反应时间。结果中给出辨别反应时间和错误次数两个指标。

2. 观察项目　简单反应时间（RTA）、选择反应时间（RTB）、辨别反应时间（RTC）的关系如图 2-4-1 所示。

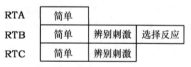

图 2-4-1　实验观察项目图

被试可根据测试的目的，选择不同的测试项目。如要了解被试选择反应所用的时间，就测量 RTB、RTC，二者的差值即被试选择反应所花费的时间。如要确定辨别刺激的时间，就测量 RTA、RTC。

【注意事项】　实验以微机固定程序显示，需按规定程序操作。

【讨论题】

1. 根据实验结果说明视觉、听觉简单反应时间的差别及其可能原因。

2. 举例说明反应时间实验的实际应用意义。

【实验准备】

1. 实验对象　人。

2. 实验器材　心理实验系统、微机 12 台。

（张　茜）

实验七　注意特点实验

【实验目的与原理】　注意是心理活动或意识对一定对象的指向和集中，它本身并不是独立的心理活动过程，而是伴随心理过程并在其中起指向作用的心理活动。指向性和集中性是注意的两个特点。

注意的基本功能是对信息进行选择。周围环境给人们提供大量刺激，这些刺激有的重要，有的毫无意义，有的甚至会干扰当前正在进行的活动。人要正常生活工作，就必须选择重要的信息，排除无关刺激的干扰。注意的指向性即人在每一瞬间，他的心理活动或意识选择了某个对象，而忽略了另一些对象。当心理活动或意识指向某个对象的时候，它们会在这个对象上集中起来，即全神贯注起来。这就是注意的集中性。如果说注意的指向性是指心理活动或意识朝向哪个对象，那么，集中性就是指心理活动或意识在一定方向上活动的强度和紧张度。心理活动或意识的强度越大，紧张度越高，注意也就越集中。人在高度集中自己的注意时，注意指向的范围就缩小，这时，他对自己周围的一切就可能"视而不见，听而不闻"了。从这个意义上说，注意的指向性和集中性是密不可分的。

另外，在现实生活中，个体在同一时间需要对两种或两种以上的刺激进行注意，即需要将注意分配到不同的活动中。例如，学生在课堂上一边听讲一边记笔记；汽车司机在驾驶时手扶方向盘，脚踩油门，眼睛还要注意路标和行人等。分配注意或注意的分配是完成复杂工作任务的重要条件。它是注意的基本品质之一。

本实验的目的是使学生掌握注意的基本特点，学习测量注意广度、注意分配的方法，测定对随机分布的圆点的注意广度及个体的注意分配能力，从而了解注意的指向、集中及注意的分配在生活中的重要意义。

【实验步骤与观察项目】

1. 双耳分听实验　用耳机分别向被试的两耳同时呈现不同的声音刺激（英文单词表），右耳为追随耳，左耳为非追随耳。实验过程中要求被试者通过简单复述大声追随右耳听到的材料。实验结束后分别检查被试者对两耳呈现刺激的正确回忆率。用这种方法考察的是注意的指向性。

2. 追踪实验　在实验室，注意的稳定性可以用追踪实验来测定。首先设定注意力集中测试仪的测试时间（如 60s）和光域的转速（如 10r/min）。被试用优势手握着测试仪的 L 形光笔，将光头对准图形板下转动的红色光域。当光头第一次跟踪上红色光域时，仪器自动开始计时、计次。实验过程中若被试的光头离靶，则在靶时间停止计时，同时仪器发出"嘀嘀"声（在靶时无嘀声）。当超过设置的定时，仪器自动退出测试。实验过程中被试要集中精力，将光头始终追踪移动的红色光域，直至测试时间止。加长测试时间（如 180s）和光域的转速（如 20r/min），重复实验。仪器会自动记录实验数据。用这种方法考察的是注意的集中性。

3. 双作业操作实验　在实验室，注意的分配可以用双手协调器来演示和测定。在一块金属板上镂刻出一条弯曲的槽孔，槽孔内立一个金属针。由左右两个旋转把柄带动金属针，可以在槽孔内做左右和前后的运动。实验时，要求被试用左右两手分别握住旋转把柄，调节金属针在槽孔内由一端向另一端运动。如双手配合不好，金属针碰到槽孔的边缘，就会接通电流而使警铃发生。记录被试调节金属针从一端到达另一端的时间，以及运行中出现的错误数量，就可以代表他们注意分配的程度。

4. 微机固定程序显示实验 有关注意广度和注意分配的测量，还有部分实验以微机固定程序显示。

测定注意广度的实验要求被试在呈现圆点后，说出圆点的个数。

测定注意分配的实验有两项任务要求完成：一项任务是看图形反应，当屏幕上出现小圆时，就按一号反应盒上相应颜色的键；另一项任务是听声音反应，当计算机发出低、中、高三中不同频率的声音时，就分别按二号反应盒上红、黄、绿三种键进行反应，若反应不正确，该刺激将持续呈现，如反应正确，就会出现下一刺激，再按相应键进行反应，要求反应又快又准。有时被试只需完成一项任务，有时需同时完成两种任务，须按规定程序操作。

【注意事项】 实验以微机固定程序显示，需按规定程序操作。

【讨论题】

1. 结合实验谈谈影响注意分配的因素有哪些。

2. 结合实验谈谈注意在日常生活、工作和学习中的重要性。

【实验准备】

1. **实验对象** 人。

2. **实验器材和药品** 耳机、英文单词录音磁带、双手协调器、注意力集中能力测试仪、心理实验系统、微机 12 台。

（张　茜）

实验八　人的学习与记忆

一、瞬时记忆实验

【实验目的与原理】 本实验测定人的瞬时记忆广度，学习部分报告法。在做记忆实验时，要求被试者在识记材料出现以后，凭自己的记忆说出或者写出刚才识记过的全部材料，然后再根据回忆正确的数量确定它的保存量，这种检查记忆效果的方法叫再现法。1960 年 G.Sperling 在实验中发现，在被试的再现过程中遗忘的现象，也就是说被试在再现前面的内容时，遗忘了后面的内容，而这后面的内容在再现开始时是清晰地保存在记忆当中的。他认为，一个人看一眼能获得多少信息，用传统的检查记忆效果的全部再现法是测量不出来的，因为全部报告需要一定的时间，但瞬时记忆在这一段时间内开始消失了，为了确定测量出瞬时记忆在信息丧失前获得的总量，因此他提出了部分报告的方法。部分报告法是再现的一种形式，不同之处在于，以前的再现法都是要求被试在识记后尽可能多地再现所有识记过的内容；部分报告法虽然在识记时仍要求被试记住全部内容，但在再现时却只要求再现当时指定的一部分，再由这一部分的保存量来估计获得信息的总量。为了进一步检查信息丧失的假设，Sperling 还做了延迟的部分报告实验，就是在呈现识记材料后过 1s 再让被试部分再现。结果发现延迟部分报告法测得的保存量小于立刻部分报告法测得的保存量。

因此，要如实地反映出瞬时记忆的能力，只有用部分报告法才能测得刚识记完时所获得的信息总量。

【实验步骤与观察项目】 被试根据要求进行回答，计算机自动计算并报告结果。

【注意事项】 实验以微机固定程序显示，须按规定程序操作。

【讨论题】 用全部报告、部分报告和延迟部分报告三种方法检查的保存量有什么不同？你认为哪一种方法较好，为什么？

【实验准备】

1. 实验对象 人。

2. 实验器材 心理实验系统、微机 12 台。

二、前摄作用和倒摄作用实验

【实验目的与原理】 检验学习两套相似材料的前摄作用和倒摄作用，学习研究前摄和倒摄的实验设计。人们在学习新知识和新技能时，往往受到已获得的知识和学会了的技能的影响。这种先前的学习影响后来学习的现象就是学习的迁移。在遗忘过程中干扰理论最明显的证据就是前摄作用和倒摄作用。如果先学习的材料对回忆以后学习的材料有干扰作用，叫前摄作用。除前摄作用外，还有倒摄作用，即后面学习的材料对回忆前面学习的材料的干扰作用。这两种抑制作用的大小，与材料的难度、相似性及学习的程度等有关系。

【实验步骤与观察项目】 被试根据要求进行回答，计算机自动计算并报告结果。

【注意事项】 实验以微机固定程序显示，须按规定程序操作。

【讨论题】 在知识的学习中，倒摄作用和前摄作用的影响是非常明显的，根据这一现象，你是否可以解释一下在学习中，为什么中间部分最容易忘记？

【实验准备】

1. 实验对象 人。

2. 实验器材 心理实验系统、微机 12 台。

三、斯特鲁普效应实验

【实验目的与原理】 念字和命名是两个不同的认知过程，个体完成这一任务时的反应速度是不同的。1935 年 J.R.Stroop 设计了一种实验用于了解念字和命名的问题。他使用的刺激字与写字所用的颜色相互矛盾，如用绿颜色写成的"红"字，要求被试不念这个"红"字，而说出写字所用的颜色，即"绿"。结果被试者的反应时间比说出色字一致时的反应时间要长些，说出 100 张色字一致卡片的反应时为 63.3s；说出与字有矛盾的颜色反应时为 110.3s。这个事实说明矛盾时认知过程受到干扰，即说字的颜色时受到了字的意义的干扰。但在一年级小学生做实验时却没有发现这种干扰的现象。

为什么会出现这种干扰现象呢？研究表明，这是因为所呈现的刺激包含着两种信息，而对这两种信息的加工是不同的。当这两种信息同时输入时，想只对其中一个信息加工而不对另一个加工是难以做到的。因为对字的加工容易，所以先形成对字用语言反应的准备，但又不许做这种反应，只能在对字做语言反应的准备状态中对颜色进行加工。因此，二者容易发生竞争，从而导致字义对说颜色名的干扰。

【实验步骤与观察项目】 被试根据要求进行回答，计算机自动计算并报告结果。

【注意事项】 实验以微机固定程序显示，须按规定程序操作。

【讨论题】

1. 当字色矛盾时认知过程的速度有无个体差异？应如何解释？

2. 你认为实验中有无干扰现象发生，这种干扰作用会受练习的影响吗？

【实验准备】

1. 实验对象 人。

2. 实验器材 心理实验系统、微机 12 台。

四、短时记忆广度测验

【实验目的与原理】 本实验的目的是测定短时记忆的广度。记忆广度指的是按固定顺序逐一呈现一系列的刺激后，刚刚能够立刻再现的刺激系列的长度。所呈现的各刺激之间的时间间隔必须相等，再现的结果必须符合原来呈现的顺序。与感觉阈限的概念相似，所谓"刚刚能够立即再现"是指 50%能够立即再现。数字记忆广度是测定短时记忆能力的一种简单易行的方法。

【实验步骤与观察项目】 被试根据要求进行回答，计算机自动计算并报告结果。

【注意事项】 实验以微机固定程序显示，须按规定程序操作。

【讨论题】 你认为一个人的记忆广度能作为他的记忆能力的指标吗？为什么？

【实验准备】

1. 实验对象 人。

2. 实验器材 心理实验系统、微机 12 台。

（张　茜）

第五章　神经生物学基本实验

实验一　脑立体定位及微量注射术

【实验目的与原理】　在动物实验中，有时需要在较少损伤神经组织的情况下，把刺激电极、记录电极、损毁电极、给药导管等有目的地安置在动物脑的特定位置实施相关实验，这种定向安置的技术称为脑立体定位术。这是在脑内进行电刺激、记录细胞电活动、微量注射给药、定点毁损脑组织制备疾病模型等实验时不可缺少的实验步骤。其基本原理在于利用动物颅骨表面的某些解剖标志（如前囟、人字缝尖、矢状缝等）同脑表面及深部某一结构的相对恒定关系，从外部确定脑深部各结构的位置。在确定了颅外标记之后，就可按脑立体定位图谱所提供的数据进行定位操作。

脑内微量注射术是在脑立体定位术的基础上，向脑内各核团或脑室中注入少量药物（如各种受体的激动剂、拮抗剂等），通过观察给药前后机体行为或电生理等功能指标的变化，分析药物的作用，推测有关核团的功能。脑内微量注射与系统给药（静脉、腹腔给药）相比，具有给药量小、直接入脑及作用范围相对集中的特点。

本实验的目的是以大鼠侧脑室微量给药为例，介绍脑立体定位及微量注射技术。

【实验步骤与观察项目】

1. 实验步骤

（1）仪器校验：校验脑立体定位仪、移动架各滑尺是否保持直角，螺丝是否松动，头部固定装置是否与立框平行，两侧对称程度如何。用微量注射器吸取普鲁士蓝溶液 5μl 并夹持在固定器上。

（2）动物麻醉：Wistar 大鼠 250～280g，用 10% 水合氯醛溶液按 300mg/kg 经腹腔注射麻醉。

（3）固定：先将大鼠的门齿固定于脑定位仪门齿固定器上，然后将耳棒推入大鼠的外耳道并固定，使动物的头处于正中。微调两个耳棒的位置使左右刻度一致并扭紧螺丝，再将牙齿固定器上的压鼻环压下后扭紧。

（4）手术：剪去大鼠头部毛，消毒，沿矢状缝做 2～3cm 长切口，剥离筋膜及肌肉，用干棉球推开骨膜，暴露骨缝。

（5）定位钻孔：调整注射器使其针尖轻触颅骨前囟，分别读取 X、Y、Z 轴上的刻度，以之作为"参考零点"。上抬注射器使其尖端离开颅骨表面，然后按大鼠脑图谱所提供的数据，向后移动 1.0mm，向外侧移动 1.5mm，下降注射器，使针尖触及颅骨留下标记，上抬注射器，用颅钻在该位置打孔，暴露脑组织。

（6）微量注射：对准孔洞位置下调微量注射器，至上一步确定的 Z 轴"参考零点"刻度处，然后按大鼠脑图谱所提供的数据再缓慢下调 3.8mm，此时针尖所在位置即为侧脑室处。然后在 5min 内将普鲁士蓝缓慢注射入侧脑室，并停针 5min 后再拔出。

（7）取脑观察：处死动物，取脑解剖观察注射部位是否准确。

2. 观察项目 观察微量注射染料所在位置是否局限于侧脑室中，以判断定位的准确性。

【注意事项】

1. 避免过度麻醉造成动物死亡或麻醉太浅动物活动而影响定位的准确性。

2. 药物微量注射时速度不宜过快，注射完毕后停针 5～10min 拔出，防止药物外漏。

3. 颅骨钻孔时应注意保护深面的脑组织。

4. 上课前请扫描下方二维码，观看实验视频"脑立体定位及微量注射术"。请关注脑立体定位仪的使用、坐标的读取、微量注射的操作，预习游标卡尺的使用方法。

【讨论题】 什么是脑立体定位术？原理是什么？可用于哪些实验？

【实验准备】

1. 实验对象 Wistar 大鼠 250～280g。

2. 实验器械和药品 脑立体定位仪、手术器械 1 套、颅钻、微量注射器、10%水合氯醛、普鲁士蓝。

（王　越）

实验二　大鼠空间参考记忆的检测——Morris 水迷宫

【实验目的与原理】 学习和记忆是脑的高级功能，该过程充分体现了脑的强大整合能力，研究学习和记忆的神经基础，通过各种方式调控学习记忆能力一直是神经生物学的研究热点之一。在众多研究记忆的模型中，Morris 水迷宫实验是一种较为常用的经典实验模型。

大、小鼠天生会游泳，但对于它们来说，水中的状态令其不安而且十分消耗体力，他们会本能地寻找水中的躲避场所。寻找该场所的行为涉及一个复杂的记忆过程，包括收集与空间定位有关的视觉信息，再对这些信息进行处理、记忆，然后再提取使用，目的是能尽快找到隐藏在水中的平台，最终从水中逃脱。该测试最早由英国人 Richard Morris 发明并命名。

本实验使用的主要装置是一个直径 130cm，深 50cm 的圆形水池。水池中注入一定量的水，这个水是经过染料染色或加入牛奶处理不透明的。温度控制在 20～25℃。逃避平台的直径为 10cm，低于水面 1cm 放置。实验中水池按照直角坐标系被分成四个象限，平台可以放在其中任意一个象限的中间（一般是位于水池壁和圆心的中间）。在水池周围或者池壁上提供一些可以看得见的标志，且这些标志在整个实验过程中是不能改变和移动位置的。

本实验的目的是使同学们掌握 Morris 水迷宫的实验方法，熟悉其实验原理，为今后进行学习记忆的研究打下良好基础。

【实验步骤与观察项目】

1. 实验步骤

（1）实验准备。

1）高龄大鼠（24个月）及成年大鼠（3个月）各8只，分为老年组和青年组两组。

2）水迷宫适应：将大鼠放入池中进行游泳适应，期间池中不放置平台，自由游泳120s，适应水环境。

3）第2～6天，进行定位航行实验，每天分上、下午两时段，共8次。平台置于东北象限，每次按东北、西北、东南、西南四个象限将大鼠面向池壁放入水池中，记录其从入水到找到平台的时间（逃避潜伏期）和线路。大鼠爬上平台后，让其在平台停留30s，使其观察周围标志物，以达到认知目的。如果大鼠120s未找到平台，实验者将其引上平台，逃避潜伏期记为120s。每次训练间隔2min，8次训练潜伏期的平均值记为当天的逃避潜伏期，共训练5天。整个实验过程中，水迷宫周围参照物保持不变。

由于该实验持续时间较长，本部分由老师提前准备完成并摄录下整个过程。

（2）测试：第7天，进行空间搜索实验：撤除平台，将大鼠从原平台位置（东北象限）的对面象限（西南象限）放入水中，记录大鼠120s内穿越原平台位置的次数及在原平台象限游泳的时间，以检测大鼠的记忆能力。

2. 观察项目

（1）大鼠逃避潜伏期：观看定位航行实验录像，记录每天、每只大鼠，从不同象限寻找平台所用时间，即逃避潜伏期，分析不同组大鼠空间学习能力的差异。

（2）穿越平台次数：空间搜索实验中记录每只大鼠穿越原平台位置的次数，分析不同组大鼠空间记忆能力的差异。

（3）原平台象限游泳的时间：空间搜索实验中记录每只大鼠在原平台象限游泳的时间，分析不同组大鼠空间记忆能力的差异。

【注意事项】

1. 水温应不低于20℃，以免影响大鼠的运动。

2. 平台应低于水面1cm，并对水进行处理使之不透明，保证实验的准确性。

3. 应在迷宫周围提供一些可见标志，并且在实验期间位置保持不变，以便大鼠建立空间记忆。

4. 上课前请扫描下方二维码，观看实验视频"大鼠空间参考记忆的检测——Morris水迷宫"。请关注水迷宫的具体操作方法，逃避潜伏期的概念。

【讨论题】

1. 为什么说 Morris 水迷宫是用来检测大鼠空间参考记忆（认知地图）行为学的可靠方法。

2. 大鼠在水池中为什么要寻找平台?

3. 为什么训练过程中要保持水池周围的标志位置不变?

【实验准备】

1. 实验对象 大鼠 24 月龄和 3 月龄各 8 只。

2. 实验器械和药品 水迷宫检测装置、摄像机、牛奶、电脑。

（于 卉）

实验三 大鼠脑的固定和取材

【实验目的与原理】 在神经生物学研究中，进行脑组织形态学观察如电镜、组织化学、原位杂交等实验时，为防止自溶，使组织与细胞保持其生活时或死亡时的形态结构，并保存其中要检测的化学物质，通常要对脑进行固定处理。最常用的方法是经心灌注固定。

本实验的目的是学习大鼠脑固定和取材的基本方法，为今后进行相关实验打好基础。

【实验步骤与观察项目】

1. 实验步骤

（1）麻醉：Wistar 大鼠 250～300g，用 10%水合氯醛溶液按 300mg/kg 经腹腔注射麻醉。仰卧位固定于手术台上。

（2）开胸：用左手持镊子夹起腹部皮肤，右手持剪刀在剑突下剪一小口，止血钳夹持剑突上提，在剑突两侧 2cm 处向上剪断肋骨至下颌，上翻胸廓，暴露心脏。

（3）心脏左心室穿针：自心尖处插入灌注针至升主动脉，并用止血钳夹住。剪开右心耳。止血钳夹闭腹主动脉。

（4）生理盐水冲洗：用针管抽取生理盐水通过灌注针注入心脏，直到大鼠两前肢及两肺变白为止（约 100ml）。

（5）4%多聚甲醛固定：将灌注针与置于高处的多聚甲醛输液瓶相接，通过重力作用继续灌注。刚开始灌注时大鼠前肢剧烈抽动（下肢不抽动证明腹主动脉夹闭完全），待前肢及颈部僵硬时，说明固定效果良好，灌注的脑组织白而硬。

（6）取脑：沿颅后与颈椎之间断头，沿颅顶正中切开头皮去除软组织，用止血钳自枕骨大孔处渐次去除颅顶骨，充分暴露脑，剪断脑神经，取出完整脑。

（7）解剖观察或切片：进行大体观察，可解剖海马、纹状体等结构。或者将取出的脑置于 30%蔗糖缓冲液，4℃冰箱内保存，将来作冷冻切片。

2. 观察项目 观察灌流后的脑组织是否完整，血管内是否还残留血液，颜色是否洁白并且具有一定的硬度。

【注意事项】

1. 麻醉药物不要过量，避免大鼠麻醉死亡。

2. 自左心室插入的针头一定插入升主动脉并固定牢固。

3. 剪开右心耳，开放血液流出通道。

4. 取脑时动作小心，避免破坏脑组织。

【讨论题】

1. 大鼠脑固定、取脑的意义是什么?

2. 影响大鼠脑固定的因素有哪些?

【实验准备】

1. **实验对象** Wistar 大鼠 250~300g。

2. **实验器械和药品** 手术台、手术器械 1 套、灌注针、注射器、输液器、天平、4% 多聚甲醛溶液、10%水合氯醛溶液、30%蔗糖溶液、生理盐水。

（于 卉）

第三篇 融合实验

实验一 观察家兔血流动力学的影响因素

【实验目的与原理】 血流动力学是指血液在心血管系统中流动的力学，研究血流动力学的基本参数包括血流量、血流阻力和血压。根据流体力学的原理：$Q=(P_1-P_2)/R$，则血流量（Q）可借助电磁流量计直接测定；阻力（R）不能直接测定，但可根据血管两端压力差及血流量间接计算获得：$R=(P_1-P_2)/Q$；动脉血压（P_1-P_2）可通过直接或间接测量法测定某血管两端的血压差，体循环血压差是指主动脉压与中心静脉压之间的血压差。

血流量是指单位时间内流过血管某一截面的血量。本实验使用电磁流量计直接测量主动脉根部血流量（大致相当于心排血量），可得到反映左心室泵血功能的参数——搏出量（SV）和心排血量（CO），反映后负荷的参数——外周总阻力（TPR）和主动脉血管顺应性（AC）。

血压是指血管内血液对于单位面积血管壁的侧压力，也即压强。压强的单位为帕（Pascal，Pa），医学中习惯用 mmHg 作为血压的单位（1mmHg=0.133kPa）。本实验采用股动脉插管法直接测量动脉血压。若血压以 mmHg 为单位，血流量以 ml/s 为单位，则血流阻力就是 mmHg/（ml·s）或 dyn·s/cm^5，也可用外周阻力单位（peripheral resistance unit，PRU）来表示，1PRU=1mmHg/（ml·s）=1333dyn·s/cm^5。

哺乳动物心排血量、器官血流量、动脉血压、外周阻力、器官血流阻力受多种神经、体液因素的调控，也受到许多病理和药物因素的影响。

本实验的目的是学习使用电磁流量计的测定方法，观察某些生理因素、病理因素或药物对血流动力学的影响。

【实验步骤与观察项目】

1. 实验步骤

（1）仪器连接。

1）通道 2 连接血压并调零、定标。

2）将双极保护电极的引线与刺激输出线连接，并将输出线另一端的专用插头接在刺激输出口上，并设置刺激参数（采用连续刺激，波宽 1ms，波间隔 10ms，强度 3～8V）。

（2）血压换能器的准备：将可用于测量动脉血压的压力换能器的输入端连至 BL-420 生物机能实验系统的通道 2。压力换能器经三通管与动脉插管相连，由三通管向压力换能器注入生理盐水，向动脉插管注入 0.5% 肝素生理盐水，并排出管道内的气泡，然后关好三通管。将水检压计内注满生理盐水。

（3）电磁流量计调试：电磁流量计主机接通电源预热 30min。选择适当直径的电磁流量计探头放入生理盐水中浸泡，30min 后取出探头与电磁流量计主机相连。将连接后的电磁流量计探头静置于生理盐水中，电磁流量计调平衡、调零、定标，即可将电磁流量计探头套挂相应的动脉以测定心排血量或器官血流量。

（4）麻醉和固定动物：家兔称重后，以 20%氨基甲酸乙酯溶液 5～6ml/kg 耳缘静脉注射，麻醉后，仰卧位固定于手术台上。

（5）手术操作。

1）插入气管插管：剪去颈部毛，行 5～7cm 正中切口，于颈部皮下小心分离出颈外静脉，其下穿两根线备用。钝性分离皮下组织和浅层肌肉，暴露气管，在甲状软骨下约 1cm 处做一倒"T"形切口，插入气管插管并结扎固定。

2）分离颈部右侧迷走神经及颈总动脉：将颈部切口边缘的皮肤及肌肉向外侧拉开，在气管两侧可见纵行的颈总动脉鞘，鞘内伴行有颈总动脉、迷走神经、交感神经和减压神经。用玻璃分针依次分离右侧迷走神经和左、右侧颈总动脉，分别穿线备用。

分离右侧颈总静脉，将连接水检压计的静脉插管插入颈总静脉，直至上腔静脉并结扎固定；然后使水检压计"0"刻度相当于动物腋中线，以测定中心静脉压。

3）分离一侧股动脉，行动脉插管测量动脉血压。

4）分离主动脉、颈总动脉和肾动脉，测定心排血量或器官血流量。

a. 分离主动脉：自胸骨上缘继续切开胸部正中线皮肤约 5cm，暴露胸骨。用弯止血钳自胸骨上缘，紧贴胸骨后壁，用反复撑开止血钳的方法分离胸骨后组织，并逐渐将止血钳紧贴胸骨后壁伸入胸廓，边分离，边伸入，直至止血钳伸进约 5cm，使胸骨与纵隔器官分离。用骨剪或粗剪刀自正中线剪开胸骨约 5cm，用肌肉牵开器将胸壁切口向两侧撑开 3.5～4cm，以看清纵隔器官。将胸腺向头侧推开，显露心包。用小止血钳夹持心包膜组织，轻轻提起，用组织剪剪开心包膜前壁，显露心脏和主动脉弓。术者左手用玻璃分针轻轻挑提起主动脉弓，右手持电磁流量计探头（内直径 4mm 或 5mm）套挂主动脉，即可记录主动脉血流量（大致相当于心排血量）。

b. 如需要检测器官血流量，则应分离相应器官动脉血管，如颈总动脉、肝动脉、肠系膜上动脉、股动脉、肾动脉等。

分离颈总动脉：分离右侧颈总动脉以备测定脑血流量。测定颈总动脉血流量宜选用内直径为 2mm 的流量计探头。

分离肾动脉：让动物取侧卧位，在动物左侧腰部和腹部外侧剪毛。自肋缘下，沿骶棘肌腹侧缘做长 7～8cm 的皮肤纵向切口，暴露腰背筋膜。用血管钳提起腰背筋膜，于骶棘肌腹外侧纵向剪开腰背筋膜约 7cm，注意勿伤及腹肌和骶棘肌，以防出血。用血管钳沿骶棘肌腹外侧缘轻轻分离，暴露位于腹膜后的肾。将肾向腹侧轻推，并用肌肉牵开器将肾与骶棘肌牵开约 3cm，可显露肾静脉、肾动脉、肾神经和肾盂。用玻璃分针轻轻分离肾动脉 1～1.5cm。随后用浸有 2%～3%普鲁卡因溶液的棉球置于肾动脉表面，以防止或缓解肾动脉痉挛。测定肾动脉血流量宜选用内直径为 1.5mm 的流量计探头。

5）头皮针固定：取 20ml 注射器 1 支与头皮针相连，抽取一定量生理盐水，行一侧耳缘静脉穿刺，回抽有回血时，用胶布将头皮针固定，以备给药和补液用。应不时推注少许生理盐水，以防止头皮针内凝血。

（6）仪器调节：BL-420 生物机能实验系统的操作步骤如下。

1）启动微机：依次打开打印机、显示器、主机的电源开关，进入 BL-420 生物机能实验系统主界面，在"实验项目"菜单中的"循环实验"菜单项中，选择"血流动力学模块"。

2）设定输入信号类型：依次选择"输入信号"菜单→"通道1"菜单项→"压力"命令项。双击通道1显示窗口，全屏幕显示通道1信号。

3）按▶键，启动生物信号的采集显示。

4）设置通道控制参数：建议"增益"选择100，"扫描速度"选择25.0ms/div。

5）在通道2，按▧键（当前通道信号直流平衡减档命令）将信号曲线移至基线下1.5格，经调节各压力插管的位置并结合调整各信号的增益，得到适当的压力波形，以致在压力升高时波形曲线不会超出显示窗的有效范围。

6）依次打开"动脉夹""三通管"。

7）按●键（实时数据记录命令）开始记录。描记正常曲线后，开始进行实验，各实验项目的记录应包括实验前、中、后各图形曲线。每次给药时做好标记（可用工具条中的键，添加通用标记，如↓1、↓2、↓3；也可利用特殊标记选择区添加所需标记，如↓ACh）。

8）每项实验项目完成后，按■键（停止数据显示与记录命令）结束实验，在"另存为"对话框中，输入存储波形数据文件的名字（默认文件名为"月日时分.dat"），并按"确定"按钮以确定文件名。

9）打印实验图形：①按⏏键（反演数据读取命令）选择反演数据文件。在"打开"对话框中，选择已存储的数据文件名，确定后开始反演。②按🖨键（打印当前通道图形命令）打印当前通道图形。

2. 观察项目

（1）观察正常状态下的动脉血压和主动脉血流量。将电磁流量计探头放在主动脉起始部，测量主动脉血流量，得到反映左心室泵血功能的参数：搏出量（SV）与心排血量（CO），反映后负荷的参数：外周总阻力（TPR）和主动脉血管顺应性（AC）。根据心排血量或器官血流量、动脉血压，计算总外周阻力或器官血流阻力。

（2）用动脉夹闭肾动脉1min，放开动脉夹后观察肾动脉血流量、心电图、动脉血压波形变化并计算肾循环血流阻力。

（3）静脉注射0.05mg/ml异丙肾上腺素溶液（5μg/kg），观察上述各参数的变化。

（4）静脉注射10mg/ml普萘洛尔溶液（1mg/kg），观察上述各参数变化。

（5）静脉注射1∶10 000乙酰胆碱溶液0.2～0.4ml，观察上述各参数的变化。

（6）静脉注射10mg/ml阿托品溶液（1mg/kg），观察上述各参数变化。

（7）静脉注射生理盐水100ml/kg，观察上述各参数变化；随后静脉注射0.25mg/ml毒毛花苷0.1ml（先抽取药物0.1ml，稀释成1ml后再注射），观察上述各参数变化。

（8）静脉注射0.1mg/ml去甲肾上腺素溶液（10μg/kg），观察上述各参数变化。

（9）静脉注射10mg/ml酚妥拉明溶液（2mg/kg），观察上述各参数变化。

（10）静脉注射3%乳酸溶液1.5ml，观察上述各参数变化。

（11）静脉注射5%碳酸氢钠溶液（4ml/kg），观察上述各参数变化。

（12）左侧颈动脉放血相当于总血量的30%，观察各参数变化，将等量血液从三通管活塞的侧管输入颈外静脉内，观察上述各参数有何改变。

（13）左侧颈动脉放血相当于总血量的30%，观察各参数变化，输入等量生理盐水加入山莨菪碱（654-2）2mg，观察上述各参数有何改变。

（14）左侧颈动脉放血相当于总血量的 30%，观察各参数变化，输入等量生理盐水加入药物去甲肾上腺素 1mg，观察上述各参数有何改变。

（15）静脉注射 1：10 000 去甲肾上腺素溶液 1ml 及生理盐水 200ml，使动物出现心室功能不全，观察各参数变化。然后处死动物，观察有无肺水肿、腹水增多及心脏体积增大等。

【注意事项】

1. 心室插管所用塑料导管口径应适中，尖端不宜太尖，以免损伤血管。

2. 腹股沟区股动脉段常有分支，如分离遇较大阻力，应注意是否由于分支，不可盲目用力，以防撕裂血管，引起出血。遇到分支时，不必处理，可继续分离下段血管。股静脉壁较薄，且该段股静脉的纵向张力较大，弹性小，容易撕裂出血，故分离时一定仔细、耐心、轻柔，以防出血。

3. 实验中注意保持各导管的正常位置，以防扭曲造成阻塞。

4. 导管内出现血液凝固时，应去除血块，重新灌注肝素生理盐水。

5. 每次静脉注药后，立即再注等量生理盐水，防止残留在血管内的药物对下一项目的影响。

【讨论题】

1. 所测得各项参数有何生理学意义？

2. 夹闭肾动脉后各项参数有何变化？为什么？

3. 静脉注射异丙肾上腺素、普萘洛尔、乙酰胆碱、阿托品后心排血量、搏出量、动脉血压有何变化？为什么？

4. 静脉快速输入生理盐水时搏出量、心排血量、动脉血压有何变化？为什么？在此基础上给予毒毛花苷有何变化？为什么？

5. 静脉注射去甲肾上腺素、酚妥拉明后心排血量、搏出量、动脉血压有何变化？为什么？

6. 静脉注射 3%乳酸和碳酸氢钠各参数有何变化？为什么？

7. 颈动脉放血时各参数有何变化？为什么？

请分析比较：①输入等量血液；②输入等量生理盐水并加入去甲肾上腺素；③输入等量生理盐并加入 654-2 后各项参数发生哪些变化？若不加药物去甲肾上腺素或 654-2，可能会发生哪些变化？为什么？

8. 何谓心室功能不全？其表现与机制如何？有何处理方法？

9. 还有哪些因素可以影响血流动力学？

10. 除本实验测得的部分指标外，你知道还有哪些评价左心室功能的指标？

【实验准备】

1. **实验对象** 家兔。

2. **实验器材和药品**

（1）实验仪器及其配套用品：BL-420 生物机能实验系统、电磁流量计主机、电磁流量计探头（5mm、4mm、2.5mm、2mm、1.5mm、1mm）、血压换能器、水检压计及静脉插管、双极保护电极、三通管接口器。

（2）器械及用品：哺乳动物手术器械 1 套、家兔手术台、肌肉牵开器、动脉夹、气管插管、动脉插管、纱布、棉球、注射器（1ml、2ml、20ml）、手术线、固定动物用细绳、玻璃分针。

（3）药品：生理盐水、20%氨基甲酸乙酯溶液、0.5%肝素生理盐水（125U 肝素溶液 1ml+生理盐水溶液 9ml 配制而成）、0.01mg/ml 氯化乙酰胆碱溶液、10mg/ml 阿托品溶液、0.05mg/ml 硫酸异丙肾上腺素溶液、10mg/ml 盐酸普萘洛尔溶液、0.1mg/ml 重酒石酸去甲肾上腺素溶液、10mg/ml 甲磺酸酚妥拉明溶液、3%乳酸溶液、5%碳酸氢钠溶液、0.25mg/ml 毒毛花苷溶液、0.1mg/ml 盐酸肾上腺素溶液、0.1mg/ml 654-2 溶液、5mg/ml 普萘洛尔溶液。

（李景新）

实验二　胰液和胆汁分泌的调节

【实验目的与原理】　胰液和胆汁分泌受神经和体液两种因素的调节，与神经调节相比较，体液调节更为重要。稀盐酸可刺激十二指肠黏膜的 S 细胞分泌促胰液素，其主要作用于胰腺导管和肝胆管的上皮细胞，引起水和碳酸盐的分泌；缩胆囊素（胆囊收缩素）主要引起胆汁的排出和促进胰酶的分泌。胆盐是促进肝细胞分泌胆汁的主要刺激物，称为利胆剂。某些药物同样对胰液胆汁的分泌具有影响作用。本实验的目的是观察分析神经体液因素对胰液胆汁分泌的调节和某些药物的影响作用。

【实验步骤与观察项目】

1. 实验步骤

（1）手术操作。

1）动物用 20%的氨基甲酸乙酯溶液静脉麻醉（1g/kg），颈部切开，气管插管。

2）腹部正中切口，沿胃上端找到食管，并在两侧分别分离出迷走神经，穿线备用。

3）收集胰液和胆汁的方法。

a. 胆管插管：于剑突下沿正中线切开腹壁 10cm，将胃牵拉出腹腔；双结扎肝胃韧带从中间剪断。以胃幽门部为标志找到十二指肠，并沿降部找到奥迪氏括约肌和胆总管。用玻璃分针仔细分离胆总管周围的结缔组织，游离胆总管 2～3cm，穿两条线备用。结扎胆总管远端，在结扎线近端剪一小口，将盛满生理盐水的胆管插管沿剪口处向胆总管近端插入约 1cm，远端线结扎在插管上并固定。观察有胆汁流出后连接计滴器。留取胆囊胆汁数毫升备用。

b. 胰管插管：从十二指肠末端找出胰尾，将胰腺向上翻转，显露胰腺背侧的胰管，沿胰尾向上将附着于十二指肠的胰腺组织用盐水纱布轻轻剥离，注意不要伤及周围的血管和胰腺组织。在尾部向上 2～3cm 处可看到一个白色较细的小管从胰腺穿入十二指肠，此为胰主导管。仔细分离胰主导管并在下方穿线，尽量在靠近十二指肠处切开，插入胰管插管并结扎固定。

（2）仪器连接及参数设置。

1）开机并运行 BL-420 生物机能实验系统。

2）将记滴/刺激线连接在"记滴/刺激"插孔。

3）在"实验项目"菜单中的"泌尿实验"菜单项中，选择"影响尿生成的因素"实验项目。

4）在"编辑"菜单中选择"记滴时间"为 1min。

5）刺激参数设置：刺激方式为连续刺激，强度 3.0V，波宽 1.0ms，波间隔 10ms，串长为 1。

6）若胆汁有明显的漏记现象，可适当加快显示速度。

7）在"刺激"菜单中选择"启动刺激"命令，启动刺激。

8）按"打印"键，打印当前通道图形。

9）按"停止"键，结束实验，在"另存为"的对话框中，输入波形数据文件的名字。

2. 观察项目

（1）观察胰液和胆汁的基础分泌：未给予任何刺激情况下记录每分钟分泌的滴数。观察胆汁和胰液分泌的特点。

（2）分别电刺激食管下段左右侧的迷走神经（1~2min），观察胆汁流出量有何变化，并进行比较。

（3）耳缘静脉注射 1：10 000 的乙酰胆碱溶液 0.2~0.3ml，观察胆汁流出变化。

（4）耳缘静脉注射 1：10 000 去甲肾上腺素溶液 2.0~0.3ml，观察胆汁流出变化。

（5）将事先放在十二指肠上段和空肠上段的两根粗棉线扎紧，向十二指肠内注入 37℃ 的 0.1mol/L HCl 溶液 5~10ml，观察胰液和胆汁分泌有何变化（观察时间 10~20min）。

（6）耳缘静脉注射粗制促胰液素 5~10ml，记录潜伏期，观察胰液和胆汁的分泌量有何变化。

（7）耳缘静脉注射胃泌素受体阻断剂丙谷胺 0.1g 后再重复（2），观察与（2）结果有何不同。

（8）耳缘静脉注射胆囊胆汁 1ml（胆囊胆汁稀释 10 倍），观察胰液和胆汁流出量有和变化。

（9）十二指肠腔内注射硫酸镁 250mg/kg，观察多长时间后出现胆汁流出增多。

（10）耳缘静脉注射阿托品（0.2mg/kg）胆汁，观察胆汁流出有何变化，然后再刺激迷走神经和静脉注射乙酰胆碱，观察结果与（2）及（3）有何异同。

【注意事项】

1. 术前应充分熟悉手术部位的解剖结构。术中动作轻柔，勿伤及胆管及其周围组织。

2. 胆总管切口时应将周围组织用棉花或纱布加以保护，以免造成胆汁性腹膜炎。

3. 胆管插管应固定，防止手术及实验过程中扭转。

4. 实验后将器械、手术台彻底清洗，防止胆汁腐蚀。

5. 手术及实验过程中手被污染应尽快用清水冲洗。

【讨论题】

1. 胆囊胆汁和肝胆汁在颜色和成分上有何异同？

2. 向十二指肠腔内注入 37℃ 的 0.5% HCl 溶液，胰液和胆汁分泌有何变化？为什么？

3. 静脉注射粗制促胰泌素后，胰液和胆汁的分泌有何变化？为什么？

4. 静脉注射胆囊胆汁，胰液和胆汁的分泌有何变化？为什么？

【实验准备】

1. 实验对象 兔。

2. 实验器材和药品

（1）仪器和药品：BL-420 生物机能实验系统、刺激电极、气管插管、胆管插管、哺乳动物手术器械 1 套、注射器、20%氨基甲酸乙酯溶液、丙谷胺溶液、硫酸镁溶液、0.1mol/L 盐酸。

（2）促胰液素粗制品的制备方法：将急性动物实验用过的犬，从十二指肠首端开始取 70cm 小肠，将小肠冲洗干净，纵向剪开，用刀柄刮取小肠黏膜放入研钵，加入 10～15ml 0.5% HCl 溶液研磨，将研磨液倒入烧杯中，加入 0.5% HCl 溶液 100～150ml，煮沸 10～15min。然后，用 10%～20% NaOH 趁热中和（用石蕊试纸检查）至中性，用滤纸趁热过滤，即可得到促胰液素的粗制品，将其在低温下保存。

（姚 伟）

实验三　影响尿生成的因素

【实验目的与原理】　肾的主要功能是生成尿液。尿生成过程包括肾小球滤过、肾小管和集合管的重吸收、分泌和排泄三个环节。凡影响上述过程的因素都可以影响尿的生成。本实验的目的是观察影响尿生成的若干因素，以加深理解尿生成的过程和影响尿生成的因素的作用机制。

【虚拟实验】

1. 登录虚拟实验平台（http：//mvl.sdu.edu.cn/virlab/），选择"影响尿液的生成综合实验"模块。

2. 阅读实验目的、原理。

3. 观看实验录像，请关注基本实验操作步骤。

4. 虚拟实验操作：根据网页提示，进行实验操作。

5. 思考完成网上复习题。

【实验步骤与观察项目】

1. 实验步骤

（1）麻醉与固定：耳缘静脉注射 20%氨基甲酸乙酯溶液（5ml/kg），待动物麻醉后仰卧位固定于兔台上。

（2）手术：手术前静脉注射 2.5mg/ml 卡托普利溶液 0.5ml，以防止肾手术时肾小动脉强烈收缩。

1）颈部手术过程：①先在颈部剪毛，沿颈部正中切开皮肤，分离气管，插入气管插管；②分离左侧颈总动脉，将充满肝素生理盐水的动脉插管插入其内，通过血压换能器连至记录装置，描记血压；③分离右侧迷走神经，穿线备用。手术结束后，用温生理盐水纱布覆盖创面；④颈外静脉插管用于静脉注药。颈外静脉位于颈部两侧皮下，胸锁乳突肌的外缘，壁薄口径较粗。分离时应细心，勿使用锐器，分离出 1.5～2.5cm 长，穿两条线备用。插管时，先将动脉夹夹住静脉的近心端，待静脉充盈后，再结扎远心端。用眼科剪刀在静脉远心端结扎线处，剪一 45° 小口（约管径的 1/3 或 1/2）插入插管。用已穿好的线打一松结，取下动脉夹，将导管送入 2cm 左右，再结扎好。将连接在静脉插管上的输液管以 10 滴/分的速度缓慢输液，以防凝血。

2）腹部手术：收集尿液的方法可采用膀胱插管法，输尿管插管法或尿道插管法。

a. 膀胱插管法：在耻骨联合上方沿腹白线做一个长 2～3cm 的切口，将膀胱移出体外。先辨认清楚膀胱和输尿管的解剖部位，用线结扎膀胱颈部以阻断尿道的通路，以免刺激膀胱时尿液流失。选择膀胱顶部血管较少的部位用连续缝线做一荷包缝合，在缝合中心做一小切口，插入膀胱插管，收紧缝线以关闭膀胱切口。使插管尿液流出口处低于膀胱水平，用培养皿接由插管流出的尿液，手术完毕后，用热盐水纱布覆盖腹部创口。

b. 输尿管插管法：在腹中部沿腹白线做一 3～5cm 切口，在膀胱找到输尿管。用玻璃钩分离输尿管 2～3cm，在近膀胱端结扎，并在其上方另穿一线，打一活结。稍等片刻，待输尿管略充盈后，用眼科剪刀剪一小切口，向肾方向插入输尿管插管（管内事先充满肝素），结扎固定。

c. 尿道插管法：本法适用于雄性家兔。取最小号临床用导尿管，用液状石蜡涂擦其表面后，直接由尿道外口插入。深度以尿液流出为宜。

（3）仪器连接及参数设置。

1）BL-420 生物机能实验系统。

a. 将压力换能器接在 1 通道，尿滴/刺激线接在记滴/刺激插孔。

b. 在"实验项目"菜单中的"泌尿实验"菜单项，选择"影响尿生成的因素"实验项目。

c. 选择"增益"100；"扫描速度"5.0s/div。

d. 刺激器设成"连续刺激"，串间隔 10ms，强度 3.0V，波宽 1.0ms，波间隔 10ms，串长：1 个。

e. 可在"编辑"菜单中的"记滴时间设置"菜单项中改变时间档选择。

f. 按 键（当前通道信号直流平衡减档命令）使信号曲线移至基线下 5 格。

g. 若尿滴有明显的漏记现象，可适当加快显示速度。

h. 按 键（红色为实时数据记录命令）开始记录。描记一段药前正常曲线后，开始加药。

i. 加药完毕，按 键（停止数据显示与记录命令）结束实验，在弹出"另存为"的对话框中，输入存储波形数据文件的名字（默认文件名为"月日时分.dat"），输入完文件名后按"确定"按钮。

j. 打印实验图形：①按 键（反演数据读取命令）选择反演数据文件。在弹出的"打开"对话框中，选择已存储的数据文件名，确定后开始反演。②按 键（打印当前通道图形命令）打印当前通道图形。

2）电磁流量计：选用其内径比血管直径小 5%～10%钩形探头。为保证较好的传导性，用前应将选好的探头泡在盛有生理盐水的烧杯中至少 30min，新探头应浸泡 2h，调试并测定肾动脉血流量。手术和实验装置连接完成后，放开动脉夹，开动记滴器，记录血压、尿滴及肾血流量，进行下列观察。

2. 观察项目

（1）记录正常血压、尿量和肾血流量曲线。收集尿液 2ml，检测尿液渗透压与尿糖。

（2）耳缘静脉快速注射 38℃生理盐水 15～20ml，观察血压、尿量和肾血流量的变化。收集尿液 2ml，检测尿液渗透压。

（3）静脉注射 1∶10 000 去甲肾上腺素 0.5ml，观察血压、尿量和肾血流量的变化。收集尿液 2ml，检测尿液渗透压。

（4）用尿糖试纸蘸取尿液进行尿糖定性实验，然后静脉注射 20%葡萄糖溶液 5ml，观察血压、尿量和肾血流量的变化。在尿量明显增多时，再做一次尿糖定性实验。

（5）结扎并剪断右侧迷走神经，用中等强度的脉冲电流刺激其外周端 20～30s，使血压降至 50mmHg 左右，观察血压、尿量和肾血流量的变化。收集尿液 2ml，检测尿液渗透压。

（6）静脉注射垂体后叶素 2U，观察血压、尿量和肾血流量的变化。收集尿液 2ml，检测尿液渗透压。

（7）静脉注射呋塞米（5mg/kg），观察血压、尿量和肾血流量的变化。收集尿液 2ml，检测尿液渗透压。

（8）静脉注射 0.6%酚红溶液 0.5ml，用盛有 10%NaOH 溶液的培养皿接取尿液。如果尿中有酚红排出，遇 NaOH 则呈现红色。计算从注射酚红起到尿中排出酚红所需的时间。

（9）用大注射器插入左颈总动脉抽血 20ml，观察尿量变化。再迅速补充生理盐水（20ml），观察尿量变化。收集尿液 2ml，检测尿液渗透压。

【注意事项】

1. 选择体重在 2.0kg 左右家兔，实验前给兔多食菜叶。

2. 本实验需多次静脉给药，应从三通处注入药液，注药后立即接通输液管。应注意保护耳缘静脉，注射部位应从耳尖开始，逐步向耳根移行。

3. 手术操作应轻柔，避免损伤性尿闭。腹部切口不可过大，剪开腹膜时应避免损伤内脏，勿使胃肠外露。

4. 每项实验应在血压、尿量基本恢复到对照值后再进行。有的项目（如呋塞米）可在 5min 以后开始观察。

5. 尿糖定性方法：将试纸条的纸片部浸入尿液中 2s，取出后 30～60s 与试纸包装上的标准色板对照，判定结果。

6. 上课前请登录虚拟实验平台预习实验相关内容。

【讨论题】

1. 列表记录各项实验中血压、尿量和肾血流量的变化，并分析出现这些现象的机制。

2. 影响尿生成的因素有哪些？是如何影响的？

3. 静脉快速注射生理盐水对尿量、尿液渗透压和血压有何影响，为什么？

4. 静脉注射去甲肾上腺素对尿量、尿液渗透压和和血压有何影响，为什么？

5. 静脉注射高渗葡萄糖对尿量、尿液渗透压和和血压有何影响，为什么？

6. 电刺激迷走神经外周端对尿量、尿液渗透压和和血压有何影响，为什么？

7. 静脉注射呋塞米对尿量、尿液渗透压和和血压有何影响，为什么？

【实验准备】

1. 实验对象 家兔。

2. 实验器材和药品 BL-420 生物机能实验系统、电磁流量计、血压换能器、保护电极、记滴器、哺乳类动物手术器械 1 套、兔手术台、气管插管、动脉插管、膀胱漏斗（输尿管导管或小号导尿管）、注射器（1ml、20ml）及针头、纱布、棉球、缝合线、培养皿、酒精灯、试管架、试管和试管夹、20%葡萄糖溶液、生理盐水、肝素生理盐水溶液（100U/ml）。20%氨基甲酸乙酯溶液、1∶10 000 去甲肾上腺素溶液、呋塞米（速尿）、本尼迪克特试剂（班氏试剂）、输液架、输液筐、0.6%酚红溶液。

（姚 伟）

实验四 影响药物作用的因素

【实验目的与原理】 药物进入机体产生效应要受到机体内外多种因素的影响，从而出现药效增强或减弱，甚至发生质的改变。了解和掌握这些影响因素及规律，可以更好地发挥药物的效应，取得最佳治疗效果。机体方面的因素包括年龄、性别、体重等生理因素、精神因素、疾病因素、遗传因素等；药物方面的因素包括药物的理化性质、剂型、给药方法（给药剂量、给药途径、给药时间、间隔及疗程等）、药物的相互作用等。

本实验的目的是观察药物的不同理化性质、给药剂量和给药途径等因素对药物作用的不同影响并理解出现这些不同的机制。

【实验步骤与观察项目】

1. 不同 pH 对药物作用的影响

（1）取健康小鼠 24 只，称重，按完全随机分组法分为甲、乙两组，每组 12 只。

（2）给药：甲组动物灌胃 pH 8.0 的硝酸士的宁溶液 0.3ml/10g；乙组动物灌胃 pH 1.0 的硝酸士的宁溶液 0.3ml/10g，计时。

（3）观察：以下肢僵直为观察指标，观察并比较 20min 内各组动物出现惊厥反应的时间及程度。如动物在 20min 内仍不惊厥，时间记录为 20min。

2. 不同给药途径对药物作用的影响

（1）取健康小鼠 48 只，过夜禁食（不禁水），按体重随机分为 4 组，每组 12 只。

（2）给药：剂量均为 0.2ml/10g。

1 组：0.9%NaCl 墨汁溶液灌胃。

2 组：10% $MgSO_4$ 墨汁溶液灌胃。

3 组：0.9%NaCl 墨汁溶液腹腔注射。

4 组：10% $MgSO_4$ 墨汁溶液腹腔注射。

（3）观察：动物的肌张力、呼吸状况、大便次数、形状等。如有动物死亡，记录死亡时间和死亡动物数。

（4）40min 后，麻醉并处死动物，剪开腹腔，暴露出肠段，分离并取出全肠（幽门至直肠），将肠段拉直，测量墨汁推进长度（幽门至墨汁长度）和全肠长度（幽门至直肠长度），并以两者之比值表示墨汁推进百分率。

（5）分析并比较不同给药途径对 $MgSO_4$ 作用的影响。

3. 不同给药剂量对药物作用的影响

（1）取健康小鼠 36 只，称重，随机分为甲、乙、丙 3 组，每组 12 只。

（2）给药：甲组动物腹腔注射 25mg/ml 的硫喷妥钠溶液 0.1ml/10g；乙组动物腹腔注射 5mg/ml 的硫喷妥钠溶液 0.1ml/10g；丙组动物腹腔注射 1mg/ml 的硫喷妥钠溶液 0.1ml/10g。

（3）观察：观察各组动物的活动度、呼吸、角膜反射等指标，以角膜反射的消失为麻醉作用的观察指标，观察并比较 10min 内各组动物出现麻醉作用的时间及程度。如动物在 10min 内仍不麻醉，时间记录为 10min。

【注意事项】

1. 随机分组时应严格按照要求做，尽量减少人为因素的影响，使各组平均体重及体重分布尽可能一致。

2. 给药量及观察时间、处死动物的时间力求准确，以减少条件不同对实验结果产生的影响。

3. 刺激角膜时用的棉线应为同一根，刺激强度力求一致，切不可触及眼睑以免影响实验结果。

【讨论题】

1. 除 pH 外，还有哪些药物的理化性质会影响药物的作用效果？

2. 腹腔注射 $MgSO_4$ 为什么会导致动物死亡？

3. 硫喷妥钠属于哪一类药物，其量效关系的表现是什么？

【实验准备】

1. 实验对象 健康昆明种小鼠，雌雄各半，体重 18～22g。

2. 实验器材和药品 小鼠笼、天平、苦味酸染料、托盘、1ml 注射器及针头、小鼠灌胃器、pH 0.8 的硝酸士的宁溶液、pH 1.0 的硝酸士的宁溶液、10% $MgSO_4$ 溶液、生理盐水、墨汁、硫喷妥钠溶液（25mg/ml、5mg/ml、1mg/ml）、手术器械、棉线、尺子。

（王姿颖）

实验五　心血管活动的神经调节和药物影响

【实验目的与原理】 心血管活动主要受肾上腺素能神经和胆碱能神经的调节，这两种神经的神经末梢可分别释放去甲肾上腺素和乙酰胆碱等神经递质，通过作用于心脏和血管的相应受体而发挥兴奋或抑制效应。

本实验通过刺激压力感受器反射过程中的某一环节，观察生理状态下神经因素对心血管活动的调节作用；通过耳缘静脉给药，观察肾上腺素受体和胆碱受体的激动药与拮抗药对心血管活动的影响并分析它们的作用机制。

【虚拟实验】

1. 登录虚拟实验平台（网址：http：//mvl.sdu.edu.cn/virlab/），选择"心血管活动调节综合实验"模块。

2. 阅读实验目的、原理，掌握心血管活动的调节影响因素。

3. 观看实验录像，请关注基本实验操作步骤，尤其注意颈部血管和神经的分离、动脉插管及三通的使用。

4. 虚拟实验操作： 根据网页提示，选择点击各种实验项目，观察不同处理对家兔血压及心率的影响并分析原因。

5. 思考完成网上复习题。

【实验步骤与观察项目】

1. 实验步骤

（1）仪器调节：启动电脑，进入 BL-420 生物机能实验系统，通道 1、2、3 分别连接心电、压力、压力信号，并分别调零、定标。将双极保护电极的引线与刺激输出线连接，并将输出线另一端的专用插头接在刺激输出口上，设置刺激参数（采用连续刺激，波宽 1ms，波间隔 10ms，强度 3～8V）。

（2）麻醉和固定动物：家兔称重后，以 20%氨基甲酸乙酯（乌拉坦）溶液 5～6ml/kg 耳缘静脉注射，麻醉后仰卧位固定于手术台上。

（3）分离颈部血管和神经：剪去颈部毛，行 5～7cm 正中切口，于颈部皮下小心分离出颈外静脉，其下穿两根线备用。钝性分离皮下组织和浅层肌肉，暴露气管，在甲状软骨下约 1cm 处做一倒 "T" 形切口，插入气管插管并结扎固定。将切口边缘的皮肤及其下方的肌肉向外侧拉开，在气管两侧可见纵行的颈总动脉鞘，鞘内走行有颈总动脉、迷走神经、交感神经和减压神经。用玻璃分针依次分离右侧减压神经、右侧迷走神经和左、右侧颈总动脉，分别穿线备用。

（4）动脉插管：将左侧颈总动脉远心端用线结扎，近心端用动脉夹夹闭，在动脉夹和结扎线之间靠近结扎线处用眼科剪剪一 "V" 形切口，向心方向插入与压力换能器相连并充满肝素溶液的动脉插管，用线结扎固定，保持动脉插管与动脉在同一直线上，然后用胶布将动脉插管固定于手术台上。放开动脉夹便可记录动脉血压。

（5）静脉插管：将分离出的颈外静脉远心端结扎，用眼科剪在结扎线近心侧向心方向剪一小口，插入事先已充满肝素溶液并通过三通开关与压力换能器连接的静脉插管，插入深度 5～6cm，使达上腔静脉，结扎固定，打开三通开关便可记录中心静脉压。

（6）心电图连接：按照 "红"—左后肢、"白"—左前肢、"黑"—右后肢的规则，将导联线上的针形电极刺入家兔皮下，即可描记心电图变化。

（7）建立静脉给药通道：取 1 支 20ml 注射器抽取一定生理盐水，与头皮针相连，排出气泡后行一侧耳缘静脉穿刺，回抽有回血时，用胶布将头皮针固定，以备给药和补液用。不时推注少许生理盐水，以防止头皮针内凝血。

2. 观察项目

（1）描记正常曲线。

（2）生理状态下神经因素对心血管活动的调节作用。

1）压迫两侧颈总动脉窦，观察曲线变化。

2）牵拉左侧颈总动脉远心端：手持左侧颈总动脉远心端的结扎线，向心脏方向轻轻拉紧，然后做有节奏的牵拉（2～5 次/秒，持续 5～10s），观察曲线变化。

3）夹闭右侧颈总动脉：用动脉夹夹闭右侧颈总动脉 5～10s，观察曲线变化。

4）刺激减压神经：先用保护电极刺激完整的右侧减压神经（强度 5～15V，频率 20～200Hz），观察曲线变化后，再在神经中段做双重结扎，在两结扎线之间剪断神经，以同样的刺激参数分别刺激其中枢端和外周端，观察曲线有何变化。

5）结扎并剪断右侧迷走神经，刺激其外周端（强度 5～10V，频率 100～200Hz），观察曲线变化。

（3）药物对心血管活动的影响：依次由耳缘静脉给予下列三组药物。每次给药后均注入少量生理盐水，以冲洗头皮针内残留药物。待血压恢复原水平或平稳后再给下一药物。

1）观察拟胆碱药对心血管活动的影响：① 0.01mg/ml 氯化乙酰胆碱溶液 0.05ml/kg。② 0.5mg/ml 甲基硫酸新斯的明溶液 0.1ml/kg。③ 重复①。④ 10mg/ml 硫酸阿托品溶液 0.2ml/kg。⑤重复①。

2）观察拟肾上腺素药对心血管活动的影响及 α 受体阻断药对其作用的影响：①0.1mg/ml 盐酸肾上腺素溶液 0.1ml/kg。②0.1mg/ml 重酒石酸去甲肾上腺素溶液 0.1ml/kg。③0.05mg/ml 硫酸异丙肾上腺素溶液 0.1ml/kg。④ 10mg/ml 甲磺酸酚妥拉明溶液 0.2ml/kg，缓慢注入。⑤5min 后，依次重复①、②、③。

3）观察拟肾上腺素药对心血管活动的影响及 β 受体阻断药对其作用的影响：①0.1mg/ml 盐酸肾上腺素溶液 0.1ml/kg。②0.1mg/ml 重酒石酸去甲肾上腺素溶液 0.1ml/kg。③0.05mg/ml 硫酸异丙肾上腺素溶液 0.1ml/kg。④10mg/ml 盐酸普萘洛尔溶液 0.1ml/kg，缓慢注入。⑤5min 后，依次重复①、②、③。

【注意事项】

1. 麻醉药推注应先快后慢，麻醉宁浅勿深，密切观察动物反应。麻醉药也可选用 30mg/ml 戊巴比妥钠溶液，家兔麻醉剂量以 30mg/kg 为宜。

2. 手术动作宜轻柔，勿损伤血管及神经。

3. 动脉插管前压力换能器、动脉导管内必须充满肝素溶液，排出气泡，防止凝血。

4. 上课前请登录虚拟实验平台预习实验相关内容。

5. 每个实验项目结束后，应在各项观察指标基本恢复原水平或平稳后再进行下一项。

6. 在实验过程中，应注意观察动物呼吸情况。

7. 因心率与其他指标扫描速度不同步，打印应分别进行。

【讨论题】

1. 在压力感受器反射活动中，减压神经与迷走神经的作用有何不同？

2. 您认为本实验对于学习传出系统药物有何启发？

【实验准备】

1. 实验对象　家兔。

2. 实验器材和药品　BL-420 生物机能实验系统、手术器械、压力换能器、电子刺激器、心电图导联、金属针头、气管插管、动脉插管、静脉插管、玻璃分针、注射器、丝线、纱布等。0.01mg/ml 氯化乙酰胆碱溶液、0.5mg/ml 甲基硫酸新斯的明溶液、10mg/ml 硫酸阿托品溶液、0.1mg/ml 盐酸肾上腺素溶液、0.1mg/ml 重酒石酸去甲肾上腺素溶液、0.05mg/ml 硫酸异丙肾上腺素溶液、10mg/ml 甲磺酸酚妥拉明溶液、10mg/ml 盐酸普萘洛尔溶液、20%

氨基甲酸乙酯溶液、500U/ml 肝素溶液、生理盐水。

（刘慧青）

实验六　微循环障碍及药物的影响

【实验目的与原理】　微循环是血液循环系统的末梢部分，一般是指微血管网络中的微动脉和微静脉之间的血液循环。许多疾病过程（如休克、炎症、缺血、肿瘤、高黏综合征等）都可引起微循环障碍的发生。

在动物实验中，常用来造成微循环障碍模型（血流缓慢、红细胞聚集、血液流态异常等）的有以下方法：失血、感染、肠系膜上动脉闭塞、高分子右旋糖酐或羊水静脉注射等。常用于观察微循环的部位有肠系膜、球结膜、耳郭、甲皱、唇和舌等。常用实验动物有小鼠、大鼠、蟾蜍、兔等。

用于反映微循环状态的观察指标如下。

（1）微血管管径：反映微血管的扩张和收缩程度，并可以此反映药物作用。

（2）微血流速度：是微循环研究的一个重要指标，在一定程度上反映微循环的灌流状态，主要观察红细胞流速，测定红细胞流经同一微血管（口径以 2~3 个红细胞为宜）一定距离所需时间。

（3）流态：血流状态反映了血流速度和红细胞聚集状态。在微循环中，红细胞流态最易观察，其变化也最明显。常将红细胞流态分为 4 级：0 级，直线（线粒）状；Ⅰ级，虚（粒）线状；Ⅱ级，粒（絮）状；Ⅲ级，淤滞状。微血管中无红细胞流过称撇流现象（Skimming 现象）。正常情况流态呈 0 级或 0~Ⅰ级，微血管中轴流和边流界线清楚，在边流中可见少量红细胞和血小板。微循环障碍时，流态出现 Ⅰ~Ⅲ级，并可见白细胞贴壁翻滚、白色微小血栓、血小板团块和撇流现象，微血管中轴流和边流界线不清。

（4）毛细血管网交点计数：用于反映毛细血管充盈情况。取面积约 1mm^2 的四周由血管围成边界的固定血管区域，计数该区域内毛细血管与边界血管的交点数，未与边界血管相交的毛细血管不计算在内。

（5）血色：反映含氧及供氧情况。正常为鲜红色，缺氧时为暗红或紫红色，贫血或血液稀释时为淡红色。

（6）微血管周围变化：主要观察是否有渗出和出血情况，以反映微血管通透性和完整性。渗出时血管周围间隙扩大，微血管轮廓模糊。出血时镜下可见出血斑，微血管周围可直接见到红细胞。

本实验通过给药前后各项观察指标的比较，观察微循环障碍及不同药物如肾上腺素、山莨菪碱（654-2）、丹参及低分子右旋糖酐等对微循环的影响。

【实验步骤与观察项目】

1. 实验步骤

（1）连接微循环显微镜及 BI-2000 医学图像分析系统。

（2）启动 BI-2000 医学图像分析系统，选择"微循环测量分析"菜单，进入"动态微循环图像分析处理系统"窗口界面，设置捕获参数及视频源，并进行系统定标。然后开始实验,点击"实验内容"下拉列表,选择需要的微循环实验内容,在微循环显微镜下放入实验活体,调节好焦距,按"调节视频色彩"调节亮度、对比度等参数,在"物镜倍数"一栏填入相应的值(当前物镜倍数与定标物镜倍数的比值),然后进行各个实验项目的观察,可观察和测量以下微循环指标:血管计数、血管交叉计数、血管长度、管袢计数、管袢顶、管袢长度、入口直径、出口直径、流速、流态、形态畸形、红细胞聚集、白细胞数及有无渗出等。测量方法如下。

1)计数类测量:如"血管计数""血管交叉计数",点击相应功能按钮后,鼠标指针自动限制在视频区域内,点击相应的计数位置,系统自动显示计数值。点击鼠标右键退出计数。

2)直线类测量:如"入口直径""出口直径",点击相应功能按钮后,在测量的起始点按下鼠标左键不放,拖动到终点放开鼠标左键,测得的长度信息自动记录到相应的栏中。

3)流速模拟测量:点击相应功能按钮后,选取一段有代表性的相对较直的血管,顺着血管流速方向拉出直线,按"快""慢"按钮调节流速,直到接近实际流速为止,数据会自动显示在相应的栏内。

状态选择类指标:有"流态"下拉列表和"渗出"选项,以供自主选择。

(3)数据存档和分析:各个实验项目观察并测量完毕,点击"数据存档",将测量结果保存为 Excel 数据文件。点击"Excel 结果数据分析",系统可自动调入 Excel 程序进行分析刚才保存的实验数据。实验结束,可在结果讨论区内输入实验结果及讨论内容,并打印微循环实验报告。

2. 观察项目

(1)人甲皱微循环观察:健康志愿者,适当休息,取坐位,使手臂高度水平位于心脏,以环指或小指置于微循环显微镜下观察,开启冷光源,调节显微镜焦距及视频色彩,固定一视野,观察此视野内微循环状况。

(2)小鼠耳郭微循环观测法:小鼠肌内注射 20%氨基甲酸乙酯溶液 0.07ml/10g,麻醉后,以医用橡皮膏轻轻贴拉去耳郭毛,将小鼠腹向下固定于有机玻璃观察台上,调节有机玻璃耳托的高度,使耳郭平展在耳托上,在耳托和耳郭表面滴加少许液状石蜡。将观察台置于微循环显微仪下,开启冷光源,调节显微镜焦距及视频色彩,固定一视野,观察此视野内小鼠耳郭微循环。

(3)蟾蜍肠系膜微循环观察。

1)用双毁髓法处死蟾蜍,针尖刺入颅腔毁脑时,针的倾斜角度必须很小,俯卧位固定于蟾蜍固定板上。

2)在侧腹部做一长 3~4cm 切口,轻轻拉出回肠袢约 10cm,用大头针固定在蟾蜍固定板上。

3)将肠系膜置于微循环显微镜下观察,打开冷光源,调节显微镜焦距及视频色彩,固定一视野,观察此视野内正常微循环状况。

4)向同一视野内滴加 1 滴 1:100 000 肾上腺素溶液,观察微循环障碍状况。

5)以台氏液冲洗同一视野肠系膜,以去除肾上腺素影响,观察微循环改善情况。

(4)大鼠肠系膜微循环观察。

1)大鼠称重,腹腔注射 20%氨基甲酸乙酯溶液 5ml/kg 进行麻醉,固定在大鼠固定板上。

2）行一侧颈总动脉插管，连接一事先经肝素润湿的注射器，供放血用。行一侧股静脉插管，供输液用。

3）腹部剪毛，做一长 3～4cm 的正中切口。

4）将大鼠转移至有机玻璃恒温水浴灌流盒上，打开腹腔后，将上腹腔脏器推向右侧，于腹腔左上方找到回盲交界处，在该部位的上段轻轻拉出回肠袢约 10cm，将该段肠管及肠系膜浸入事先已充满 38℃台氏液的有机玻璃恒温水浴灌流盒中，然后把肠系膜轻轻平铺在有机玻璃凸形观察环上，压上固定板，调整台氏液的液面，使液面刚好覆盖过肠系膜。

5）将肠系膜置于微循环显微镜下观察，打开冷光源，调节显微镜焦距及视频色彩，固定一视野，观察此视野内正常微循环状况。

6）由颈总动脉快速放血 3～5ml，观察肠系膜微循环变化。

7）由股静脉输注生理盐水 5～10ml，观察各项指标变化。

8）再次由颈总动脉快速放血 3～5ml，观察肠系膜微循环变化。

9）由股静脉注射丹参注射液 4ml/kg 或 654-2 2mg/kg，或静脉滴注低分子右旋糖酐，观察同一视野内微循环各指标的变化。

【注意事项】

1. 给药前后的观察视野必须为同一视野，以利于前后对比。

2. 观察肠系膜微循环时，应不时滴加温生理盐水以保持润湿。

3. 动物麻醉深浅要适度。麻醉过浅，动物疼痛，可引起神经源性休克，且动物挣扎，视野不易固定。

4. 牵拉肠袢要轻柔。

【讨论题】

1. 微循环障碍的病理生理学意义及改善微循环的必要性是什么？

2. 药物改善微循环的作用机制是什么？

【实验准备】

1. 实验对象 人、小白鼠、蟾蜍、大白鼠。

2. 实验器材和药品 微循环显微镜、BI-2000 医学图像分析系统、微分刻度尺、大白鼠固定板、有机玻璃观察台、有机玻璃耳托、手术器械、动脉插管、静脉插管、动脉夹、腹腔拉钩、医用输液管、医用橡皮膏、注射器、烧杯、小试管、胶布、纱布、线绳、缝线等。20%氨基甲酸乙酯（乌拉坦）溶液、肾上腺素溶液、654-2、丹参注射液、低分子右旋糖酐、肝素、台氏液、液状石蜡、生理盐水等。

（刘慧青）

实验七　家兔急性心肌缺血-再灌注损伤模型及药物干预实验方法

【实验目的与原理】 缺血性心脏疾病本质的病理改变是缺血心肌细胞因缺氧而坏死或

凋亡，尽早恢复血液灌流是治疗缺血性心脏病的首要措施。然而，再灌注具有两重性，有时当组织细胞低灌流缺血后获得血液再供应时，不但未使组织细胞缺血性损害减轻或恢复，反而加重了功能障碍和结构损伤，心肌细胞从可逆损伤转为不可逆损伤，即为心肌缺血-再灌注损伤。如心脏手术、冠脉搭桥、脏器血供梗死后再通、器官移植及休克脏器低灌流纠正后都可能发生再灌注损伤。

心肌缺血-再灌注损伤是一种复杂的病理生理过程，主要表现为再灌注后缺血区存活的心肌细胞和血管内皮细胞发生可逆或不可逆性损伤坏死，而内皮细胞受损，又可导致局部舒血管因子（如 NO、PGI_2 等）减少、缩血管因子（如 ET、TXA_2 等）增加，引起微循环障碍，缺血和梗死面积扩大，造成损伤的进一步加重。

心肌缺血-再灌注损伤的发生机制是多因素的，比较公认的有氧自由基损伤、钙超载等。氧自由基包括超氧阴离子（O_2^-）和羟自由基（·OH），它们和各种细胞成分（膜磷脂、蛋白质、核酸）发生反应，造成组织损伤。细胞内钙超载可激活钙依赖蛋白酶，促使黄嘌呤脱氢酶转变为黄嘌呤氧化酶，大量产生自由基，造成脂质过氧化；钙超载可引起蛋白质水解，细胞结构破坏。另外，钙超载还可促使膜磷脂水解为游离脂肪酸，造成细胞膜及细胞器膜受损，使细胞膜通透性增高；同时在环氧化酶与脂氧化酶的作用下，生成前列腺素、白三烯和自由基等活性物质引起微血管收缩、通透性增高。

丹参注射液具有活血化瘀的作用，其对大鼠的冠状动脉具有明显的舒张作用，这种舒张作用大部分是通过阻滞血管平滑肌内钙内流产生的。

本实验通过建立家兔急性心肌缺血-再灌注损伤模型：①掌握心肌缺血-再灌注损伤时心电图改变的特征。②观察心肌缺血-再灌注损伤时各项指标的变化。③观察丹参注射液对心肌缺血-再灌注损伤的保护作用。

【实验步骤与观察项目】

1. 实验步骤

（1）动物分组：取家兔 18 只，2～2.2kg，雌雄不拘，分为 3 组，每组 6 只。

1）假手术组：开胸后穿线做套环，但不收紧结扎线。

2）缺血-再灌注组：收紧结扎线，缺血 30min，牵拉活结使结扎线放松后行再灌注 120min；结扎左冠状动脉前降支 10min 后经家兔耳缘静脉注射生理盐水 2ml/kg。

3）丹参注射液组：按照动物模型制作方法结扎左冠状动脉前降支，行缺血 30min，再灌注 120min。结扎左冠状动脉前降支 10min 后经家兔耳缘静脉注射丹参注射液 15mg/kg。

（2）麻醉及固定动物：家兔以 20%氨基甲酸乙酯溶液 5～6ml/kg 耳缘静脉注射，麻醉后，仰卧位固定于手术台上。将上述家兔麻醉后，于开胸前分离一侧颈总动脉并插管供取血。

（3）心电图连接：按照"红"—右前肢、"黄"—左后肢、"黑"—右后肢的规则，将导联线上的针形电极插入动物前后肢皮下，连接记录电极。采用 BL-420 生物机能实验系统进行信号采集，即可描记心电图变化。

（4）心肌缺血-再灌注模型的制备：剪去家兔胸前手术区毛，酒精、碘酊消毒胸前皮肤，分层剪开皮肤、皮下组织、胸前肌肉及筋膜 3～4cm，于胸骨左缘第 2～3 肋间隙开胸，用血管钳钝性分离肋间肌 3cm 长，沿胸骨左缘 0.5cm 剪断第 3、4 肋骨，打开胸腔，剪开心包，以肺动脉圆锥与左心耳之间的左冠状静脉为标志（图3-1），用带线（4-0缝合线一端穿入直径约1.5mm的聚乙烯管）弯针钩绕（进针深度为1～1.5mm，宽2～3mm）左冠状动脉前降支主干（LAD）后，迅速将心脏放入胸腔，轻挤胸腔排出气体，收紧结扎线以阻断左冠状动脉前降支血流，形成心肌缺血（假手术组只穿线不结扎）。两线之间皮肤用血管钳夹紧闭合胸腔，引流线尾端留在胸外。结扎过程要在1～2min完成。以结扎LAD后心电图Ⅱ导联ST段出现弓背向上抬高，T波高耸等为缺血成功标志。结扎冠脉30min后，打开活结放松丝线即发生再灌注，以心电图紊乱，ST段较之前心肌缺血时明显抬高为再灌注成功标志。

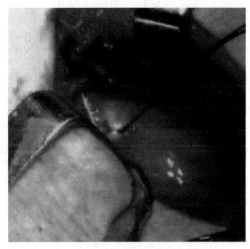

图3-1 家兔左冠状动脉结扎示意图

2. 观察项目

（1）心电图记录及分析：针式电极分别插入家兔左前肢和双后肢皮下，同步心电图Ⅱ导联记录：术前、缺血后15min、再灌即刻、再灌60min、再灌120min五个时间点T波和ST段的偏移值、观察病理性Q波出现情况并记录产生病理性Q波的动物个数（nQ），ECG由12bit精度PCI-MID-14E-4型数据采集卡进行信号采集，经过心电放大器输出，运用心电图处理软件进行分析处理；T波高度测量以PR段为基线，以结扎冠脉前后点高度的差值为ST段偏移值（图3-2）。

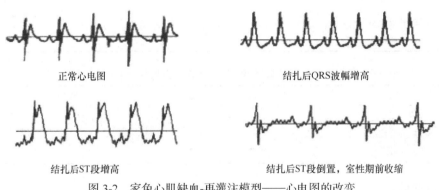

正常心电图　　　　　　　　　　结扎后QRS波幅增高

结扎后ST段增高　　　　　　　结扎后ST段倒置，室性期前收缩

图3-2 家兔心肌缺血-再灌注模型——心电图的改变

（2）心肌梗死面积测定：实验程序结束后，处死动物，取出心脏，生理盐水冲洗干净，滤纸吸去水分，剔除血管、脂肪，称全心重量，然后剪去心房，称心室重量。与房室沟平行将左心室切成1.0mm薄片，加入0.2%NBT（硝基四氮唑蓝），置于37℃水浴振荡染色3min后取出，梗死心肌不着色即红色，未梗死心肌呈黑紫色，用梗死心肌在全部心肌切片面积中所占比例表示梗死区面积，实体照相后用捷达801系列形态学分析系统计算梗死区面积，填入表3-1。

（3）血清肌酸激酶及乳酸脱氢酶的测定：再灌120min后，于一侧颈总动脉取血3ml，注入预先加有1%肝素100μl的试管中，以4500r/min离心5min，分离血清，检测血清肌酸激酶（CK）及乳酸脱氢酶（LDH）。结果填入表 3-2。

表 3-1 家兔心肌缺血-再灌注时心肌缺血面积和梗死面积的比较（$\bar{x} \pm s$）

组别	动物数	心肌梗死面积（%）
假手术组	6	
缺血-再灌注组	6	
丹参注射液组	6	

表 3-2 家兔心肌缺血-再灌注时血清 CK 及 LDH 活性的变化（$n=6$，$\bar{x} \pm s$）

组别	CK（U/ml）	LDH（U/ml）
假手术组		
缺血-再灌注组		
丹参注射液组		

（4）心肌组织 NO 含量的测定：再灌注 120min 后，剪下心脏并分离缺血区组织冻存。严格按 NO 试剂盒说明书操作。结果填入表 3-3。

（5）SOD 与 MDA 的测定：取缺血区心肌组织，切碎后用组织匀浆器制成匀浆，配成10%匀浆液，3000r/min 离心 15min，取上清液待测。MDA 测定用硫代巴比妥酸比色法（TBA），SOD 测定用黄嘌呤氧化酶法。所有的测定方法均按所购试剂盒说明书进行。结果填入表 3-4。

表 3-3 各组家兔心肌缺血区 NO 含量的比较（$\bar{x} \pm s$）

组别	动物数	缺血区 NO 含量（μmol/g）
假手术组	6	
缺血-再灌注组	6	
丹参注射液组	6	

表 3-4 各组家兔心肌缺血区 SOD、MDA 含量的比较（$n=6$，$\bar{x} \pm s$）

组别	SOD（U/ml）	MDA（μmol/g）
假手术组		
缺血-再灌注组		
丹参注射液组		

【注意事项】

1. 针式电极一定要扎在家兔四肢皮下，不可刺入肌肉内，否则对心电图干扰较大。

2. 丹参注射液应缓慢静脉注射，否则可致心脏毒性反应，造成动物死亡。

3. 实验中以心电图 Ⅱ 导联 ST 段抬高为冠脉结扎成功的标志，变化不明显者、穿线中大量出血者剔除实验。

4. 闭合胸腔时，注意将胸腔内的空气挤出，否则易致动物死亡。

5. 上课前请扫描下方二维码，观看实验视频"家兔急性心肌缺血-再灌注损伤模型及药物干预实验方法"。请关注心肌缺血的发病机制；预习家兔心脏的解剖位置及左冠状动脉前降支的解剖位置，以及反映心肌缺血损伤的生化指标的测试方法。

【讨论题】

1. 丹参注射液对家兔心肌缺血-再灌注损伤的保护机制是什么？

2. 结合所学过的理论，试想还有什么药物对心肌缺血-再灌注损伤具有保护作用？

3. 除了冠状动脉结扎法，还有什么方法可以制备心肌缺血-再灌注损伤模型？各种方法有什么优缺点？

【实验准备】

1. 实验对象 家兔。

2. 实验器材和药品 TGL-16G 型冷冻离心机、UV-2102PCS 型紫外可见分光光度计、恒温水浴箱、心电图处理软件、捷达 801 系列形态学分析系统、手术器械、金属针头、注射器、20%氨基甲酸乙酯溶液、2mg/ml 丹参注射液、CK 测试药盒、LDH 测试药盒、NO 测试药盒、SOD 测试药盒、MDA 测试药盒、生理盐水。

（孙 霞）

实验八 室性心律失常及胺碘酮、利多卡因治疗作用的比较

【实验目的与原理】 室性心律失常指起源于心室的心律紊乱，是常见的心律失常，包括室性期前收缩（室早）、室性心动过速（室速）、心室纤颤（室颤）等。

氯化钡（$BaCl_2$）诱发心律失常，可能是由于：①抑制心肌细胞膜上的 Na^+，K^+-ATP 酶，使细胞内的钾离子下降，钠离子增多，钠钙交换使细胞内钙离子增多，提高心房传导组织和房室束-浦肯野细胞纤维等快反应细胞的自律性，使心肌交感神经兴奋性增强；②增加浦肯野细胞纤维对钠离子的通透性，促进细胞外钠离子的内流，提高其舒张期自动去极化的速率导致心律失常。表现为室性期前收缩、二联律、室性心动过速、心室纤颤等，因此可作为一种实验性心律失常模型。胺碘酮、利多卡因对此有治疗作用。

本实验通过建立氯化钡诱发的家兔心律失常模型：①观察胺碘酮及利多卡因对所致心律失常的治疗作用；②比较两种药物对心律失常治疗作用的不同。

【实验步骤与观察项目】

1. 实验步骤

（1）动物分组：家兔 18 只，体重 2～2.2kg，随机分为三组，生理盐水组（空白组）、利多卡因组（对照组）及胺碘酮组。

（2）麻醉、固定动物：家兔称重后，以 20%氨基甲酸乙酯溶液 5～6ml/kg 耳缘静脉注射。麻醉后仰卧位固定于家兔手术台上，按照"红"——右前肢、"黄"——左后肢、"黑"——右后肢的规则，将导联线上的针式电极插入动物前后肢皮下。

（3）仪器调节：启动微机，进入 BL-420 生物机能实验系统，记录导联心电图，待家兔心电图稳定后，记录一段正常的心电图波形。

（4）给药：快速（5s）静脉注射 4mg/ml 氯化钡溶液（7mg/kg），记录其心电图，待 $BaCl_2$

引起明显的心律失常后，药物组家兔立即缓慢静脉注射 5%胺碘酮（35mg/kg），对照组家兔立即缓慢静脉注射 5mg/ml 盐酸利多卡因溶液（1ml/kg），记录心电图持续 60min。空白组家兔作为对照，心律失常出现后，静脉注射等容量的生理盐水，同样记录心电图。

2. 观察项目

（1）描记家兔一段正常心电图。

（2）观察氯化钡引起的室性心律失常情况。

1）室性心律失常出现的时间。

2）室性心律失常的类型（图 3-3）。

3）室性心律失常有无自我缓解，缓解的时间。

（3）观察胺碘酮、利多卡因对氯化钡诱发室性心律失常的拮抗作用及异同：描记注射胺碘酮或利多卡因后家兔心电图的变化（图 3-4～图 3-6）、室性心律失常恢复的时间（即心电图恢复正常的时间）、作用维持时间及再次出现室性心律失常家兔的数目，填入表 3-5。

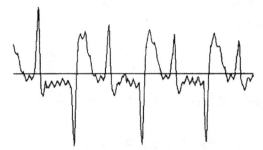

图 3-3　家兔耳缘静脉注射 BaCl₂ 后出现典型的室性心律失常

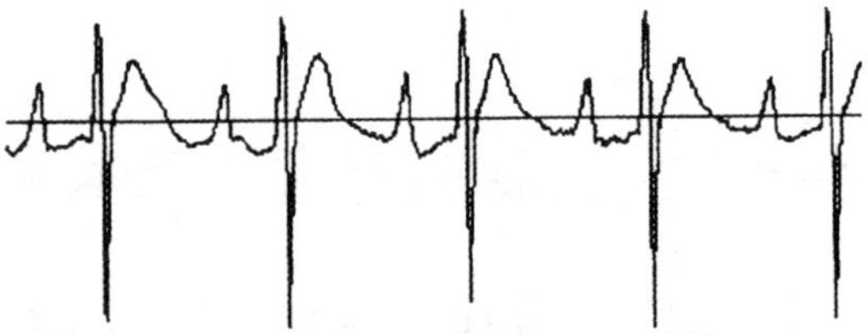

图 3-4　给家兔静脉注射胺碘酮后心电图恢复正常

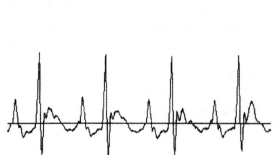

图 3-5　给家兔静脉注射利多卡因后心电图恢复正常

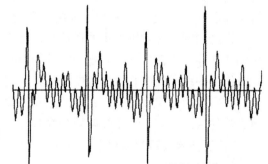

图 3-6　给利多卡因 10～20min 后再次出现心律失常

表 3-5　胺碘酮及利多卡因对 BaCl₂ 引起室性心律失常的治疗作用比较（$n=6$，$\bar{x} \pm s$）

组别	心律失常的持续时间（min）	治疗后再次出现心律失常的时间（min）	治疗后再次出现心律失常的动物数
生理盐水组			
胺碘酮组			
利多卡因组			

【注意事项】

1. 针式电极一定要扎在家兔四肢皮下，不可刺入肌肉内，否则对心电图干扰较大。

2. 胺碘酮及利多卡因宜缓慢静脉注射，否则可致心脏毒性反应，造成动物死亡。

【讨论题】

1. 还有哪些方法能够造成室性心律失常模型？

2. 室性心律失常的临床表现及发病机制分别是什么？

3. 胺碘酮及利多卡因抗心律失常的作用机制分别是什么？分别有何不良反应？

4. 还可以用哪些药物对抗氯化钡诱发的心律失常？

【实验准备】

1. 实验对象 家兔。

2. 实验器材和药品 BL-420 生物机能实验系统、标准肢体导联Ⅱ、兔手术台、注射器、秒表、棉球、头皮针；4mg/ml 氯化钡溶液、5mg/ml 盐酸利多卡因溶液、5%胺碘酮、20%氨基甲酸乙酯溶液。

（孙　霞）

实验九　血管内皮细胞舒张因子——NO 的研究

【实验目的与原理】 一氧化氮（nitric oxide，NO）是人类较晚发现的一种细胞信使。1998 年，美国三位药理学家获得诺贝尔生理学或医学奖，以表彰他们的研究发现：许多细胞（内皮细胞）具有合成 NO 的能力，内源性 NO 是一种含不成对电子的气体，具有高度脂溶性，易扩散通过细胞膜，在调节心血管、免疫和神经功能中发挥重要作用。

动脉环在收缩状态下用乙酰胆碱（ACh）诱导其内皮细胞产生内皮依赖性舒张因子（EDRF）-NO，使平滑肌细胞内 cGMP 含量增加，引起舒张，舒张程度可反映血管内皮细胞的功能。L-精氨酸是合成 NO 的前体，一氧化氮合酶（NOS）是合成 NO 的关键酶。NO 合酶抑制剂可阻断 ACh 引起的血管舒张反应。

本实验利用家兔的主动脉环，观察 NO 在其被 ACh 诱导舒张过程中的作用。

【实验步骤与观察项目】

1. 调节仪器 启动超级恒温水浴，使浴温保持在 37℃。打开电脑，进入到 BL-420 生物机能实验系统，调节增益为 100。在肌力换能器上挂一 5g 重物，使其基线上升 3 格，重复两次。

2. 制备标本

（1）内皮细胞健在的主动脉环制备：取体重为 3kg 左右的家兔，耳缘静脉注射 0.3%肝素溶液 3ml/kg 及 30mg/ml 戊巴比妥钠溶液 1ml/kg，麻醉后将兔仰卧位固定于手术台上，迅速打开胸腔，从膈肌向头部分离心肺食管，小心取出胸主动脉，放入盛有预先通过 95%O$_2$+5%CO$_2$ 混合气体的克-亨氏液的玻璃皿中，仔细分离并除去血管周围脂肪和结缔组织，剪成 1cm 的主动脉环备用。

（2）去内皮细胞的主动脉环制备：用与血管管径大小相仿的棉签，在管径内来回擦 3～4 次，即可完全剥脱血管内皮细胞，而不损伤平滑肌细胞。用 ACh 引起的舒张检测内皮细胞去除的状况，如浓度为 1μmol/L 的 ACh 不能使预先收缩的动脉环舒张，说明内皮去除完全。

3. 悬挂标本　向离体器官浴管内加入 20ml 克-亨氏液，将 1cm 长内皮细胞健在的主动脉环用水平贯穿悬挂，一端挂于 L 形钩固定于铁支架，另一端挂于线钩后与张力换能器相连，使主动脉环处于液面下适当位置，调节浴管和张力换能器的位置，使丝线位于浴管中央位置，通 95% O_2+5% CO_2 混合气体，每秒 1～2 个气泡，调整静息张力为 5g（调节铁支架上的螺旋从而调节 L 形钩的高低，使记录线上升 3 大格左右，即挂 5g 重物时曲线的位置），稳定 20min。

4. 加药

（1）描记一段药前曲线，先加入 10^{-5}mol/L 去氧肾上腺素（苯肾上腺素）溶液 0.2ml（浴管内浓度为 10^{-7}mol/L），然后按下表依次加入不同浓度的 ACh，加药时须同时添加实验标记，每加一次 ACh 后待记录线达最大反应位置时马上加下一次，观察其是否引起浓度依赖性舒张反应。结束后取下主动脉环备用。

（2）用克-亨氏液冲洗浴管 3 次，再用去内皮细胞的主动脉环同上法悬挂加药。结束后取下主动脉环备用。

（3）用克-亨氏液冲洗浴管 3 次，取一内皮细胞健在的主动脉环悬挂，加入 0.1mol/L NO 合成前体 *L*-精氨酸溶液 0.2ml，重复上述试验，观察是否存在 ACh 引起的浓度依赖性舒张反应。结束后取下主动脉环备用。

（4）用克-亨氏液冲洗浴管 3 次，取一内皮细胞健在的主动脉环悬挂，加入 $3×10^{-5}$mol/L NO 合酶抑制剂 *L*-硝基精氨酸溶液 0.2ml，重复上述试验，观察是否存在 ACh 引起的浓度依赖性舒张反应。结束后取下主动脉环备用。

5. 保存　存盘，打印实验图形。

6. 主动脉环组织匀浆中 NO 含量的测定　取上述实验中的主动脉环滤纸吸干称重后，按重量体积比加 9 倍生理盐水，用电动匀浆器高速匀浆（以上操作均在冰浴中进行），1000～1500r/min 离心 10min，取上清待测（表 3-6）。

表 3-6　离体血管内皮细胞舒张因子——NO 的检测实验

给药顺序	ACh 浓度（mol/L）	ACh 容积（ml）	浴管中 ACh 累计浓度（mol/L）	主动脉环舒张幅度（cm）			
				E_0	E_1	E_2	E_3
1	$1×10^{-9}$	0.20	$1×10^{-11}$				
2	$1×10^{-8}$	0.08	$5×10^{-11}$				
3	$1×10^{-8}$	0.10	$1×10^{-10}$				
4	$1×10^{-7}$	0.08	$5×10^{-10}$				
5	$1×10^{-7}$	0.10	$1×10^{-9}$				
6	$1×10^{-6}$	0.08	$5×10^{-9}$				
7	$1×10^{-6}$	0.10	$1×10^{-8}$				
8	$1×10^{-5}$	0.08	$5×10^{-8}$				
9	$1×10^{-5}$	0.10	$1×10^{-7}$				
10	$1×10^{-4}$	0.08	$5×10^{-7}$				
11	$1×10^{-4}$	0.10	$1×10^{-6}$				

续表

给药顺序	ACh 浓度（mol/L）	ACh 容积（ml）	浴管中 ACh 累计浓度（mol/L）	主动脉环舒张幅度（cm）			
				E_0	E_1	E_2	E_3
12	1×10^{-3}	0.08	5×10^{-6}				
13	1×10^{-3}	0.10	1×10^{-5}				
14	1×10^{-2}	0.08	5×10^{-5}				
15	1×10^{-2}	0.10	1×10^{-4}				

附 NO 试剂盒（南京建成生物工程研究所）操作说明（表 3-7）

混匀，室温静置 10min，蒸馏水调零，550nm，0.5cm 光径，测定各管吸光度值。

表 3-7 NO 测定程序表

	空白管	标准管	测定管
双蒸水（ml）	0.1	—	—
标准应用液（ml）	—	0.1	—
样本（ml）	-—	—	0.1
试剂一（ml）	0.2	0.2	0.2
试剂二（ml）	0.2	0.2	0.2
混匀，37℃准确水浴 60min			
试剂三（ml）	0.2	0.2	0.2
试剂四（ml）	0.1	0.1	0.1
充分漩涡混匀 30s，室温静置 10min，3500～4000r/min，离心 10min，取上清显色			
上清（ml）	0.5	0.5	0.5
显色剂（ml）	0.6	0.6	0.6

测定程序说明：标准应用液的配制是取 0.1ml 标准品用双蒸水定容稀释至 10ml（即 100 倍稀释，混匀，即为 100μmol/L 标准应用液）。

结果计算：依下列公式计算血清中 NO 含量

$$NO含量(μmol/L)=\frac{测定管吸光度-空白管吸光度}{标准管吸光度-空白管吸光度}\times 标准品浓度（100μmol/L）\times 样品测试前稀释浓度$$

式中：标准品浓度为 100μmol/L，NO 含量单位为 μmol/L。

【注意事项】

1. 暂时未用的主动脉环可放入通以 95%O_2+5%CO_2 混合气体的克-亨氏液中 4℃冰箱保存，3 天内可用，但每天换液一次。

2. 可 1 天完成所有实验内容；也可待 3 天以内的实验做完，集齐更多主动脉环后统一进行最后的 NO 含量测定。

3. 根据具体实验条件和时间也可通过一氧化氮合酶试剂盒检测 NOS、诱生型 NOS（iNOS）、结构型 NOS（cNOS）的水平来反映组织中 NO 的含量变化。

4. 制备离体器官标本时动作宜轻柔，勿损伤动脉内皮及平滑肌。尽可能减少动脉环的缺氧时间。

5. 可视动脉环平滑肌的收缩舒张情况选择增益为 100 或 50。

6. 加药量要准确，要将药直接加在液面上，加药时不可碰触丝线及铁支架。

7. 主动脉环悬挂后要完全浸泡于克-亨氏液中，也不能与浴管壁接触。

8. 冲洗完毕，要观察防止出现丝线贴壁现象。

9. 实验中不可改变实验系统的增益及标本负荷。

【讨论题】

1. NO 在本次实验中的意义是什么？随实验进程有什么变化？

2. 该实验结果易受哪些因素的影响？

【实验准备】

1. 实验对象 家兔。

2. 实验器材和药品 BL-420 生物机能实验系统、超级恒温水浴、离体器官浴管、张力换能器、铁支架、弹簧夹、螺旋夹、双凹夹、L 形钩、线钩、培养皿、量筒、烧杯、5g 重物、加样器、吸头、电动匀浆器、分光光度计、离心机、手术器械、试管、冰浴及水浴设备等。10^{-5}mol/L 去氧肾上腺素溶液，乙酰胆碱溶液：10^{-9}mol/L、10^{-8}mol/L、10^{-7}mol/L、10^{-6}mol/L、10^{-5}mol/L、10^{-4}mol/L、10^{-3}mol/L、10^{-2}mol/L、10^{-1}mol/L、1mol/L；0.1mol/L L-精氨酸溶液，3×10^{-5}mol/L L-硝基精氨酸溶液，0.3%肝素溶液，30mg/ml 戊巴比妥钠溶液，克-亨氏液；双蒸水，95%O_2+5%CO_2 混合气体，NO 试剂盒。

（王 进）

实验十 大鼠局灶性脑缺血-灌注损伤及药物的保护作用

【实验目的与原理】 缺血性脑损伤是目前发病率、致残率和病死率均较高的严重疾病之一，随着临床上缺血性脑血管病（ICVD）发病率的增加，对该病的防治已成为我国亟须解决的重大健康问题，迫切地需要对该病的发病机制进行深入研究，并制定出相应的、有效的防治措施。因此，模拟人类 ICVD 的发病过程，建立重复性好、观测指标易于控制的脑缺血动物模型一直是人们普遍关注的课题。在众多动物中，啮齿类动物因其价格便宜、来源充足、存活率高、制作模型的方法简单，脑血管的解剖和生理特征近似于人类，故被广泛用于脑缺血和脑缺血-再灌注损伤的模型中。由于大脑中动脉（MCA）是临床上缺血性脑血管疾病的易患部位，因此局灶性脑缺血的研究也是重中之重。局灶性脑缺血模型的制作方法包括开颅法、光化学法、线栓法和栓塞法等。其中，开颅法的操作烦琐，损伤大，并发症和病死率高；光化学法需要特殊的设备，血栓形成时易引起明显微血管损伤；栓塞法虽能较好模拟人体脑梗死发病机制，但受血栓栓塞部位不恒定、血栓易自溶等多种因素影响，相比较而言，更适合用于溶栓治疗研究。线栓法制备大脑中动脉栓塞（MCAO）模型具有不开颅、损伤小、缺血效果肯定，且可以控制缺血与再灌注时间的特点，得到了广泛的应用。

本实验目的是要求学生了解利用线栓制备大鼠局灶性脑缺血和脑缺血-再灌注损伤模

型的方法，并初步掌握其实验的基本操作，了解尼莫地平防治脑血管病的作用机制。

【实验步骤与观察项目】

1. 分组　取雄性大鼠 6 只，称重，随机分为 3 组，即脑缺血-再灌注损伤组（模型组）、尼莫地平组和假手术组。

2. 给药　各组大鼠均在脑缺血后即刻分别静脉注射不同药物，尼莫地平组注射尼莫地平溶液 0.4mg/kg，假手术组和模型组注射等容量的生理盐水（NS）。

3. 麻醉动物　分别取大鼠，腹腔注射戊巴比妥钠溶液 40mg/kg。待大鼠翻正反射消失，且口唇颜色正常，麻醉完成。

4. 手术

（1）将麻醉好的大鼠仰位固定于手术台上。

（2）颈部正中切口约 2cm，钝性分离颈部腺体，在气管的一侧分离肌肉找出颈总动脉（CCA），并剥离与颈总动脉伴行的迷走神经，于颈总动脉下穿入两根丝线备用。

（3）沿着颈总动脉向上找出颈外动脉（ECA），穿线并结扎颈外动脉。

（4）结扎颈总动脉的近心端，远心端的丝线打一"环扣"，用微型动脉夹在"环扣"远心端的一侧夹闭颈总动脉，在两线之间剪一"V"形口，经"V"口处插入动脉拴线且越过"环扣"，立刻适度结扎远心端的丝线（以不出血为度）；打开微型动脉夹，将动脉拴线轻轻地经颈内动脉（ICA）送入颅内，深度约 20mm，阻塞大脑中动脉，造成大脑中动脉供血区缺血，然后将颈总动脉远心端的结扎线扎紧，以固定动脉栓线。

（5）剪断结扎线头，缝合皮肤（动脉栓线的末端留在皮肤外）。

（6）缺血时间和再灌注时间视实验需求而定。在不同的缺血时间后，轻轻拔出动脉栓线，以到达颈总动脉远心端结扎线处为止，即开始再灌注。

（7）假手术组大鼠只分离颈总动脉和颈外动脉，不结扎血管，不插动脉栓线。

5. 脑血流检测　手术的同时可用激光多普勒脑血流仪监测大鼠的脑血流变化，当脑血流量降至基础值的 10%～20%，即认为缺血成功。

6. 手术后各组动物的行为观察　待大鼠完全清醒后，观察以下表现。

（1）霍纳征"+"。即缺血损伤同侧的眼睑下垂，瞳孔缩小，而对侧的眼睛正常大小，表现为一个眼大、一个眼小。

（2）神经学评分：提起大鼠，其脑缺血对侧的肢体瘫痪（向内收）或身体向对侧扭转，或大鼠在平地一直向对侧旋转，严重时卧地不起，甚至出现惊厥。其损伤的程度以神经学评分所得的分值而定，评分在 2 分以上为模型制备成功，其分值越高，损伤越重。

神经学评分标准如下。

0 分：无神经功能缺失症状。

1 分：提起大鼠，梗死对侧的前爪内收、不能伸直。

2 分：提起大鼠，梗死对侧的前肢屈曲，身体向梗死的对侧扭转。

3 分：行走时身体向偏瘫侧倾倒。

4 分：意识障碍，完全不能行走。

7. 脑组织的大体观察　再次麻醉大鼠，断头，打开颅骨，剥离硬脑膜，取出大脑。

（1）肉眼观察：比较缺血侧和无缺血侧的大脑半球有何不同。

（2）TTC（四氮唑蓝）染色：去除嗅球、小脑和脑干，放入–20℃冰箱冷冻 30min 取出，由前向后做 6 个大脑连续冠状粗切片,置于 0.2%~0.4% TTC 溶液 4~5ml 中,再加入 0.1mol/L KH₂PO₄ 溶液 0.1~0.2ml,置 37℃恒温水浴中避光孵育染色 20~30min,观察脑组织的颜色变化。

8. 分析比较 将 TTC 染色的脑片按照前后顺序排列整齐,吸干水分,拍照,存入电脑,用形态分析软件测量脑片的梗死面积,并计算每只大鼠的梗死面积占全部脑片面积的百分率(%),以比较尼莫地平组和模型组梗死面积的大小(图 3-7,图 3-8)。

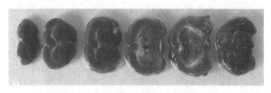 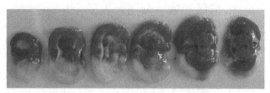

图 3-7　正常大鼠脑 TTC 染色　　　　　　图 3-8　缺血大鼠脑 TTC 染色

【注意事项】

1. 麻醉大鼠时,要掌握好麻醉深度,过深过浅均不利于实验。

2. 动物选用雄性为好,雌性动物因其雌激素的原因对此模型有一定的影响。

3. 手术操作时,动作一定要轻,以免手术损伤过重影响动物的存活。

4. 插入动脉栓线时,不要用力,以免插破血管引起脑出血,影响实验结果且易造成动物死亡。

5. 手术过程中最好要保证动物的体温在 37℃,可以提高模型的成功率。

6. 注射尼莫地平的速度一定要慢,否则容易引起动物死亡。

7. 缺血时间过短,缺血区的脱氢酶无缺失,TTC 染色仍显红色;只有在缺血 4h 以上缺血区域的脱氢酶逐渐失去活性,方才不显色。

【讨论题】

1. TTC 染色后,缺血区的脑组织呈白色,为什么?

2. 脑缺血的发病机制有哪些?如何防治?

3. 结扎颈总动脉后,还能实施再灌注吗?为什么?

4. 尼莫地平防治脑缺血的作用原理是什么?有何不良反应?

5. 脑缺血后大鼠有哪些行为表现?

【实验准备】

1. 实验动物 大鼠,雄性,体重(300±30g)。

2. 实验器材与药品 棉手套、2ml 注射器、手术板、线绳、粗剪刀、手术剪、眼科剪、眼科镊、小号血管钳、缝合线、缝合针、持针器、手术刀片、50ml 烧杯、培养皿、棕色小瓶、手术灯、动脉栓线、微型动脉夹、干棉球或棉棒。2%戊巴比妥钠溶液、0.2%~0.4% TTC(2,3,5-氯化三苯基四氮唑)染液、0.1mol/L KH₂PO₄ 溶液、尼莫地平注射液、激光多普勒脑血流仪、形态分析软件。

(魏欣冰)

实验十一 动物视网膜缺血-再灌注损伤及药物的保护作用

【实验目的与原理】 视网膜作为神经组织，在缺血缺氧环境中易受到损伤，而视网膜中央动脉是终末动脉，极易发生缺血事件，并可迅速导致视网膜的严重损伤。视网膜的缺血性损伤又是许多眼病，如青光眼、网膜中央动脉阻塞等发展过程中所不可避免的一个病理生理过程，有效挽救缺血视网膜组织的措施是及时恢复血流再灌注。然而长期研究发现再灌注时视网膜的功能并未恢复，相反出现明显的功能障碍，这种情况被称为视网膜缺血-再灌注（retinal ischemia reperfusion，RIR）损伤。其损伤机制的研究一直是眼科界所关注的一个热点。视网膜缺血-再灌注损伤的研究，对临床工作具有非常重要的指导意义。目前常用的视网膜缺血模型主要有升高眼压模型、血管结扎模型及球后注射血管收缩剂模型等。升高眼压模型因其方法简便、模型性强，已被国内外广泛采用，这种方法是通过人工向动物的前房施加一定的压力，在眼内形成 14.63kPa 的眼压，使得眼底血管断流，造成视网膜缺血。

实验目的：要求学生了解视网膜缺血-再灌注损伤的实验方法和损伤机制，以及药物保护视网膜缺血-再灌注损伤的作用机制。

【实验步骤与观察项目】

1. 分组 取大鼠6只，称重，随机分为3组，即视网膜缺血-再灌注损伤组（模型组）、复方丹参组和正常对照组。

2. 麻醉动物 分别取大鼠，腹腔注射戊巴比妥钠溶液 40mg/kg。待大鼠翻正反射消失，且口唇颜色正常，麻醉完成。

3. 给药 手术前在大鼠的眼球后注射给药，复方丹参组注射复方丹参注射液 0.05ml，模型组和正常对照组注射生理盐水 0.05ml。

4. 手术

（1）将麻醉好的大鼠俯位固定于大鼠脑定位仪上。

（2）调整视网膜压力仪的压力至 120mmHg，且排空通过压力仪与气液转换器所连接的头皮针（4～5 号）中的气泡（内充满无菌生理盐水）。

（3）根据实验要求设定好压力仪上的缺血时间。

（4）手术眼用 1%丁卡因再行眼表麻醉。

（5）给予药物后 30min，用眼科镊将大鼠的一只眼球的根部轻轻夹起，使之突出眼眶外，然后将连接压力仪的头皮针从大鼠眼的颞侧插入前房，固定好头皮针，启动压力仪；对照组只做头皮针插入，不加压。

（6）加压后，大鼠眼球结膜变白，手术成功。

（7）加压缺血 60min，停止加压，拔出头皮针，再灌注 2h。

（8）再次麻醉大鼠，脱臼处死，迅速摘除眼球，冰环境中环形切开角巩膜缘，弃去前节及玻璃体，外翻眼球壁，小心剥离视网膜，滤纸吸干表面水分，电子天平称重。

5. 制备组织匀浆 按湿重：体积=1：30 用冰生理盐水稀释，并用玻璃匀浆器在冰水中匀浆，制成3.2%的匀浆，将匀浆液倒入离心管，3000r/min，离心 15min，取上清液置-20℃冰箱保存待测。

6. 丙二醛（MDA）和超氧化物歧化酶（SOD）测定。

（1）超氧化物歧化酶（SOD）活力检测方法见表 3-8。

表 3-8　SOD 活力检测方法

试剂	测定管	对照管
试剂一（ml）	1.0	1.0
样品（ml）	a^*	
蒸馏水（ml）		a^*
试剂二（ml）	0.1	0.1
试剂三（ml）	0.1	0.1
试剂四（ml）	0.1	0.1
用漩涡混匀器充分混匀，置 37℃恒温水浴或气浴 40min		
显色剂（ml）	2	2
混匀，室温放置 10min，于波长 550nm 处，1cm 光径比色杯，蒸馏水调零，比色		

注：a^*，样品量。

（2）丙二醛（MDA）含量检测方法见表 3-9。

表 3-9　MDA 含量检测方法

	标准管	标准空白管	测定管	测定空白管
标准品（10nmol/ml）	a^*			
无水乙醇（ml）		a^*		
测试样品（ml）			a^*	a^*
1 号试剂（ml）	a^*	a^*	a^*	a^*
混匀（摇动试管架）				
2 号试剂（ml）	3	3	3	3
3 号试剂（ml）	1	1	1	
50%冰乙酸（ml）				1

漩涡混匀器混匀，95℃水浴（开盖煮沸）40min。然后 3500～4000r/min 离心 10min（3000r/min 以下离心时间需延长，目的是使沉淀完全）。取上清，蒸馏水调零，532nm 处测各管吸光度

注：a^*，样品量。

（3）蛋白含量测定见表 3-10。

表 3-10　蛋白含量测定方法

	标准管	测定管
蛋白标准液（ml）	0.05	
样品（ml）		0.05
双缩脲试剂（ml）	2.5	2.5
混匀，37℃水浴 10min，流水冷却后，在 540nm 波长下，蒸馏水调零，测定各管的吸光度		

（4）计算：

$$蛋白含量 mg/ml = \frac{测定管 OD 值}{标准管 OD 值} \times 蛋白标准浓度 (mg/ml)$$

$$SD活力(U/mgprot) = \frac{对照管OD值 - 测定管OD值}{对照管OD值} \div 50\% \times \frac{反应液总体积}{取样量(ml)}$$

$$\div 待测样品蛋白浓度(mgprot/ml)$$

$$MDA含量测定(nmol/mgprot) = \frac{测定管OD值 - 测定空白管OD值}{标准管OD值 - 标准空白管OD值}$$

$$\times 标准品浓度(10nmol/ml) \div 待测样品蛋白浓度(mgprot/ml)$$

注：mgprot 为毫克蛋白数。

7. 统计 全室将上述计算所得的 SOD、MDA 结果进行 t 检验，以检验各组是否具有显著性差异。

【注意事项】

1. 动物雄性或雌性均可选用。

2. 手术操作时，动作一定要轻，且插入前房的深度一定要掌握好，这是实验的关键。

3. 大鼠的头部要固定好，插入的针头更要固定好，否则针头脱落或穿透巩膜都将造成实验的失败。

4. 加压用的生理盐水和器具一定要无菌，否则因感染而影响实验结果。

5. 缺血时间和再灌注时间可根据实验要求随意而定。

6. 测定 SOD 和 MDA 时，样品量（a^*）的多少应根据预试结果而定。

【讨论题】

1. 视网膜缺血模型有哪些？升高眼压的缺血模型有何优点？

2. 升高眼压后眼球有何变化？再灌注时眼球又有何变化？

3. 视网膜损伤后有哪些形态变化？

4. 视网膜缺血-再灌注损伤的发病机制有哪些？如何防治？

5. 测定 SOD、MDA 反映的是什么？

【实验准备】

1. 实验动物 大鼠，体重（$230 \pm 20g$）。

2. 实验器材与药品 棉手套、2ml 注射器、1ml 注射器、4~5 号头皮针、大鼠立体定位仪、手术剪、眼科剪、眼科镊、血管钳、手术灯、50ml 烧杯、干棉球或棉棒、胶布、视网膜缺血压力仪、气液转换器、塑料三通、组织匀浆器、一次性试管、玻璃试管、试管架、1.5ml EP 管、50~1000μl 移液器、可见分光光度计、离心机、恒温水浴、电磁炉、钢锅、2%戊巴比妥钠溶液、无菌生理盐水、复方丹参注射液、1%丁卡因溶液。

（魏欣冰）

实验十二 急性呼吸衰竭

【实验目的与原理】 呼吸衰竭分为 I 型呼吸衰竭和 II 型呼吸衰竭。II 型呼吸衰竭血气改变的特点是氧分压降低伴二氧化碳分压升高。严重的通气障碍即可引起这一典型病理过程，肺通气障碍又包括限制性和阻塞性通气不足。临床上常见于呼吸中枢抑制、严重的肺部疾病及呼吸道阻塞；实验室内可用压迫或阻塞气管的方法制得阻塞性通气不足模型；用麻醉药物过量的方法造成限制性通气不足，复制中枢性呼吸衰竭模型。本实验的目的是观察家兔两种类型呼吸衰竭时呼吸、血压、全身状况及血气的变化并理解这些变化的发生机制。

【实验步骤与观察项目】

1. 急性窒息

（1）取健康家兔一只，称重，20% 氨基甲酸乙酯 5ml/ kg 耳缘静脉注射麻醉，仰卧固定于兔手术台上。

（2）颈部剪毛，在颈部甲状软骨下正中切开皮肤 2～3cm，手术分离气管及一侧颈总动脉，穿线备用。

（3）于气管前壁做一倒"T"形切口，插入"Y"形气管插管并用粗线固定。"Y"形插管的一端夹住，另一端接一段橡皮管，其上加一螺旋夹以备改变口径大小。颈总动脉插管描记血压。胸骨剑突部位剪毛，用蛙心夹夹住皮肤，与换能器相连描记呼吸。

（4）描记一段正常呼吸血压曲线，由三通管处抽动脉血 1ml 做血气分析。

（5）调节螺旋夹，使橡皮管管腔缩窄 2/3，持续 30min，观察呼吸、血压及全身情况的变化，抽动脉血 1ml 做血气分析，然后打开橡皮管，观察呼吸、血压及全身情况的变化，10min 后重复抽动脉血 1ml 做血气分析。

（6）管腔完全闭塞，密切观察动物的全身情况、呼吸、血压、口唇及血液颜色变化，重复抽动脉血 1ml 做血气分析。

（7）当动物呼吸停止或血压下降到 40mmHg 时，立即开放气道，并行人工呼吸抢救。观察其恢复情况。

2. 中枢性呼吸衰竭

（1）取健康家兔一只，称重，3%（30mg/ml）戊巴比妥钠溶液 30mg/ kg 耳缘静脉注射麻醉，仰卧固定于兔手术台上。

（2）颈部手术：颈部正中切口（5～7cm），暴露气管，在甲状软骨下约 1cm 处做一倒"T"形切口，插入"Y"形气管插管并用粗线固定。分离一侧颈总动脉约 2cm，穿两条线备用。

（3）颈总动脉插管：将分离的颈总动脉远心端结扎，近心端用动脉夹夹闭。在结扎处的近心端用眼科剪剪一斜口，向心脏方向插入已注满肝素生理盐水的动脉插管约 1cm，将血管及插管结扎牢固，并在结扎线的上方打结固定，以防滑脱，保持动脉插管与动脉在同一直线上，然后用胶布将动脉插管固定在手术台上，与压力换能器相连描记血压。

（4）胸骨剑突部位剪毛，用蛙心夹夹住皮肤，与张力换能器相连描记呼吸。

（5）耳缘静脉插入头皮针，连接静脉输液装置，连续缓慢滴注生理盐水，以防血液凝固。

（6）描记一段正常呼吸血压曲线，由三通管处抽动脉血 1ml 做血气分析。

（7）自耳缘静脉缓慢注入 3%（30mg/ml）戊巴比妥钠溶液 5～10mg/kg，密切观察呼吸血压的变化，当血压降低 20～30mmHg 时，呼吸变浅变慢并出现节律不规整时，立即停止注射戊巴比妥钠溶液，观察呼吸、血压及全身情况的变化 30min，重复抽动脉血 1ml 做血气分析。

（8）自耳缘静脉注射 250mg/ml 尼可刹米（可拉明）0.07～0.14ml/kg，同时配合做人工呼吸。观察呼吸、血压及全身情况的变化，10min 后重复抽动脉血 1ml 做血气分析。

附 人工呼吸方法

把右手拇指和其余四指分别放在兔胸两侧,以 40 次/分左右的频率进行有节奏地挤压。

【注意事项】

1. 气道完全闭塞时应密切观察动物全身情况及呼吸、血压的变化,以免抢救不及时造成动物死亡。

2. 中枢性呼吸衰竭输注戊巴比妥钠溶液时一定要缓慢,并密切观察动物呼吸血压的变化。

3. 上课前请扫描下方二维码,观看实验视频"中枢性呼吸衰竭"。请关注呼吸衰竭的概念、类型和发病机制;预习大鼠动脉插管方法。

【讨论题】

1. 通气障碍性呼吸功能不全的病因和发病机制是什么?

2. 管腔缩窄 2/3 持续 30min 后血气会发生什么改变?为什么?再恢复通气 10min 后血气又会发生什么改变?为什么?

3. 管腔完全闭塞后为什么会出现血压降低?

4. 戊巴比妥钠致中枢性呼吸衰竭的机制是什么?

5. 中枢性呼吸衰竭有哪些表现?

【实验准备】

1. **实验动物** 家兔。

2. **实验器材和药品** 兔手术台、哺乳动物实验手术器械、兔用气管插管、血压换能器、塑料动脉插管、三通开关、动脉夹、张力换能器、BL-420 生物机能实验系统、血气分析仪、螺旋夹、注射器(2ml、10ml 和 20ml)、软木塞、静脉输液装置 1 套、20%氨基甲酸乙酯溶液、0.5%~1%肝素生理盐水、3%(30mg/ml)戊巴比妥钠溶液、25%尼可刹米溶液、生理盐水。

(郭晓笋 王婧婧)

实验十三 代谢性酸中毒对呼吸及心血管活动的影响

【实验目的与原理】 严重失代偿性代谢性酸中毒(pH<7.2)主要引起呼吸、心血管和中枢神经系统的功能异常,造成深大呼吸;中枢功能抑制;心肌收缩力降低,心排血量减少,心律失常,以及心血管对儿茶酚胺的反应性降低等。

本实验通过复制代谢性酸中毒动物模型,主要观察代谢性酸中毒对呼吸和心血管活动的影响,并学习纠正代谢性酸中毒的方法。

【实验步骤与观察项目】

1. 实验步骤

（1）检压系统的准备：压力换能器通过三通开关与动脉插管相连，将压力换能器腔内和动脉插管内注满肝素生理盐水，务必驱尽管道内空气，然后关好三通开关备用。

（2）手术。

1）家兔称重后，用20%氨基甲酸乙酯溶液（5ml/kg）耳缘静脉注射进行全身麻醉后，将动物仰卧固定于兔台上，剪去颈前部兔毛。

2）颈部手术，颈部正中切口（5～7cm），暴露气管，在甲状软骨下约1cm处做倒"T"形切口，插入气管插管。钝性分离左侧颈总动脉约2cm，于分离的颈总动脉远心端和近心端分别穿线备用，用于动脉插管。

3）颈总动脉插管：插管前，检查动脉插管与压力换能器连接是否牢固，压力换能器腔内和动脉插管内是否注满肝素生理盐水，设备是否调整至工作状态，确认上述情况正确无误后，结扎左侧颈总动脉远心端，近心端用动脉夹夹闭。在结扎处的近心端一侧用眼科剪剪一斜口（剪口应尽量靠近结扎线，剪刀与颈总动脉纵轴成30°～45°，剪开血管周径的1/3～1/2），向心脏方向插入已注满肝素生理盐水的动脉插管。进入1～2cm，将血管与插管结扎牢固，并在结扎线的上方打结固定，以防滑脱。保持动脉插管与动脉在同一直线上，然后用胶布将动脉插管固定在手术台上。

4）耳缘静脉插入头皮针，连接静脉输液装置，连续缓慢滴注生理盐水，以防血液凝固。

（3）结果记录。

1）血压：记录血压前，应通过调节三通开关旋钮，使压力换能器与大气相通，通过调节BL-420生物机能实验系统，将压力调至"0"点；然后调节三通开关旋钮，使压力换能器与颈总动脉插管相通，放开动脉夹便可记录血压。

2）呼吸：将张力换能器与胸壁皮肤相连，以记录呼吸。

（4）仪器的连接和使用。

1）开机，进入BL-420生物机能实验系统。

2）在监视状态下，通道选择：2通道选择"压力"，3通道选择"张力"。

3）选择"记录方式"，及时保存实验结果。

4）实验资料整理：反演实验波形，进行图形剪辑，完成一段波形的数据剪辑，此时可以选择打印或存盘。

2. 观察项目

（1）观察正常血压和呼吸。

（2）耳缘静脉缓慢注入2.5%乳酸溶液（20～30ml/kg），动脉血压降低约1/4，观察以上指标的变化。

（3）耳缘静脉缓慢注入0.1mg/ml去甲肾上腺素溶液0.2ml，观察以上指标的变化。

（4）耳缘静脉缓慢注入0.02mg/ml毛花苷丙（西地兰）溶液1ml，观察以上指标的变化。

（5）耳缘静脉缓慢注入5% $NaHCO_3$ 溶液10～15ml/kg，观察以上指标的变化。

（6）耳缘静脉缓慢注入0.1mg/ml去甲肾上腺素溶液0.2ml，观察以上指标的变化。

（7）耳缘静脉缓慢注入 0.02mg/ml 毛花苷丙溶液 1ml，观察以上指标的变化。

【注意事项】

1. 注射氨基甲酸乙酯的速度要慢，如过快常导致动物死亡。

2. 如动物因手术切口疼痛而挣扎时，可滴加少量 1%普鲁卡因溶液维持局部麻醉效果。

3. 阻断颈总动脉血流后，要及时插入颈总动脉插管，以防阻断血流时间过久，造成血管内形成血块，影响血压记录。

4. 上课前请扫描下方二维码，观看实验视频"代谢性酸中毒对呼吸及心血管活动的影响"。请关注代谢性酸中毒的概念和发病机制。

【讨论题】

1. 酸中毒对心血管有何影响？

2. 酸中毒与纠正酸中毒后心血管对去甲肾上腺素的反应有何不同？为什么？

3. 纠正酸中毒时，应用碱溶液的原则是什么？

【实验准备】

1. 实验动物 家兔。

2. 实验器材和药品 哺乳动物实验手术器械、静脉输液装置 1 套（输液器、输液瓶、输液架、头皮针）、兔手术台、血压换能器、塑料动脉插管、2 个三通开关、动脉夹、BL-420 生物机能实验系统、注射器（2ml、5ml 和 10ml 各 2 具，20ml 1 具）、20%氨基甲酸乙酯溶液、1%肝素生理盐水、生理盐水、2.5% 乳酸溶液、5% $NaHCO_3$溶液、0.1mg/ml 去甲肾上腺素溶液、0.02mg/ml 毛花苷丙溶液。

（郭晓笋　王婧婧）

实验十四　急性中毒性肾衰竭

【实验目的与原理】 急性肾衰竭是由急性肾缺血、肾中毒等引起的在短时间内肾功能进行性下降的临床综合征。氯化汞中毒诱发急性肾衰竭是一种比较容易复制的制备动物模型的方法。氯化汞主要由肾排泄，选择性地作用于近曲小管引起变性坏死，从而形成急性肾衰竭。

本实验应用氯化汞诱发家兔产生急性肾衰竭，观察家兔肾中毒过程中尿量、尿液成分的变化，发生急性肾衰竭时血液生化成分的变化，肾组织的形态学改变，以及多种利尿药物的治疗效果。

【实验步骤与观察项目】

1. 实验准备 将家兔随机分为对照组与急性肾衰竭组。急性肾衰竭组于实验前一天背部皮下注射 1%氯化汞溶液 1.25ml/kg，对照组背部皮下注射生理盐水 1.25ml/kg。

2. 实验方法与步骤

（1）检压系统的准备：压力换能器通过三通开关与动脉插管相连，将压力换能器腔内和动脉插管内注满肝素生理盐水，务必驱尽管道内空气，关好三通开关备用。

（2）麻醉固定：将兔称重后，自耳缘静脉缓慢注射 1%戊巴比妥钠溶液（3ml/kg）或 20%氨基甲酸乙酯溶液（5ml/kg），待动物麻醉后仰卧固定于兔手术台上，颈前部及下腹部手术部位备皮。耳缘静脉持续缓慢滴入生理盐水。

（3）手术：手术前静脉注射 2.5mg/ml 卡托普利溶液 0.5ml，以防止肾手术时肾小动脉强烈收缩。

1）颈部手术：颈部正中切口（5～7cm），暴露气管，在甲状软骨下约 1cm 处做倒"T"形切口，插入气管插管。分离左侧颈总动脉约 2cm，于分离的颈总动脉远心端和近心端分别穿线备用。插管前，检查动脉插管与压力换能器连接是否牢固，压力换能器腔内和动脉插管内是否注满肝素生理盐水，设备是否调整至工作状态，确认上述情况正确无误后，结扎左侧颈总动脉远心端，近心端用动脉夹夹闭。在结扎处的近心端一侧用眼科剪剪一斜口（剪口应尽量靠近结扎线，剪刀与颈总动脉纵轴成 30°～45°，剪开血管周径的 1/3～1/2），向心脏方向插入已注满肝素生理盐水的动脉插管。进入约 1cm，将血管及插管结扎牢固，并在结扎线上方打结固定，以防滑脱。保持动脉插管与动脉在同一直线上，用胶布将动脉插管固定在手术台上。

2）腹部手术：在下腹部正中线脐下方做一长 3～4cm 的皮肤切口，其下端直达耻骨联合。分离皮下组织并沿腹白线切开腹壁。将膀胱翻出腹外，辨认分离两侧输尿管 2～3cm，在其下方各穿一条线，将膀胱上翻用线结扎膀胱颈部（即尿道内口）以阻断尿道的通路；在膀胱顶部选血管较少处做一环形的荷包缝合，注意缝合线两端要足够长，暂不结扎；在荷包缝合的中心剪一纵行小切口，插入膀胱插管，然后用荷包缝合线将切口边缘固定于膀胱插管橡胶上。动物产生的尿液经膀胱插管流出后与记滴装置连接，进行记录。

3. 记录血压、尿量，进行尿蛋白定性及尿沉渣显微镜检查

（1）尿蛋白定性实验：5ml 试管中加入尿液约 2ml，滴入 3%磺基水杨酸溶液 2～3 滴，肉眼观察反应混浊度以判断结果。无混浊变化为尿蛋白阴性（－），轻微混浊为尿蛋白微量（±），白色混浊为尿蛋白（＋），明显白色颗粒状混浊为尿蛋白（＋＋），大片絮状混浊为尿蛋白（＋＋＋），有凝固块为尿蛋白（＋＋＋＋）。

（2）尿沉渣显微镜检查：取尿液约 1ml，加入 1.5ml 离心管中，3000r/min 离心 3min，留取约 0.1ml 沉渣，轻轻混匀沉淀，进行显微镜检查。

4. 血生化及血气指标测定 注射器抽入肝素再将肝素推出以使注射器内壁涂有肝素，经三通开关用注射器取肝素抗凝的颈总动脉血 4ml（先将动脉插管中的肝素生理盐水弃掉，然后用注射器取血 2ml，即刻套上插有橡皮塞的针头以隔绝空气，立即进行血气分析，剩余血液用于尿素氮、肌酐和酮体测定。

5. 注射不同液体或药物，观察相关指标的变化

（1）耳缘静脉快速注射 37℃生理盐水 20ml，观察血压和尿量的变化。

（2）耳缘静脉注射 20%葡萄糖溶液 10ml，观察血压和尿量的变化。

（3）耳缘静脉注射呋塞米 0.5ml/kg，观察血压和尿量的变化。

（4）去肝素抗凝的颈总动脉血 4ml 进行血生化及血气分析检测。

（5）进行尿蛋白及尿沉渣显微镜检查。

6. 酚磺酞排泄实验

（1）药后取血：自耳缘静脉注射 6mg/ml 酚磺酞溶液 0.2ml/kg（1.2mg/kg），计时。于给药后 5min、15min、30min 取颈总动脉血，每次 1ml，分别放入离心管中摇匀。1500r/min 离心 5min，离心机停转后取出离心管。分别吸取各离心管上清 0.2ml，放入新的试管中，再用 5ml 吸量管分别加入稀释液 3ml，混匀。以 GD272 型连续式分光光度计在 560nm 波长处测定各试管内液体的光密度（D），进行两组动物给药后同一时间光密度值比较。

（2）药后取尿：于给药后 5min、15min、30min 取尿液，每次 0.2ml，分别放入试管中，再用 5ml 吸量管分别加入稀释液 3ml，混匀。以 GD272 型连续式分光光度计在 560nm 波长处测定各试管内液体的光密度（D），进行两组动物药后同一时间光密度值比较。

7. 处死动物 取肾，4%多聚甲醛溶液固定，制备肾组织切片，观察肾组织形态学变化。

【注意事项】

1. 实验前应多喂食家兔青菜，或在麻醉后立即给动物进行适当的输液，以增加其基础尿量。

2. 避免损伤动脉和静脉，严防出血。如发现出血现象，必须立即止血。

3. 实验中需多次静脉注射，应注意保护家兔的耳缘静脉。注射时，先从末梢端开始，逐渐向耳根端移近；或选用小儿头皮针行耳缘静脉注射，用胶布固定，持续注射生理盐水使之形成静脉通路以便于多次注射使用。

【讨论题】

1. 急性肾衰竭组与对照组动物尿量有何差别？为什么？

2. 两组实验动物的尿蛋白定性与尿沉渣显微镜检查结果有何不同？为什么？

3. 两组实验动物的血生化及血气分析指标变化如何？请解释这些变化的机制。

4. 渗透性利尿剂高渗葡萄糖溶液和强利尿剂呋塞米对两组动物的利尿效果有何不同？为什么？

5. 两组动物血、尿中酚磺酞含量是否有差别？为什么？

6. 急性中毒性肾衰竭动物的肾有哪些形态学变化？

【实验准备】

1. 实验动物 家兔，体重 2kg 左右。

2. 实验器材和药品 兔手术台、手术灯、哺乳动物实验手术器械、纱布、缝合线、持针器；膀胱漏斗、记滴装置、兔用气管插管、血压换能器、塑料动脉插管、三通开关、动脉夹、张力换能器、BL-420 生物机能实验系统、血生化分析仪、血气分析仪、离心机、GD272 型连续式分光光度计、显微镜、载玻片、酒精灯、试管架、5ml 试管、试管夹、螺旋夹、吸管、1.5ml 离心管、注射器（1ml、2ml、10ml 和 20ml）及针头、头皮针、软木塞、静脉输液装置、1%氯化汞溶液、液、20%葡萄糖溶液、0.5%～1%肝素生理盐水、1%戊巴比妥钠溶液或 20%氨基甲酸乙酯（乌拉坦）溶液、2.5mg/ml 卡托普利、3%磺基水杨酸、生理盐水、呋塞米（速尿）、6mg/ml 酚磺酞溶液、稀释液（9mg/ml NaCl 溶液 29ml 和 1mol/L NaOH 溶液 1ml）、4%多聚甲醛溶液、苏木精-伊红溶液。

（王婧婧 郭晓笋）

实验十五　肺动态顺应性的测量

【实验目的与原理】　肺顺应性（lung compliance，CL）是反映呼吸力学的重要指标，是指在单位压力改变时肺容量的改变率：$CL=\Delta V/\Delta P$（L/kPa）。它主要由肺泡表面张力、肺弹性阻力决定，分为动态顺应性和静态顺应性两种，可较敏感地反映肺实质的病理改变。静态肺顺应性是指在呼吸周期中气流暂时阻断时测得的顺应性，即肺组织的弹性；动态顺应性指在呼吸周期中气流未阻断时测得的肺顺应性，它受肺组织弹性和气道阻力的双重影响，更能反映生理状态下的肺功能变化。

本实验利用小动物呼吸机持续正压通气，通过气流量计和压力换能器同时记录肺气流量和肺内压。对气流量作积分处理即为肺容量变化。生物信号分析记录系统绘制各呼吸时相动态 P-V 曲线，计算肺顺应性。与传统的静态肺顺应性测量方法比较，动态肺顺应性测量方法可以直接反映各项指标，动态实时显示压力、容量之间的关系，并给出动态肺顺应性值，从而减少人为因素对测量数据的影响，更为直观、准确。本实验的目的是学习家兔肺动态顺应性的测量方法，并探讨肺实质损伤对肺顺应性的影响。

【实验步骤与观察项目】

1. 实验步骤

（1）麻醉：取兔，称重，20%氨基甲酸乙酯溶液 5ml/kg 耳缘静脉注射麻醉。

（2）行气管插管术（"Y"形管）：剪去颈部手术野的兔毛，沿颈正中剪开皮肤，钝性分离气管，并进行气管插管。

（3）连接呼吸机及 BL-420E+系统："Y"形管的一头接压力换能器并接于 2 通道；另一头接气流速度换能器并与呼吸机相通，气流速度换能器接于 1 通道。呼吸机设为，潮气量：10ml/kg；呼吸时间比：1：2；呼吸频率：30 次/分。

（4）耳缘静脉注射 0.05mg/kg 哌库溴铵，抑制自主呼吸。

（5）BL-420E+系统设置：1 通道，呼吸；2 通道，压力；对 1 通道积分显示于 3 通道。

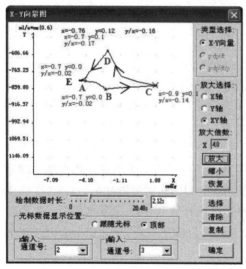

图 3-9　x–y 向量图示例

系统自动记录各个数值在各个时相的变化如下。

1 通道：气流量（流速）。

2 通道：气道内压。

3 通道：肺容量变化。

（6）待基本参数平稳后，即开始进行实验。依次选择：窗口→x–y 向量→x 输入：2 通道；y 输入 3 通道，系统自动显示动态肺顺应性环（图 3-9）：①实时的测量数据以蓝色显示，测量的数据可以显示在向量图的顶部或跟随鼠标旁边显示。②可以自己输入分析时间，可以保证分析 1 个呼吸周期的运动。③单击鼠标左键可以将测量数据以绿色标注在向量环的旁边，而对应的点在向量环上以红色标注。④在绿色的标注字体上单击鼠标右键可以删除该标注。

2. 观察项目 耳缘静脉注入油酸（0.1ml/kg），观察各个数值及积分曲线的变化，并在半个小时后通过股动脉插管抽血化验血氧饱和度，以确定肺损伤是否存在。

【注意事项】

1. 气管插管前应确切止血并注意清除气道异物。

2. x–y 向量环分析起始时间应与呼吸起始对应。

【讨论题】 肺顺应性受哪些因素的影响？

【实验准备】

1. 实验动物 家兔。

2. 实验器材和药品 兔手术台、兔实验器械 1 套、小动物呼吸机、BL-420E+生物机能实验系统、气管插管、压力换能器、呼吸换能器、20%氨基甲酸乙酯溶液、肝素、哌库溴铵、油酸。

（向 阳）

实验十六 大鼠心肌缺血再灌模型的建立和心肌损伤保护药物的筛选

【实验目的和原理】 心肌梗死是严重危害人类健康的心血管疾病，也是主要致死因素之一。通过开胸结扎大鼠左冠状动脉前降支是最常用的心肌梗死模型制备方法。本实验主要掌握大鼠急性心肌缺血再灌模型的建立方法，了解急性心肌缺血时心电图、血压、心肌梗死面积、心律失常发生类型和次数、血清酶学、病理学等指标的变化。通过对受试药物的观察，了解药物治疗急性心肌缺血的效果，借此达到筛选抗心肌缺血药物的目的。

【实验步骤与观察项目】

1. 动物分组 将 Wistar 大鼠分为 4 组，分别为假手术组、模型组、阳性药组和待测药物组。

2. 麻醉，固定，备皮 选择体重 250～300g Wistar 大鼠，称体重后，腹腔内注射 20%氨基甲酸乙酯溶液（0.5ml/100g）麻醉。大鼠角膜反射消失，腹部肌肉张力减退为麻醉标志，将麻醉大鼠固定于手术台，剪去颈部正中、左前胸、四肢处体毛。

3. 记录Ⅱ导联心电图 打开 BL-420 生物机能实验系统，在菜单栏打开实验项目-循环实验-血流动力学模块，调节屏幕右侧与标尺栏平行的四个按钮（G 为增益调节按钮、T 为时间常数、DC 为直流、F 为扫描频率、50Hz 为滤波按钮；常规设置：G 500，T 0.1s，F 100Hz，100ms/div）。将通道 1 设为心电图，大鼠四肢与心电电极相连（白色导线连接右上肢，黑色导线右下肢，红色导线左下肢），观察麻醉后大鼠Ⅱ导联心电图。打开特殊标记对话框，建立特殊标记，如麻醉后、插管后、缺血 0min、缺血 30min、再灌 0min、再灌 1h、再灌 2h、心律失常等。

4. 颈总动脉插管，记录血压 首先与颈总动脉插管相连的压力换能器导线与 BL-420 生物机能实验系统通道 2 相接，2%肝素生理盐水排除颈总动脉插管内气泡，以免影响压力的传导。于大鼠颈部正中切开皮肤，用止血钳钝性分离出气管，在气管旁寻找右侧颈总动脉并分离，右侧颈总动脉下部穿两根线，远心端结扎，近心端动脉夹夹闭，动脉壁剪口，插入连接压力换能器的颈总动脉插管（G 50，T DC，F 30Hz，100ms/div），实时监测血压变化。

5. 气管插管，调节小动物呼吸机　气管做倒"T"形切口，插入气管插管并结扎固定，吸取气管插管内的分泌物保持气管通畅。调节小动物呼吸机，潮气量 8～12ml，呼-吸比为 1:2，呼吸频率 60～70 次/分，呼吸压力 1.5～2.5kPa。

6. 开胸和心包切开术　在剑突上方沿体轴正中向颈部剪 2cm 左右开口，沿胸肌走行方向用止血钳钝性分离胸肌暴露肋骨，在第 4～5 肋间打开胸腔，立即将气管插管与呼吸机相连，观察大鼠胸部起伏幅度，保证呼吸压力为 1.5～2.5kPa。然后用开胸器牵拉肋骨，注意不要损伤肺，以免大量出血；暴露心脏，剪开心包膜，稳定 30min 左右。

7. 药物治疗　根据药物给药途径和吸收的快慢，一般静脉注射药物在造模前 20～30min 给予，口服给药一般在造模前 1～2h 给予。阳性药可选择硝酸甘油、川芎嗪注射液、牛磺酸等。

8. 复制心肌缺血-再灌注损伤模型　轻按大鼠腹部，将心脏挤出胸腔，在肺动脉干与左心耳之间寻找左冠状动脉前降支主干，平左心耳下缘结扎左冠状动脉前降支，结扎动作要轻柔迅速，并使用活结，尽量减少对心脏的损伤，控制在 1min 内完成。结扎后将心脏放回胸腔。以 Ⅱ 导联 ST 段弓背向上抬高，持续 30min 以上作为模型成功的标志。一般缺血 30min，再灌 2～4h。假手术组仅左冠状动脉下穿线不结扎。观察缺血和再灌期间血压、心电图等改变。

9. 心肌染色　再灌结束后，通过颈总动脉取血 5～8ml，然后将冠状动脉重新结扎后，经颈总动脉缓慢静脉注射 2%伊文蓝（EVB），2min 后处死动物，将心脏取下，用生理盐水将心脏内残血洗净，剪下右心室，在结扎线下方将心脏切成 1～2mm 厚的心肌片 5 片，用生理盐水冲洗干净。然后拍摄照片，心肌片被染成蓝色区域为有血流灌注区，未被染色区域为无血流灌注区，即为 AAR（area at risk），然后对 5 片心肌片进行拍照。

将伊文蓝染色着色区域剔除，然后将 AAR 心肌片放入 1%TTC 0.2mol/L 磷酸盐缓冲液中，37℃染色 5min，染色过程中不断摇动染色液使之与心肌充分接触。染色后立即用水冲洗掉多余的染料。梗死区不着色（白色），即为 IS（Infarction size），非梗死区被 TTC 染为红色，再次对 TTC 染色后心肌片拍照。

10. 需观察的各项指标

（1）心电图和血压：一般在缺血后 5min Ⅱ 导联心电图显示 ST 段明显抬高。心肌缺血后 5～20min 和再灌注 0～20min 是心律失常的集中发生期，尤其是室性心动过速和心室纤颤等恶性心律失常发生时血压下降明显，严重影响心脏的血液灌注。

（2）心肌缺血与梗死范围测量：将拍摄的照片经面积计算软件统计，计算出每片心肌片左心室面积（LV）、AAR 和 IS。

$$心肌梗死面积(\%)=\frac{TTC未染色面积和(IS)}{左心室总面积和(LV)}\times100\%$$

$$心肌非灌注面积(\%)=\frac{EVB未染色面积和(AAR)}{左心室总面积和(LV)}\times100\%$$

（3）血清酶学的测量：实验结束后大鼠腹主动脉取血，2500r/min 离心 10min，取上清进行酶学检测，包括肌酸激酶（CK）、乳酸脱氢酶（LDH）、天冬氨酸转氨酶（谷草转氨酶，AST）、超氧化物歧化酶（SOD）、丙二醛（MDA）等。

（4）病理组织学检查：将染色后的心肌片放入中性福尔马林溶液中固定，进行后期的组织病理学检查。

【注意事项】

1. 结扎部位和深度是模型成功的关键，平左心耳根部进针，在肺动脉圆锥旁出针，深度为 0.3~0.5mm，过浅缝线易于脱落，血管结扎不完全，过深易致传导阻滞。

2. 注意严重心律失常，如室颤时常伴有血压迅速下降至 0mmHg，有些大鼠可自行恢复节律，当持续时间超过 30s 仍未恢复者，可按压心脏和电刺激使其恢复心脏节律。

3. 连接压力换能器的颈总动脉插管使用前事先充满 2%肝素生理盐水，以防止插管后血液在插管内凝固。

【讨论题】

1. 心肌缺血和再灌注后都出现哪些类型的心律失常，如何判断？

2. 心肌缺血-再灌注损伤的机制有哪些？

【实验准备】

1. 实验动物 Wistar 大鼠，体重 250~300g，雌雄均可。

2. 实验器材和药品 BL-420 生物机能实验系统、小动物呼吸机、手术器械 1 套、恒温水浴箱、动脉插管、气管插管。药品：20%氨基甲酸乙酯溶液、2%伊文蓝（EVB）、1%TTC、2%肝素生理盐水、阳性对照药和受试药物。

（李　晶）

实验十七　人参皂苷对家兔急性右心衰竭的影响

【实验目的与原理】　心力衰竭是指在各种致病因素作用下，心脏的收缩和（或）舒张功能发生障碍，使心排血量绝对或相对下降，以致不能满足机体代谢需要的病理生理过程或综合征。右心衰竭常见于慢性阻塞性肺疾病、肺动脉高压、大块肺栓塞等，衰竭的右心室不能将体循环回流的血液充分排至肺循环，导致体循环淤血，静脉压上升而产生下肢甚至全身性水肿。

硝普钠是一种有效的动脉、静脉扩张剂，它通过增加静脉顺应性使心室充盈度快速下降，血容量向外周静脉再分布，降低肺毛细血管压，消除肺水肿，缓解呼吸困难，增加心排血量，从而降低心室的前、后负荷，改善心脏功能。在本实验中用硝普钠作为阳性对照药。

人参的化学成分为皂苷、糖类、蛋白质、多肽、有机酸、维生素等，其中人参皂苷被公认为是一类主要的有效成分，人参皂苷可增强心肌收缩力，保护缺血的心肌，扩张血管，降低外周阻力，降低心脏负荷，增强心肌耐缺氧能力，减少心肌耗氧量，改善心肌缺血时游离脂肪酸代谢紊乱；增加心肌能量储备，增加心排血量及冠脉流量；并抑制血小板聚集。本实验目的是探讨人参皂苷对家兔急性右心衰竭的影响。

【实验步骤与观察项目】 家兔称重后由耳缘静脉注射 20%氨基甲酸乙酯溶液（5ml/kg），全身麻醉后仰卧固定于兔台上。颈部剪毛，沿正中线做纵行切口分离气管，左侧颈总动脉，左、右两侧颈外静脉，穿线备用。

气管插管：于气管前壁做一倒"T"形切口，插入气管插管并固定；颈总动脉插管，描记动脉血压。

双侧颈外静脉插管：一侧插管用来输液；另一侧用来观测中心静脉压；其中观察中心静脉压的静脉插管应到达上腔静脉右心房入口处。

描记呼吸曲线：胸骨剑突部位剪毛，以蛙心夹夹住该部位皮肤，用张力换能器连接来描记呼吸曲线。

描记正常呼吸血压曲线。

复制急性右心衰竭模型：用液状石蜡栓塞法复制家兔急性右心衰竭模型。抽取液状石蜡 1ml，以 0.1ml/min 的速度缓慢注入颈外静脉。石蜡微粒栓塞肺部毛细血管会导致肺动脉血压升高，右心射血减少，有效循环血量减少，体循环淤血，中心静脉压升高，动脉压下降。待血压明显下降或中心静脉压明显上升时，停止注射。观察 5min，若血压和中心静脉压又恢复到原对照水平，可再缓慢注入少量液状石蜡，直至血压有轻度下降（降低 10～20mmHg）和（或）中心静脉压有明显升高为止，记录各项指标的变化。

观察人参皂苷对家兔急性右心衰竭的影响。

实验动物分为三组。

空白对照组：左颈外静脉注射生理盐水 30ml，记录给药后各项指标的变化。

阳性对照组：根据文献记录给予左颈外静脉注射硝普钠（100mg/ml），剂量 1ml/kg，生理盐水稀释至 30ml 记录给药后各项指标的变化。

实验组：左颈外静脉注射人参皂苷（12.5mg/kg）溶于 30ml 生理盐水中，记录给药后各项指标的变化。

尸体解剖，观察气管内有无分泌物溢出，注意其性状。剖开胸、腹腔（注意不要损伤脏器和大血管），观察有无胸腔积液、腹水；肺外观和切面观；肝体积和外观情况，肠系膜血管充盈情况，肠壁有无水肿。最后剪破腔静脉，让血液流出，注意此时肝和心脏体积的变化，拍照。

【注意事项】

1. 动脉插管时，远心端结扎，近心端用动脉夹夹闭，行颈总动脉插管；插管前动脉插管内要充满肝素生理盐水。

2. 复制急性右心衰竭模型时用液状石蜡注入法，注入的速度一定要缓慢，速度维持在 0.1ml/min；同时密切关注各项指标变化。

【讨论题】

1. 液状石蜡复制家兔急性右心衰竭的原理是什么？

2. 人参皂苷对家兔急性右心衰竭有何影响？其可能机制是什么？

【实验准备】

1. 实验动物 2～3kg 家兔 3 只。

2. 试剂 20%氨基甲酸乙酯溶液（5ml/kg）、生理盐水（500ml/只）、液状石蜡、1%肝素溶液、人参皂苷 12.5mg/kg、100mg/ml 硝普钠注射液、5%葡萄糖溶液、普鲁卡因。

3. 实验仪器 兔手术台、哺乳类手术器械 1 套、螺旋夹、BL-420 生物机能实验系统、压力换能器、水检压计、动脉插管、静脉插管、三通管 1 个/组、注射器（1ml、5ml、10ml、50ml）、7 号、9 号针头、丝线、纱布。

（郭丽荣）

实验十八 硫酸镁干预对大鼠小肠缺血-再灌注损伤的保护机制初步研究

【实验目的与原理】 小肠缺血-再灌注损伤是小儿外科临床一系列常见病、多发病的病理基础，如新生儿坏死性小肠炎、中肠扭转、复苏后肠损伤和小肠移植等。同时也是创伤、休克引起的多器官衰竭的重要发病环节之一。硫酸镁具有促进内源性氧自由基清除剂 SOD 活性，灭活氧自由基和拮抗钙离子的作用。硫酸镁对心、脑等器官缺血-再灌注损伤的保护作用已分别有相关研究，但对小肠缺血-再灌注损伤的保护作用尚未见报道。本实验通过大鼠建立小肠缺血-再灌注模型，观察硫酸镁分别对肠缺血-再灌注的保护作用，初步探讨其保护机制。

【实验步骤与观察项目】

1. 大鼠小肠缺血-再灌注模型制作 取 SD 大鼠，禁食 12h，自由饮水。腹腔注射 20% 氨基甲酸乙酯溶液（1g/kg）麻醉，大鼠仰卧固定在操作台上。

大鼠腹部剪毛，取剑突下腹正中切口长约 3cm 进腹。

找到肠系膜上动脉，用无创血管夹将其夹闭，观察到该肠系膜上动脉搏动消失及肠壁色泽变苍白的同时开始肠缺血计时。肠段原位回纳于腹腔内避免扭转，以丝线全层缝合暂时关腹。

缺血 45min 后准时松开血管夹，待肠系膜上动脉搏动恢复、肠壁变潮红后，再次缝合关腹 2h。最后取材观察相应指标。

2. 实验分组及药物注射时间 本实验分为 3 组。

假手术组（A 组）：只分离肠系膜上动脉而不夹闭，再灌注开始时舌下静脉注射生理盐水（8ml/kg）。

缺血-再灌注组（B 组）：再灌注时舌下静脉注射生理盐水（8ml/kg）。

硫酸镁治疗组（C 组）：再灌注时舌下静脉注射 1.25% 硫酸镁注射液（4.8ml/kg）。

3. 观察指标 大鼠小肠缺血-再灌注之后，于颈动脉取血测定血浆二胺氧化酶（DAO）、丙二醛（MDA）含量，同时取直径约 1.5cm 全层小肠组织做病理切片检查（表 3-11）。

表 3-11 采用 Chiu's 六级评分标准评价小肠组织损伤程度

	黏膜损伤	炎症反应	充血/出血
0 分	正常黏膜绒毛	无炎症反应	无充血/出血
1 分	上皮下 Gruenhagen 间隙增大，通常在绒毛的尖端，常伴随有毛细血管淤血	炎症细胞在固有层局部增多	固有层毛细血管充血
2 分	上皮下间隙扩张伴随上皮层同固有层的中度分离	炎症细胞在固有层弥散增多	固有层局部出血
3 分	绒毛两侧上皮层大量同固有层分离，部分绒毛顶端破损	炎症细胞在内皮下聚集	固有层弥散出血

续表

	黏膜损伤	炎症反应	充血/出血
4分	绒毛破损伴随固有层毛细血管暴露，可能观察到固有层的细胞成分增多	炎症细胞在内皮下弥散	内皮下出血
5分	固有层破坏和不完整，出血和溃疡	炎症细胞大量聚集	大量出血

【注意事项】

1. 缺血-再灌注模型建立时，每次将肠段原位回纳于腹腔内时应避免扭转，动作轻柔。

2. 用分光光度计检测 DAO、MDA 时，每次检测一个样本后，都要用蒸馏水清洗比色皿。

【讨论题】

1. 肠缺血-再灌注的病因及发病机制是什么？

2. 硫酸镁的药理作用是什么？

3. 硫酸镁对肠缺血-再灌注的保护机制是什么？

【实验准备】

1. **实验动物**　SD（Sprague Dawley）大鼠，SPF 级，体重±200g。

2. **实验器材和药品**　大鼠操作台、哺乳动物手术器械、CL-770 型（紫外）分光光度计、VIS-723G 可见光分光光度计、电子天平、离心机、二胺氧化酶（diamine oxidase，DAO）、丙二醛（malondialdehyde，MDA）测定试剂盒、4%多聚甲醛、注射器、无创血管夹、生理盐水、1.25%硫酸镁注射液、20%氨基甲酸乙酯。

（谈　智）

实验十九　犬失血性休克及其防治策略探讨

【实验目的与原理】　复制失血性休克动物模型并观察其表现；探讨失血性休克的发病机制。

休克时机体在严重失血失液、感染、创伤等强烈致病因素作用下，有效循环血量急剧减少、组织血液灌流量严重不足，以致各重要生命器官和细胞功能代谢障碍及机构损害的全身性病理过程。

休克的主要临床表现：血压下降、面色苍白、皮肤湿冷、出冷汗（本实验动物犬体表皮肤无汗腺，故不会出现此表现）、脉搏频弱、呼吸困难、尿量减少、烦躁不安或神情淡漠等；此为代偿期（休克Ⅰ期）；如得不到及时治疗，则血压会进行性下降、神志昏迷、皮肤发绀、花斑、无尿，发展为失代偿期（休克Ⅱ期）；最后可导致弥散性血管内凝血（diffused inravascular coagulation，DIC）或多器官功能障碍综合征（multiple organ dysfunction syndrome，MODS）甚至死亡，为不可逆期（休克Ⅲ期）。

机体在短时间内失血超过总血量的 20%就容易发生休克。在实验中，我们通过给实验动物犬放血，使其血压降至 5.33kPa（40mmHg）左右，这时候犬失血量在 20%左右，并通过维持这一血压时间的长短来达到休克的不同时期，从而复制休克的动物模型。

对失血性休克的治疗则可以根据发病学和病因学方法采用止血，并采取有效措施改善微循环，提高组织灌流量；纠正酸中毒；合理使用血管活性药物；防治 DIC 及保护细胞功能，抑制过度炎症反应，防治器官功能障碍与衰竭等措施来指导治疗。

【实验步骤与观察项目】

1. 犬失血性休克动物模型的复制

（1）取成年犬 1 只，称记体重后，静脉注射 3% 戊巴比妥钠溶液（1ml/kg）全身麻醉（由老师完成）。

（2）将动物仰卧固定于犬实验台上，剪去手术部位毛发，在甲状软骨下做颈部正中切口（长约 6cm），分离气管，做倒 "T" 形切口，插入 "Y" 形气管插管并固定，保证呼吸通畅；分离一侧颈总动脉，插入动脉导管，经压力换能器（插管前在动脉导管和压力传感器管道部分充盈 1% 肝素溶液，以防止凝血后堵塞血压传导通路）与 BL-420 生物机能实验系统相连，记录平均动脉压（MAP）、脉压（Ps-d）、心率（HR）。

（3）在右侧股三角区沿动脉行走方向做一长约 3cm 切口，游离右股静脉，插入长度约50cm 股静脉导管至下腔静脉入右心房处（在剑突上 1～2cm 处），深度约 35cm（视犬的大小而定），导管外端接三通管，一侧与输液瓶相连后，缓缓输入 0.9% 氯化钠溶液（5～8 滴/分）以保持导管及静脉通畅，另一侧与压力换能器相连到 BL-420 生物机能实验系统，在各时间点测量犬的中心静脉压（CVP）。

（4）在犬腹部腹白线上做一个长约 6cm 的正中切口，打开腹腔，推开大网膜，找出一段游离度较大的小肠肠袢，轻轻拉出，置于万能臂显微镜 "托体"（显微镜本身不带有，需另外制作）上，用微循环观察系统观察肠系膜微循环情况，观察肠系膜微循环毛细血管（Cap数、口径、流速）。

微循环的观察区别如下。

微 A：色浅红，血流速度快，由粗变细逐渐分支。

微 V：色暗红，血流速度较慢，由细变粗逐渐汇合。

Cap：管径仅能通过单个血细胞。

（5）在左侧股三角区域触及股动脉后，沿动脉行走方向做长约 3cm 切口，游离左股动脉后插入股动脉导管（导管及相连的储血瓶内要求充盈约 40ml 1% 肝素溶液，以防止凝血后堵塞放血通道），在放血前务必阻断动脉与储血瓶之间的血流，以备放血。

（6）将温度计插入犬的直肠，测量体温变化。

（7）记录各项指标后，降低储血瓶，松开阻断夹，快速从左股动脉放血，10min 内使MAP 降低至 5.33kPa（40mmHg），摇动储血瓶防止凝血并维持 20min（通过改变储血瓶的高低来调节血压），使犬进入到休克 I 期，并记录各项指标。

如果实验设计进行到休克 II 期，则继续维持休克血压 5.33kPa（40mmHg）至 40min左右，通过观察微循环中出现血液流速显著减慢，红细胞和血小板聚集，白细胞滚动、贴壁、嵌塞、血黏度增加，血液 "泥化"（sludge）瘀滞的现象来确定动物是否进入休克 II 期。

2. 观察项目的选取参考

（1）血流动力学参数：体动脉平均压（MAP）、脉压（Ps-d）、心率（HR）、中心静脉压（CVP）。

（2）微循环参数：微血管（微动脉、微静脉）内血流速度、微血管口径、毛细血管开放数目/视野、白细胞附壁及嵌塞现象、外周阻力（需黏度计）。

（3）体温（测直肠温度）。

（4）皮肤及口腔黏膜颜色。

（5）血气分析：pH、$PaCO_2$、PaO_2、K^+等。

【注意事项】

1. 拉肠祥动作要轻，以免引起严重低血压，影响休克实验。

2. 尽量减少手术出血，分离血管及肌层时，应钝性分离，切勿使用手术刀或手术剪；若出血应设法及时止血。

3. 所有动脉导管，静脉导管及压力换能器内均应排尽气泡，并充盈1%肝素溶液或0.9%氯化钠溶液。

4. 测血压的压力换能器高度应与犬的心脏水平一致。

5. 观察微循环时，分清动脉、静脉及毛细血管，选好标志性血管，固定视野，以保持前后观察结果一致。

6. 血气分析取血要迅速，弃去最前和最后的一小部分血液，隔绝空气，迅速检测。

【讨论题】

1. 为什么说休克的本质不是交感神经系统衰竭，有什么依据？

2. 试比较失血性休克早期与晚期的微循环改变及治疗措施的异同？

3. 休克时细胞会有哪些损害？

【实验准备】

1. 实验对象 成年犬。

2. 实验器械 犬手术台、哺乳动物手术器械、犬用气管插管、手术刀、温度计、动脉夹、阻断夹、动脉导管、CVP导管、压力换能器、三通管、输液瓶、储血瓶、注射器（10ml和60ml）、BL-420生物机能实验系统、微循环观察系统/HP-2000图像分析系统（可测Cap流速的大致值）、胶管、血气分析仪（可选）、黏度计（可选）。

3. 实验药品 3%戊巴比妥钠溶液、0.9%氯化钠溶液、1%肝素钠溶液、休克治疗的相关药剂。

（徐志文）

实验二十　肾上腺素受体激动剂对习得性焦虑的易化作用

【实验目的与原理】 焦虑是指对象不明确的恐惧，个体在心理上的体验是恐惧、害怕和担忧，但又不能确定恐惧的对象。焦虑除了具有上述心理症状之外，还伴随着明显的自主神经功能亢进表现。焦虑不仅是应激反应最早和普遍出现的心理反应，也是多种心理疾病和心身疾病的常见症状。

对焦虑的病因学探讨涉及心理学的两大研究领域，一是情绪的发生与加工的脑机制；二是病理心理学的发病理论。

在情绪的发生与加工的脑机制研究方面，现有的研究证实，情绪记忆具有强烈、持久的特点，在记忆中具有优势地位，即情绪刺激的加工在大脑中享有优先权。当情绪材料在阈下呈现时，人类被试在生理上也会出现相应的应激现象，这一机制保证了个体能够对情绪刺激做出又快又准的反应，体现了生物进化上对环境的适应。与情绪相关的大脑区域包括内侧颞叶、前额叶、杏仁核、海马等。

在病理心理学的发病理论方面，行为主义又称学习理论认为，人的任何情绪和行为都可通过学习获得，学习的基本形式是经典条件反射、操作条件反射和观察学习。通过条件反射程序，个体可以学会某种情绪、行为甚至导致内脏活动和改变或出现某种病理性症状，如习得性恐惧与焦虑、习得性恶心与呕吐。这一理论认为，引起焦虑的情境可作为条件刺激或信号，当个体感到威胁自己安全或遇到危险时，便会诱发下丘脑-垂体-肾上腺皮质和蓝斑-交感神经-肾上腺髓质系统的激活、海马边缘系统中缝核活化的焦虑反应，此后类似情境刺激时便会产生病理条件反射性焦虑症。焦虑是一种习得性行为，起源于人们对于刺激的惧怕反应，由于致焦虑刺激和中性刺激之间建立了条件联系，因此条件刺激泛化，形成焦虑症。

【实验步骤与观察项目】

1. 实验步骤

（1）实验分组：实验大鼠分为空白对照组、习得性焦虑组、习得性焦虑+肾上腺素组。

（2）行为学实验：处理前，对三组动物进行基础旷场试验，评估动物的基础行为。

（3）给药途径与方法。

1）空白对照组。

2）习得性焦虑组电击程序同实验组，电击前给予相同剂量的生理盐水腹腔注射。

3）实验组：习得性焦虑组+肾上腺素受体激动剂组，分为肾上腺素受体激动剂低剂量组 0.1mg/kg；肾上腺素受体激动剂高剂量组 0.3mg/kg，分别给予腹腔注射。

（4）习得性焦虑形成的实验程序。

1）实验前先进行基础旷场试验及动物血压测试，获得基础数据。

2）将动物放入电刺激器中适应 30s，然后再将动物取出注射药物，电刺激器给予强度为 15～20V 持续 15s 的电刺激，动物在初次受到电击，表现出试图逃跑、尖叫、翘尾、跑动和活动增多等焦虑或激动的反应。第二次给予 15s 噪声刺激。从第三次开始，先给予 15s 噪声刺激，随即加入时长 15s 的电击刺激（此时噪声一直存在不停），使噪声出现的时间和电击时间相一致，持续至 30s 时同时停止，此后，重复第三次程序直至习得性焦虑形成。

3）在实验过程中，注意观察给予刺激的前 3s 动物的反应，如果观察到大鼠只听到噪声就出现了焦虑反应，则标志着习得性焦虑反应的形成。

4）实验结束后动物断尾取血，离心保存，用放射免疫法测氢化可的松（皮质醇）含量。

2. 观察项目

（1）大鼠在电击箱中的行为变化，包括试图逃跑、尖叫、翘尾、跑动等。

（2）观察 5 分钟旷场实验的行为表现，包括穿越格子的数量，直立次数、修饰次数、中央格停留时间、粪便粒数等。

（3）大鼠获得习得性焦虑所需要的条件刺激和非条件刺激结合的次数。

（4）不同组别大鼠血液中皮质醇的含量。

【注意事项】

1. 本实验的步骤烦琐，需严格按实验流程进行。

2. 实验程序中的噪声是条件刺激，须与非条件刺激配对呈现。

3. 大鼠进行旷场试验后，应彻底清洁旷场试验箱后才能进行下一只大鼠的行为观察。

4. 上课前请扫描下方二维码，观看实验视频"肾上腺素受体激动剂对习得性焦虑的异化作用"。请关注焦虑的概念、情绪的发生与加工的脑机制、病理心理学的发病理论。

【讨论题】

1. 除肾上腺素受体激动剂以外，影响习得性焦虑形成的因素还有哪些？

2. 消退习得性焦虑的方法有哪些？

【实验准备】

1. 实验动物　成年雄性 Wister 大鼠。

2. 实验仪器与药品　旷场试验箱、电击箱、噪声发生器；肾上腺素受体激动剂、注射器、生理盐水。

（江　虹）

实验二十一　焦虑情绪对痛觉阈值的影响

【实验目的与原理】　痛觉是有机体受到伤害性刺激所产生的感觉。痛觉具有重要的生物学意义。它是有机体内部的警戒系统，能引起防御性反应，具有保护作用。引起痛觉的刺激包括机械、电、热等。痛觉种类很多，可分为皮肤痛、深部痛和内脏痛。皮肤痛的特点是定位明确，疼痛尖锐。深部痛来自肌肉、肌腱和关节，特点是定位不明确，痛的性质是迟钝的酸痛。内脏痛是内脏器官由于压力、舒张、撑开、牵拉和强烈收缩等而产生的，并常出现牵涉痛。例如，发生心绞痛时，疼痛可向左肩放散。此外，内脏痛还具有弥散而无明确定位的特点。

痛觉达到一定程度可伴有某种生理变化与情绪反应，如血压升高、呼吸加快、瞳孔放大、出汗、局部肌肉收缩，以及痛苦感、焦虑、恐怖等情绪反应。有研究显示，急慢性疼痛可导致痛觉过敏，痛觉阈值降低，其机制可能与疼痛导致的中枢特定部位敏感化相关。当个体的痛觉阈值降低后，可表现为对致痛刺激敏感。而抗焦虑药物和镇痛药可缓解这一过程。

本实验观察焦虑对动物痛阈的影响、抗焦虑药物对痛阈的影响。以麻醉性镇痛药哌替啶作为阳性对照。

【实验步骤与观察项目】

1. 实验步骤

（1）开启测痛仪温度控制器，调节温度恒定于（55±0.1）℃。

（2）取雌性小白鼠数只，于实验前预先挑选合格者。方法：将小鼠放入测痛仪内记录时间，记录动物进入测试仪到出现舔后足的时间为止，此段时间作为该鼠的热痛反应时间记录，凡小白鼠在 30s 内不舐后足者弃之。

表 3-12　创伤性应激刺激动物处理

甲	创伤性应激刺激致焦虑	腹腔注射生理盐水 0.1ml/10g
乙	创伤性应激刺激致焦虑	腹腔注射普萘洛尔 10mg/kg
		注射容量为 0.2ml/100g
丙	创伤性应激刺激致焦虑	腹腔注射哌替啶 25mg/kg
		注射容量为 0.1ml/10g
丁	平衡刺激	腹腔注射生理盐水 0.1ml/10g

（3）将筛选合格的小白鼠 4 只做好记号为甲、乙、丙、丁，测每只小白鼠的正常痛阈值一次，作为该鼠给药前痛阈值。

（4）以创伤性应激刺激对甲、乙、丙三只动物造模，甲鼠为实验鼠（焦虑+腹腔注射生理盐水）；乙鼠为抗焦虑鼠（焦虑+普萘洛尔）；丙鼠为麻醉镇痛药鼠（焦虑+派替啶）；丁鼠为对照组（平衡刺激+生理盐水）。动物处理见表 3-12。

2. 观察项目

（1）痛阈测试：用药后 15min、30min、60min 各测小白鼠痛阈一次。如果用药后放入测痛仪内 60s 仍无反应，即将小白鼠取出，其痛阈可按 60s 计算。

（2）记录完毕，计算各给药组的用药前后各次的小鼠热痛反应时间（即痛阈值）的平均值，并按下列公式计算痛阈提高百分率。

$$痛阈提高百分率 = \frac{用药后平均热痛反应时间 - 用药前平均热痛反应时间}{用药前平均热痛反应时间} \times 100\%$$

【注意事项】

1. 本实验的步骤烦琐，需严格按实验流程进行。

2. 热盘的温度较高，如果实验动物放入测痛仪内 60s 仍无反应，即将小白鼠取出，其痛阈可按 60s 计算。

【讨论题】

1. 列举临床上可能加剧患者疼痛的心理刺激，其可能的处理方法是什么？

2. 焦虑对慢性和急性疼痛的影响是否存在区别？为什么？

【实验准备】

1. 实验动物　小鼠。

2. 实验仪器　冷热盘测痛仪、注射器、创伤性应激实验箱。

3. 药品　哌替啶、普萘洛尔、生理盐水。

（潘　芳）

实验二十二　使用转基因动物观察特定基因对动物行为表型的影响

【实验目的与原理】　人类疾病动物模型是为阐明人类疾病的发生机制或建立治疗方法

而制作的、具有人类疾病模拟表现的实验动物。疾病动物模型对医学发展做出了很大贡献。但是，许多疾病难以用人工诱发的方法制造动物模型，也有许多疾病在实验动物身上不发生或仅仅是高等哺乳类动物才发生，因此难以通过自发或人工定向培育的方法获得动物模型。转基因技术的出现，为人类精确地研究基因与疾病的相关关系提供了可能。转基因动物是指用试验导入的方法使外源基因在动物染色体基因组内稳定整合，并能遗传给后代的一类动物。转基因动物的研究建立在经典遗传学、分子遗传学、结构遗传学和 DNA 重组技术的基础之上，具有深远的理论价值和重大的应用价值。本实验以脑源性神经营养因子（brain-derived neurotrophic factor，BDNF）基因敲除小鼠为研究对象，通过观察其对动物焦虑行为的影响，帮助同学掌握利用转基因动物进行科学研究的基本方法。

BDNF 在脑内广泛存在，在维持神经元的存活、分化及突触可塑性方面起重要作用，如果 BDNF 的表达降低或分泌不足，会导致脑内神经元功能失衡，引起复杂的临床病理表现，并导致疾病的发生。那么，BDNF 是否与焦虑等精神疾病的发生相关呢？我们分别使用 BDNF 基因敲除小鼠和同窝的野生型小鼠，观察两者在焦虑相关行为模型上表现的异同进行判定。

本实验将选用旷场试验、高架十字迷宫实验进行鉴定。旷场试验的原理是啮齿类动物喜欢在黑暗的角落活动，在明亮敞开的区域会产生焦虑，因此根据小鼠在中央格中出现的次数和时间可判断其焦虑状态。高架十字迷宫实验的原理是啮齿类动物有探究行为，放入高架十字迷宫后会主动探究开臂，但又惧怕开臂中高悬敞开的环境。抗焦虑药物增加开臂探究活动，致焦虑剂则相反。因此根据小鼠在开臂中出现的次数和时间可以判断其焦虑状态。

【实验步骤与观察项目】

1. 实验动物基因表型鉴定及分组

（1）剪尾编号：剪取同窝出生小鼠尾巴 1cm 左右置于 1.5ml Eppendorf 管中，同时在耳上打孔编号。

（2）消化：取 400μl 鼠尾溶解缓冲液（50mmol/L Tris（pH 7.5）+100mmol/L EDTA+100mmol/L NaCl 溶液+1%SDS 溶液）和 20～25μl 蛋白激酶 K（10mg/ml）加入 Eppendorf 管中，55℃振荡 4h。

（3）分离 DNA：加入 200μl 饱和 NaCl，剧烈振动至少 30s，出现白色混浊。14 000g 离心 30min，将上清 500μl 转移到另一个 Eppendorf 管中。加入 1ml 无水乙醇，充分混匀。14 000g 离心 15min，倒去上清后用 1ml 70%乙醇溶液洗涤 DNA 团块，将 DNA 团块挑出在空气中干燥，加入 50μl TE 缓冲液，55℃溶解 DNA。

（4）稀释 DNA 待用。

（5）PCR：反应体系中各组分的含量见表 3-13。

PCR 反应条件：①94℃，3min；②94℃，40s/53℃，40s/72℃，45s 共 35 个循环；③72℃，5min，10℃保持。

表 3-13　PCR 反应体系（25μl）

反应体系	总体积（μl）	最终浓度
25mmol/L MgCl$_2$	2	2mmol/L
10mmol/L dNTP	1	0.4mmol/L
10×PCR Buf	2.5	1×

反应体系	总体积（μl）	最终浓度
20μmol/L 引物#132	1.25	1μmol/L
20μmol/L 引物#133	1.25	1μmol/L
20μmol/L 引物#134	1.25	1μmol/L
Taq（5U/μl）	0.25	0.05
DNA	1	—
H_2O	14.5	—

（6）琼脂糖凝胶电泳：向 PCR 反应产物中加入 5μl 6×上样缓冲液，混匀。向第一个加样孔中加入 5μl maker，然后依次在加样孔中加入 10μl 待测 PCR 产物。电泳 35min，拍照。

（7）根据电泳结果，将小鼠分为两组：$BDNF^{+/-}$组及 WT 组，每组 6~8 只。

以上步骤可根据课时安排由带教老师提前完成。

2. 旷场试验

（1）旷场试验装置为一 40cm×40cm×50cm 的有机玻璃盒，底部划成 16 个均等的方格，沿箱壁称为外周格，其余为中央格。将小鼠放在中央格，随后观察小鼠 10min 内活动情况。记录小鼠在中央格停留的时间，以及从周围格进入中央格的次数（以小鼠 4 爪都进入同一格为准）。以小鼠在中央格中的时间占总时间的百分比及穿行中央格次数来反映焦虑情况。

（2）50%乙醇溶液彻底清洁旷场后再进行下一只小鼠的行为观察。

（3）结果进行统计学分析，比较两组间差异。

3. 高架十字迷宫实验

（1）高架十字迷宫由 2 个开臂和 2 个闭臂组成，开臂和闭臂组成十字，交叉部分为中央区。将小鼠放在中央区并面对开臂，随后观察小鼠 10min 内活动情况。记录小鼠进入开臂和闭臂的次数及停留时间（以小鼠 4 爪都进入同一臂为准）。以小鼠在开臂中的时间、进入开臂的次数分别占总时间和总进臂次数的百分比来反映焦虑情况。

（2）50%乙醇溶液彻底清洁高架十字迷宫后再进行下一只小鼠的行为观察。

（3）结果进行统计学分析，比较两组间差异。

【注意事项】

1. PCR 实验中应分别设置阳性和阴性对照，以判断结果的准确性。

2. PCR 实验中应注意操作防止污染。

3. 行为学测试时，应保持安静。

4. 行为学检测时，更换测试动物前应使用 50%乙醇溶液彻底清洁实验装置，以免遗留的气味影响动物行为。

5. 在记录中央格或开臂停留情况时，应以小鼠 4 爪都进入为记录标准。

6. 上课前请扫描下方二维码，观看实验视频"使用转基因动物观察特定基因对动物行为表型的影响"。请关注转基因动物 DNA 的提取方法，旷场试验，高架十字迷宫实验的原理。

【讨论题】

1. 有哪些实验可以对动物焦虑行为进行测试，原理是什么？

2. 根据实验结果判断 BDNF 基因敲除是否影响小鼠焦虑相关行为？

3. 使用转基因动物进行疾病相关研究的优点是什么？

【实验准备】

1. 实验动物　BDNF$^{+/-}$小鼠，同窝的野生型小鼠。

2. 实验器材和药品　剪刀、Eppendorf 管、离心机、恒温培养箱、PCR 仪、电泳仪、冰箱、微量移液枪、凝胶成像系统、手术器械 1 套、旷场试验装置、高架十字迷宫装置、摄像机、电脑、饱和 NaCl 溶液、1mol/L Tris-HCl 溶液、10%SDS、0.5mol/L EDTA、冰醋酸、Tris、EB、琼脂糖、Taq 酶、dNTP、MgCl$_2$、PCR 缓冲液、引物（0132、0133、0134）、Maker、上样缓冲液、50%乙醇溶液、纱布。

（苏　擘）

实验二十三　海马毁损对大鼠学习记忆的影响

【实验目的与原理】　学习记忆是大脑最基本也是最重要的高级神经功能之一，是衡量人类智能发育的重要指标。老年痴呆、精神疾病及一些脑血管疾病都可伴随学习记忆功能障碍，因此充分认识学习记忆的过程对相关疾病的预防、诊断和治疗有重要意义。目前已知，与记忆功能有关的脑内结构有大脑皮质联络区、海马及其邻近结构、杏仁核、丘脑和脑干网状结构等。其中边缘系统中的海马是学习、记忆等高级神经活动的重要部位，它不仅和陈述性记忆有关，而且还涉及认知功能和位置导航，是一重要的信息处理部位。

在研究学习记忆的过程中，人们经常采用定点毁损不同脑区，观察学习记忆行为改变的方法来确定学习记忆的相关脑区。本次实验我们采取该方法定点毁损大鼠海马，观察其对学习记忆行为的影响。

人类和动物的内部心理过程是无法直接观察到的，对脑内记忆过程的研究只能从人类或动物学习或执行某项任务后间隔一定时间，测量他们的操作成绩或反应时间来衡量这些过程。Morris 水迷宫实验是目前研究空间学习记忆的常用实验之一，它通过强迫实验动物（大鼠、小鼠）游泳，学习寻找隐藏在水中平台的方法，观察实验动物对空间位置觉和方向觉（空间定位）的学习记忆能力，该实验作为本次实验的检测方法之一。另一组与学习记忆有关的实验我们选用惊恐条件反射，它是联合型学习的一种，是将中性的条件刺激（如声音）与一伤害性非条件刺激（如电击）在时间上多次、反复地特异性结合，从而使动物获得对条件刺激的惊恐反应，僵住不动。当该条件反射学习成功后，仅给予条件刺激时依然能观察到动物出现僵住行为。行为学实验结束后我们将采用脑组织 HE 染色的方法观察大鼠海马结构的变化，进一步验证行为学实验结果。

【实验步骤与观察项目】

1. 大鼠海马毁损及其分组

（1）动物麻醉及分组：Wistar 大鼠 250～300g，随机分为假手术组和海马毁损组。用 1%戊巴比妥钠溶液 40mg/kg 经腹腔注射麻醉并固定于脑立体定位仪上。

（2）手术：大鼠头部剪毛，消毒，沿矢状缝做 2～3cm 长切口，剥离筋膜及肌肉，推开骨膜，暴露骨缝。

（3）海马毁损：确定前囟为参考点，在 AP–2.4mm，ML±2.0mm 的位置用颅钻打孔，下调微量注射器，缓慢进针 3.6mm。通过微量输液泵以 0.04μl/min 的速度匀速向海马内注射 NMDA（10μg/μl）0.2μl，留针 5min。同样在 AP–3.1mm，ML±1.0mm，DV–3.6mm；AP–3.1mm，ML±2.0mm，DV–3.6mm 进行药物注射。

（4）假手术组仅在每个注射位置颅骨上打孔并不注射药物。

（5）所有动物术后恢复 1 周再进行下一步实验。

2. 空间记忆实验——Morris 水迷宫

（1）实验准备：水迷宫适应，将大鼠放入池中进行游泳适应，期间池中不放置平台，自由游泳 120s，适应水环境。第 2～6 天，进行定位航行实验，每天分上、下午两时段，共 8 次。平台置于东北象限，每次按东北、西北、东南、西南四个象限将大鼠面向池壁放入水池中，记录其从入水到找到平台的时间（逃避潜伏期）和线路。大鼠爬上平台后，让其在平台停留 30s，使其观察周围标志物，以达到认知目的。如果大鼠 120s 未找到平台，实验者将其引上平台，逃避潜伏期记为 120s。每次训练间隔 2min，8 次训练潜伏期的平均值记为当天的逃避潜伏期，共训练 5 天。整个实验过程中，水迷宫周围参照物保持不变。

由于该实验持续时间较长，本部分由老师提前准备完成并摄录下整个过程。学生观看录像并记录每天、每只大鼠，从不同象限寻找平台所用时间，即逃避潜伏期，分析不同组大鼠空间学习能力的差异。

（2）测试：第 7 天，进行空间搜索实验：撤除平台，将大鼠从原平台位置（东北象限）的对面象限（西南象限）放入水中，记录大鼠 120s 内穿越原平台位置的次数及在原平台象限游泳的时间，以检测大鼠的记忆能力。

3. 惊恐条件反射

（1）惊恐反射装置：由两个有机玻璃条件反射训练箱构成，条件反射训练箱大小为 21cm×15cm×27cm。首先对大鼠进行条件反射训练·将大鼠单独放于条件反射训练箱（有电击装置）并将此箱放入一隔音箱内。大鼠适应 2.5min 后，接受三次条件反射试验。先给予 30s（5kHz，70dB）的声音刺激作为条件刺激（CS），在声音刺激的最后 1s，同时给予大鼠 0.7mA 的足底电击，作为非条件刺激（US）。各次实验之间间隔 40s，试验结束后大鼠放回原饲养笼。记录第一次声音刺激出现前 30s，每次声音刺激 30s 内及其间隔 40s 内大鼠僵住不动的时间。此步在实验前一天由老师提前准备完成并拍摄录像，上课时老师做示教并播放录像。

（2）情景记忆测试：大鼠再次放入同一条件反射训练箱内，自由活动 1min，记录此后 4.5min 内大鼠僵住不动的时间来评价其情景记忆情况。彻底清洁条件反射训练箱后再进行下一只大鼠的行为观察。

（3）声音记忆测试：将剩余大鼠放入另一新的条件反射训练箱（红色圆形），适应 2.5min，随后给予三次声音刺激（同上）。记录在最初 2.5min 适应期，每次 30s 声音刺激期及 40s 间隔期内大鼠僵住不动的时间来评价其声音记忆情况。彻底清洁条件反射训练箱后再进行下一只大鼠的行为观察。

（4）结果进行统计学分析，比较两组间差异。

4. 形态学观察——HE 染色

（1）灌流取材：行为实验结束后，大鼠经戊巴比妥钠（40mg/kg）麻醉，开胸后插管至升主动脉，先灌注生理盐水，再用 4%多聚甲醛灌流固定，取出脑后固定约 4h，转入 30%蔗糖缓冲液至沉底。

（2）脑组织冷冻切片：恒冷切片机做海马的冠状面切片，厚 30μm。

（3）HE 染色。

1）冷冻切片直接恢复到室温，流水冲洗 5~10min。

2）浸入苏木精中染色 5min，流水冲洗 10min。

3）浸入伊红中染色 5min。

4）0.5%盐酸乙醇溶液分色 3~10s，显微镜下观察。

5）切片依次浸到 80%、95%、95%、100%、100%乙醇溶液脱水，每个梯度乙醇溶液中脱水 3~5s。

6）浸入二甲苯 5min。

7）封片剂封片。

（4）显微镜下观察大鼠海马组织。

【注意事项】

1. 避免过度麻醉造成动物死亡或麻醉太浅动物活动而影响定位的准确性。

2. 海马损伤时严格按照提供数据进行，避免损伤其他脑组织。

3. 药物微量注射时速度不宜过快，注射完毕后留针 5min 后拔出，防止药物外漏。

4. 水迷宫实验时水温应不低于 20℃，以免影响大鼠的运动，并对水进行处理使之不透明，保证实验的准确性。

5. 应在迷宫周围提供一些可见标志，并且在实验期间位置保持不变，以便大鼠建立空间记忆。

6. 惊恐条件反射实验中通电电流，时间严格按照实验数据进行设置，防止过强或过弱影响实验的准确性。

7. 惊恐条件反射实验时，更换测试动物前应使用 70%乙醇溶液彻底清洁实验装置，以免遗留的气味影响动物行为。

8. 用盐酸乙醇溶液分化时间要严格掌握，需要显微镜下观察。

9. 伊红染色要适中，不可染色太深。

10. 在染色过程中不要让切片干燥，以免切片收缩、变形，影响神经元形态。

11. 上课前请扫描下方二维码，观看实验视频"海马毁损对大鼠学习记忆的影响"。请关注脑区毁损，水迷宫的具体操作方法。

【讨论题】

1. 海马结构与哪些学习记忆有关?

2. 哪些实验可以测试动物与海马有关的学习记忆,各有什么优缺点?

【实验准备】

1. 实验动物 Wistar 大鼠 250~280g。

2. 实验器材和药品 数字式脑立体定位仪、手术器械 1 套、颅钻、微量注射器、微量输液泵、天平、Morris 水迷宫、惊恐条件反射装置、灌注针、注射器、输液器、恒冷切片机、染缸、纱布、1%戊巴比妥钠溶液、3%双氧水、骨蜡、生理盐水、20μg/μl NMDA、4%多聚甲醛溶液、30%蔗糖缓冲液、苏木精溶液、伊红溶液、0.5%盐酸乙醇溶液、乙醇溶液(70%、80%、95%、100%)、二甲苯、封片剂。

(王 越)

实验二十四 病例分析
精选病例

病例1

患者,男,69 岁,慢性阻塞性肺气肿,肺心病 20 余年,近 5 年反复发生呼吸衰竭。这次因肺部感染,呼吸困难、水肿、病情再次恶化入院。入院后立即做血气分析,主要结果:pH 7.39,$PaCO_2$ 65mmHg(8.67kPa),AB 34.8mmol/L,BE+13.8mmol/L,PaO_2 52mmHg(6.93kPa)。给予抗生素、呼吸兴奋药、呋塞米及吸氧治疗。住院 6 天后,血气结果为:pH 7.52,$PaCO_2$ 64.3mmHg(8.57kPa),AB 50mmol/L,BE+26.5mmol/L,PaO_2 61mmHg(8.13kPa),Na^+136mmol/L,K^+3.1mmol/L,Cl^- 66mmol/L。

讨论:

(1)请分析治疗前后病理改变的类型及其原因。

(2)治疗后的变化与应用哪些药物有关?

(3)下一步继续治疗的原则是什么?

病例2

患者,女,53 岁,患者 19 年前开始有发热、双膝关节游走性疼痛,劳累后心悸、气短。近年来,患者活动后心慌、气短加重,仅能胜任一般轻工作,还经常伴有全身疼痛,当地医院诊为"风湿性心脏病"。近半年患者病情加重,经常心慌、呼吸急促、咳嗽、下肢水肿,有时痰中带血,曾在当地医院用青霉素、氢氯噻嗪、呋塞米、地高辛治疗,症状有所缓解。近日来,症状较前明显加重,稍动即喘、呼吸困难、不能平卧、少尿。查体颈静脉怒张,肝肋下 4cm,肝颈静脉回流征(+)。双下肢凹陷性水肿,心率每分钟 96 次,心尖部可闻及 Ⅱ 级收缩期杂音和隆隆样舒张期杂音,二尖瓣面容(双颊紫红、口唇轻度发绀)。当地医院诊断:风湿性心脏病、二尖瓣狭窄和心力衰竭。用毒毛花苷 K(毒毛旋花子苷 K）和毛花苷丙（西地兰）抢救，并给予氢氯噻嗪。3 天前因转院，为防途中劳累症状加重，患者开始自服地高辛 2 片，每日 3 次，泼尼松 5mg，每日 3 次。昨天，患者感觉心悸，胸闷不适，恶心呕吐 2 次，今晨，患者继续用地高辛和泼尼松 1 次，恶心呕吐更甚，来院就诊。心电图示室性期前收缩，呈二联律，心率 140 次/分。诊断：风湿性心脏病（二尖瓣狭窄），心功能 Ⅱ 级，洋地黄中毒。治疗：当日即用利多卡因 200mg 静脉滴注，未见效果。加用氢化可的松 12.5mg，口服 10%枸橼酸钾 20ml，5%葡萄糖溶液 500ml 内加 10%KCl 溶液 15ml 静脉滴注。查：血钾 3.22mmol/L，血钠 109mmol/L。次日，心率仍快，继续补钾。

讨论：

（1）分析该患者存在哪些病理过程？原因和机制是什么？

（2）诊断洋地黄中毒的根据是什么？

（3）洋地黄中毒时应用何药对抗？其对抗原理是什么？

病例 3

患者，男，16 岁，因头痛、呕吐、发热 8 小时于 4 月 16 日急症入院。患者于今日凌晨 4 时突然头痛、呕吐及发热。呕吐呈喷射状，呕吐 3 次，呕吐物为胃内容物。发病前 4 天曾有腹泻。患者既往健康，周围区域无流行性脑脊髓膜炎（流脑）病史。体检：神志模糊，呈嗜睡状，双侧瞳孔等大，对光反射存在。体温 39.5℃，心率 92 次/分，律齐，无杂音。呼吸音清。腹软，肝脾肋下未触及，胸腹部有散在出血点。血压 10/6.0kPa（75/45mmHg）。颈抵抗。实验室检查：脑脊液常规，无色微浊，潘氏试验（＋），糖定量＜0.56mmol/L（100mg/L），细胞计数 1.03×10^9/L。诊断：暴发性流脑。入院后开始输液及抗感染治疗，静脉滴注青霉素 1000 万 U/d，并用 654-2 治疗。血压逐渐回升，但皮肤出血点增多，尿少，体温未降，头痛剧烈，PLT 50×10^9/L。4 月 17 日晚化验：PLT 28×10^9/L，凝血酶原时间 60s 不凝，纤维蛋白原测定 0.95g/L。开始用肝素治疗，在 24 小时内共用肝素 150mg，并用低分子右旋糖酐静脉滴注。4 月 18 日 PLT 30×10^9/L，全身未见有新出血点，又用肝素 50mg，4 月 21 日出血点消退，停用肝素治疗。4 月 24 日 PLT 58×10^9/L，4 月 27 日 PLT 118×10^9/L。最后治愈出院。

讨论：

（1）此患者存在哪些病理过程？根据病史、临床表现、实验室检查及治疗反应，提出诊断依据及其发生机制。

（2）流脑的致病菌是什么？该菌对哪些抗菌药敏感？临床治疗流脑的首选药是什么？

（3）该患者为何要用肝素？使用时应注意什么问题？

病例 4

患者，女，21 岁，因车祸股骨骨折入院。查体：神志模糊，创口呈开放性，P 90 次/分，BP 10.67/6.67kPa（80/50mmHg），实验室检查：Hb 70g/L，血 K^+5.3mmol/L，经止血、镇痛、补液升压等治疗后，血压开始回升，患者趋于清醒，但伤后 20 小时仍无尿。在输血治疗中，当快速静脉输入同型库存血（已存 18 天）达 800ml 时，患者很快出现神志不清，呼吸减弱，腱反射消失，心率 68 次/分，心律不齐，BP 9.33/6.40kPa（70/48mmHg），心电图 P 波消失，QRS 波群增宽，10min 后出现心室纤颤波形，虽经紧急抢救仍无效，患者死亡后尸体解剖发现，心脏呈舒张状态，肾脏有点状出血，肾小管腔可见蛋白管型。

讨论：

（1）患者死亡的主要原因是什么？怎样产生的？诊断依据是什么？

（2）你认为对该患者可选用哪些药物治疗？治疗中应注意什么问题？

病例5

患者，女，45岁，上腹绞痛，间歇发作已数年。入院前40天，患者绞痛发作后有持续性钝痛，疼痛剧烈时放射到右肩及腹部，并有恶心、呕吐、腹泻等症状。经某医院诊断：胆石症，慢性胆囊炎。患者入院前曾因疼痛注射过吗啡，用药后呕吐更加剧烈，疼痛不止，呼吸变慢，腹泻却得到控制。患者来本院后，用抗生素控制症状，并肌内注射哌替啶（杜冷丁）50mg、阿托品0.5mg，每3～4h一次，并行手术治疗。术后患者伤口疼痛，仍继续用哌替啶50mg、阿托品0.5mg，10天后痊愈出院。出院后仍感伤口疼痛，继续注射哌替啶。患者思想上很想用此药，如果一天不注射，则四肢怕冷、情绪不安、手足发麻、说话含糊，甚至发脾气、不听劝说，每用哌替啶后就安静舒服。现每天要注射哌替啶4次，每天300～400mg，晚上还需加服地西泮方能安静入睡。

讨论：

（1）患者为什么用吗啡后呕吐更剧烈，呼吸变慢，疼痛不止而腹泻却得到控制？

（2）患者出院后为什么要继续用哌替啶？

（3）为什么在用哌替啶时配伍用阿托品？

病例6

患者，女，39岁，自1990年起出现喘息，间断发作并逐年加重。1995年，患者偶用阿司匹林治疗感冒，用药后30min哮喘严重发作，大汗、发绀、强迫坐位，经抢救（使用大量糖皮质激素和氨茶碱等）4h后逐渐缓解。1998年，患者误服1片复方阿司匹林（对乙酰水杨酸），哮喘再次加重，经抢救6h后缓解。患者自患病以来，经常出现鼻痒、打喷嚏、鼻塞症状，并有鼻息肉自行落入鼻前庭。体检：鼻黏膜充血水肿，左、右中鼻道各有蚕豆大一块息肉。唇甲轻度发绀，双肺可闻及哮鸣音，胸片肺纹理粗乱，轻度肺气肿征，肺功能第一秒用力呼气量（FEV_1）/用力肺活量（FVC）为57.9%。心电图及超声心动图均示右心室肥厚。诊断：阿司匹林诱发哮喘。治疗：入院后经抗感染、平喘等治疗，症状时轻时重。后分两次行鼻息肉摘除及筛窦双侧开放手术，术后继续用上述抗感染、平喘药治疗，喘息发作次数及严重程度逐渐减轻，术后3周查肺功能FEV_1/FVC为85%。服用近10年的糖皮质激素减至每周地塞米松1.5mg，基本康复出院。出院后5个月随访患者，已停用激素2个月，偶有轻度喘息，间断使用少量平喘药。

讨论：

（1）阿司匹林诱发或加重哮喘的机制是什么？

（2）在应用阿司匹林时应注意什么问题？

（3）对阿司匹林哮喘应如何治疗？

病例7

患者，男，19岁，因畏寒、发热、抽搐急症入院。入院前2天，患者突感周身不适，畏寒发热，全身抽搐，咳嗽，咳嗽时感胸痛，吐铁锈样痰。体检：急性重病容，面色苍白，四肢冰冷，昏睡状。咽充血，右肺呼吸音减弱，有湿啰音，左肺呼吸音粗糙。心率116次/

分, 律齐, 腹软, 肝脾肋下未触及, 血压 8.0/5.3kPa (60/40mmHg)。化验: WBC 38.4×10^9/L, N 86%。诊断: 大叶性肺炎, 感染性休克。

讨论:

(1) 此患者发生的病理过程有哪些? 发生原因和机制是什么?

(2) 对该患者应采取哪些治疗措施?

(3) 用何药抗菌、抗惊厥和抗休克? 讲明用药道理和注意事项。

病例 8

患者, 男, 36 岁, 患者 3 天前感畏寒, 头痛, 全身不适, 食欲减退。近 2 天经常咳嗽, 咳出少量黏液痰, 右侧胸痛, 呼吸及咳嗽时加重。就诊当天咳嗽加剧, 吐出铁锈样痰, 并伴右侧胸痛。过去无咯血及慢性咳嗽史。体检: T 39℃, P 108 次/分。右胸上部叩诊浊音, 语颤增强, 可闻及管状呼吸音及少量湿啰音。实验室检查: WBC 15.6×10^9/L, N 88%。胸透: 右上肺有片状致密阴影。诊断: 右上肺炎。治疗: 用青霉素 40 万 U, 肌内注射; 泼尼松 5mg, 每日 3 次; 可待因 15mg, 每日 3 次。用药 6 天后复查, 患者自觉体温下降, 全身不适感减轻, 稍咳, 痰液极少, 继续用青霉素及泼尼松, 剂量同前。半月后复诊, 体温 38.8℃, 咳嗽加重, 咳出腥臭脓痰, 量中等, 全身无力, 食欲减退。给予庆大霉素 8 万 U 肌内注射, 每日 2 次; 泼尼松 5mg, 每日 3 次, 5 天后再次复诊, 体温在 38.1~39℃, 右侧胸痛加重, 咳嗽剧烈。胸透: 右肺脓疡。

讨论:

(1) 患者于 6 天后门诊复查时自觉病情好转, 应如何解释?

(2) 你认为本病例在用药上有什么问题, 病情再次加重与用药有无关系? 说明理由。

(3) 目前应如何治疗?

病例 9

患者, 女, 33 岁, 因右顶枕脑膜瘤行全切术。术后第 15 天, 患者体温升高, 次日发现切口局部红肿, 渗出液增多, 体温持续上升。2 日后行腰椎穿刺见脑脊液混浊, 即椎管内注入庆大霉素 2 万 U。脑脊液报告: 黄绿色, 微混, 细胞数 1.32×10^9/L, 中性粒细胞 92%, 淋巴细胞 8%, Pandy (+), 糖 1.67~2.22mmol/L (300~400mg/L)。以后数次抽脑脊液均呈化脓样改变。脑脊液细菌报告: 铜绿假单胞菌 (绿脓杆菌)。诊断: 脑手术后合并绿脓杆菌脑膜炎。给患者由静脉先后应用大剂量青霉素、红霉素、氯唑西林、头孢唑啉, 并同时应用肾上腺皮质激素, 均无明显疗效。患者体温持续升高, 最高达 40.1℃。后停用上述抗生素与激素, 改用肌内注射妥布霉素 100mg, 每日 2 次; 静脉注射羧苄西林 3g, 每 6h 一次; 丙磺舒口服, 每次 0.5g, 每日 3 次。3 日后, 体温降至正常, 头痛好转, 呕吐停止, 颈项强直消失。

讨论:

(1) 该病例在选药上存在哪些问题?

(2) 口服丙磺舒的目的是什么?

病例 10

例一: 患者, 女, 49 岁, 2 年前因全身酸痛、四肢关节红肿在某院疑诊为风湿性关节炎, 间断服泼尼松。入院前 4 个月, 患者全身疼痛加重, 并伴有咳嗽, 低热。胸透有"陈旧性肺结核"。仍继续给泼尼松 30mg/d，连用 3 个月。1 个月前咳嗽加重，吐黄脓痰，发热 39℃。继续用泼尼松，病情加重。胸透显示"右上肺有一大空洞，左肺多个小空洞"。痰培养有副大肠杆菌、白念珠菌生长，结核菌培养阳性。诊断为滥用激素诱发肺部感染。

例二：患者，男，32 岁，左眼中心性视网膜炎来诊。入院后，给泼尼松 10mg，每日 3 次，同时静脉滴注氢化可的松每次 100mg，隔日 1 次，持续半个月。以后继续服泼尼松。经过 2 个月左右，突然出现黑便。患者曾因便血昏倒在厕所中，翌日又呕血 300ml。此时已服泼尼松总量超过 1200mg。检查血红蛋白为 90g/L。遂输血 600ml，并给予止血剂等对症治疗。次日，患者再次便血并呕血约 600ml，转外科行手术探查。术中未找到明显溃疡，盲目行胃次全切除术。手术后仍有出血，给止血药及胃管内注入去甲肾上腺素 8mg 加生理盐水 100ml，仍无效，患者死亡。死后尸检发现在胃近贲门处有 2.2mm×2.2mm 表浅溃疡，双侧肾上腺皮质萎缩，约为正常人的 1/5。

例三：患者，男，11 岁，因反复水肿被诊断为肾病综合征。经服泼尼松 1 年完全缓解而停药。1 年半前复发，再次服泼尼松缓解。半年前又复发，仍服激素及中药。至 1 周前泼尼松量减至 10mg/d。4 天前，患者水肿，尿少迅速加重，并伴头昏、恶心、呕吐而入院。体检：血压 14.1/10.7kPa（105/80mmHg），全身高度水肿，心肺（−），腹水征（＋）。遂给地塞米松 0.75mg 口服，每日 1 次，并给环磷酰胺及利尿剂等治疗。1 周后腹水消失，水肿明显减轻。但于入院第 9 天晨，患者突然头痛、头昏、呕吐、继之抽风 3 次，每次持续 1～2min。血压 19.5/14.7kPa（146/110mmHg），血钠 150mmol/L，二氧化碳结合力（CO_2CP）18.1mmol/L。诊断为激素引起高血压脑病，肾病。

例四：患者，男，68 岁，因发热、咳嗽、呼吸急促 7 天入院。体检：T38.8℃，P 90 次/分，R 24 次/分，BP 17.5/12.5kPa（131/94mmHg），体重 64kg，心浊音界向两侧扩大，心音弱。心电图及心脏 B 超示急性心包炎。经抗感染治疗 10 天后体温正常，20 天后病情明显改善，X 线胸片示心影明显缩小，心脏 B 超见心包积液较前明显吸收。入院 20 余天来始终给以泼尼松 5mg，每日 4 次，用药 4 周后，患者感乏力，尿量增加，改为泼尼松 5mg，每日 3 次，用药 2 周后，患者卧床不起，食欲减退，明显消瘦，体重降至 52kg。4 天后，患者昏迷。实验室检查：空腹血糖 45mmol/L，CO2CP12.1mmol/L，尿糖（＋＋＋＋）尿酮体（−）。诊断为泼尼松诱发糖尿病昏迷。

讨论：

以上 4 个由于滥用肾上腺皮质激素而产生并发症的病例，试就每一病例讨论以下两个问题：为什么会引起这些并发症（机制）？应从中吸取哪些教训？

病例 11

患儿，男，1.5 岁。腹泻 5 天，开始每日 6～7 次。近 2 天加重，每日达 10 余次，伴有呕吐，每日 3～4 次，呕吐物为乳汁，不能进食。患儿有口渴、尿少、腹胀、气喘等症。

体检：T 39℃，R 34 次/分，P 130 次/分，BP 9.33/6.13kPa（70/46mmHg）。患儿发育、营养欠佳，精神萎靡不振，嗜睡。皮肤呈大理石花纹，躯干四肢肌肉无力。呼吸深快、张口呼吸，唇周围发绀。皮肤紧张度下降、弹性减退，皮下脂肪减少，眼窝凹陷，前囟下陷。心率快，心音弱。肺无异常所见。腹胀、肠鸣音减弱。腹壁反射消失，膝反射迟钝，四肢发凉。

化验：RBC 5.1×10^{12}/L，Hb 140g/L，WBC 19.8×10^9/L，N 0.8，L 0.19，M 0.01，血清 K^+ 3.3mmol/L，Na^+ 160mmol/L，pH 7.10，BE-5mmol/L，AB=SB=18mmol/L，CO_2 CP 17mmol/L。大便为水样，无脓血。小便 100ml/24h。

入院后在输液时发现静脉塌陷，当输入液体 500ml 后，情况稍有好转。又先后补液 2000ml，同时加入 5%碳酸氢钠溶液及 10%KCl 溶液，并给予氨苄西林等药物。一般情况渐好转，反射恢复，大便次数减少，呼吸正常，心律整，pH 7.4，AB=SB=23mmol/L，BE 2mmol/L，CO_2CP 27.3mmol/L。住院 1 周后出院。

讨论：

该患儿存在哪些病理过程？其类型和发生机制是什么？

病例 12

患者，女，37 岁，多饮、多食、多尿，消瘦半年。患者近 3 天来食欲减退，呕吐频繁，精神萎靡不振，乏力。今日出现神志不清，急诊入院。

检查：深度昏迷，呈大而深的呼吸，血压 10.67/8.53kPa（80/64mmHg），心率 140 次/分，腱反射减弱。尿常规：蛋白（++）、糖（+++）、酮体（+），RBC、WBC 少许，管型（+）。血糖 26.1mmol/L（470mg/dl），pH 7.15，SB 12mmol/L，AB 10mmol/L，BE -15mmol/L，BB 28mmol/L，CO_2CP19mmol/L。在急诊室时共注射胰岛素 72U，并输入 0.9%氯化钠 2500ml 及 11.2%乳酸钠 100ml。住院 2 小时后，又静脉输入 0.9%氯化钠及 11.2% 乳酸钠。再注入胰岛素 20U。患者神志逐渐清醒，但有烦躁不安，并出现心律不齐。晚 10 时查血 K^+ 1.5mmol/L，Na^+141mmol/L，Cl^- 127mmol/L。心电图出现低钾血症的改变。因患者输液困难，于清晨零时静脉切开方输入钾，15 分钟后血压下降，心音低而不规则，抢救无效死亡。

讨论：

该患者存在何种水电解质紊乱及酸碱平衡失调，其发生原因和机制是什么？

病例 13

患者，女，51 岁，患糖尿病 13 年。既往曾多次发生糖尿病昏迷，这次因处于昏迷前状态再次入院。查体意识朦胧，呼吸深快，酮味（烂苹果味）明显，血糖：61.1mmol/L（1100mg/dl），尿糖（++++），尿酮体强阳性。动脉血气分析结果如下：pH 7.20，$PaCO_2$ 2.13kPa（16mmHg），AB 13.8mmol/L，BE-25.5mmol/L，K^+ 6.9mmol/L。经给 $NaHCO_3$、补液及胰岛素治疗 3 天后复查血：pH 7.56，$PaCO_2$ 4.93kPa（37mmHg），AB 33.2mmol/L，BE+9.8mmol/L，K^+ 2.0mmol/L。

讨论：

（1）该患者入院时属何种酸碱平衡失调，为什么？

（2）治疗后出现哪些病理过程，为什么？

病例 14

患儿，男，5 岁，因急性感染性多发性神经根炎并呼吸肌麻痹收入院。入院时血气分析结果为：pH 7.26，$PaCO_2$ 6.67kPa（50mmHg），HCO_3^- 17mmol/L，Na^+140mmol/L，K^+4.0mmol/L，Cl^- 103mmol/L。入院后给予激素、能量合剂、碳酸氢钠等治疗，并行气管切开机械通气，第 5 天血气分析结果如下：pH 7.54，$PaCO_2$ 4.0kPa（30mmHg），HCO_3^- 32mmol/L，BE+12mmol/L，Na^+ 138mmol/L，K^+ 2.8mmol/L，Cl^- 91mmol/L。

讨论：

请分析该患儿治疗前后酸碱平衡失调的类型。

病例 15

患者，男，58 岁，因幽门梗阻，频繁呕吐 10 天入院。入院时患者危重病容，精神恍惚，呼吸困难，有脱水征，血气分析及电解质测定如下：pH 7.55，$PaCO_2$ 8kPa（60mmHg），AB 52.6mmol/L，BE+28.2mmol/L，Na^+ 141mmol/L，K^+ 2.5mmol/L，Cl^- 72mmol/L。

讨论：

（1）请分析该患者存在哪些病理过程？发生机制是什么？

（2）该患者是否需要人工呼吸机辅助通气？为什么？

病例 16

患者，男，40 岁，因尿少、头昏、恶心、呕吐 3 天急诊入院。患者 3 年前曾因发热、尿少、尿痛就医，诊断为急性肾盂肾炎，后反复发作多次。近半年时有面部水肿，3 天前自觉尿少、尿痛、软弱无力、嗜睡、头昏并出现恶心、呕吐入院。

体检：面色苍白，面部轻度水肿，表情淡漠，神志恍惚，时有深大而较快呼吸，BP 20.53/10.67kPa（154/80mmHg），心、肺（−）。

实验室检查：Hb 85g/L，RBC 3.5×10^{12}/L，NPN-64.25mmol/L（90mg/dl），CO_2 CP 9.1mmol/L，pH 7.32，$PaCO_2$ 2.4kPa（18mmHg），BE-15mmol/L，尿蛋白（++），尿培养：大肠杆菌。

尿检：WBC 3～4 个/高倍镜视野，RBC 8～10 个/高倍镜视野。

讨论：

（1）分析该患者存在哪些病理过程？其类型及发生机制是什么？

（2）患者出现贫血、尿蛋白和氮质血症的机制是什么？

病例 17

患儿，男，10 岁，因腹痛、频繁呕吐并逐渐加重 3 天入院。查体患儿消瘦，呈脱水貌，精神不振，四肢无力，心率 120 次/分，BP 10.67/6.93kPa（80/52mmHg），腹部有压痛并可触及可变位的条索状团块。实验室检查：Hb 100g/L，血 pH 7.30，血 K^+ 3.5mmol/L。诊断为肠梗阻。后行手术治疗，术后禁食，静脉给碱性药物，患儿病情好转。术后 2 天患儿四肢无力加重，出现嗜睡，查肌张力降低，腱反射减弱，恶心，腹胀，心率 130 次/分，BP 10.13/6.40kPa（76/48mmHg），血 pH 7.40，血 K^+ 2.9mmol/L，尿量较术前增加，尿液酸性增强。治疗：在原来治疗措施的基础上给予补钾，4 天后病情好转。

讨论：

（1）患儿入院时体内有无缺钾，为什么？

（2）手术后为何血钾浓度下降？

（3）请列举出本病例中至少 3 条缺钾的临床表现，并分析其发生机制。

病例 18

患者，男，56 岁，反复咳嗽 10 余年，咳嗽加重伴气急月余，头痛、头胀、烦躁不安 3

天急症入院。患者 10 余年来咳嗽，每于冬季加重，并咳痰、胸闷、气短。1 个多月前因受凉出现发热，咳嗽加重，咳黄色黏液，自觉心慌、气喘不能入睡。

查体：T 37.4℃，P 90 次/分，R 22 次/分，BP 16/10.67kPa（120/80mmHg）。

神志恍惚，表情淡漠，呼吸表浅，口唇指甲发绀，四肢肌肉时有抽动，桶状胸，叩诊呈过清音，两肺可闻及广泛湿啰音。心界扩大，右侧明显，$P_2>A_2$，未闻及明显杂音，腹软，肝大，肋下 1.5cm。

实验室检查：WBC $11×10^9$/L，N 0.78，L 0.2，M 0.02；RBC $5.6×10^{12}$/L，Hb 156g/L。尿蛋白（＋），尿 pH 5.0。血清钾 6.0mmol/L。PaO_2 6.67kPa（50mmHg），$PaCO_2$ 8 kPa（60mmHg），pH 7.10，BE-10.6mmol/L。

讨论：

根据病史、体格检查及实验室检查结果分析患者存在哪些病理过程，发生机制是什么？

病例 19

患者，男，42 岁。因吃未洗过的桃子 4～5 个，当天下午即出现高热、腹痛、呕吐，腹泻 10 余次，呈脓血便，并伴有里急后重。求治于医务室，给予退热药及呋喃唑酮治疗。第二天早上 6 时，患者体温达 40℃，并有口渴、烦躁不安而急诊入院。

查体：BP 10.67/6.67kPa（80/50mmHg），T 40.5℃，脉搏细弱，心率 140 次/分，律齐。精神萎靡不振，皮肤弹性及紧张性均减退。肺、肝、脾无异常所见。脐周围有压痛。

化验：WBC $21×10^9$/L，N 0.92，L 0.08，RBC $4.8×10^{12}$/L，Hb 160g/L，PLT $200×10^9$/L，Na^+ 160mmol/L，pH 7.3，SB=AB=18mmol/L，BE -7mmol/L，CO_2 CP 13.4mmol/L。尿色深、量少，镜检（－）。大便镜检，视野多为脓球，并见较多的红细胞。

住院后即予以抗生素控制感染，并补液，纠正酸碱平衡失调。输液时先后两次针头堵塞。次日上午 11 时患者神志不清，面色苍白，四肢厥冷，血压降至 8/5.33kPa（60/40mmHg）。除继续用上述药物外，加用糖皮质激素，但血压仍然不上升，患者呈昏迷状态。当天下午 3 时，发现针眼处渗血，眼结合膜、口腔黏膜有散在点状出血，皮肤有出血点和瘀斑。尿肉眼观淡红色，镜检有红细胞，蛋白（＋＋）。并送检：凝血酶原时间 36s，纤维蛋白原 1.5g/L（150mg/dl），血小板 $15×10^9$/L，凝血酶时间 26s，优球蛋白溶解时间 90min，3P 试验（血浆鱼精蛋白副凝试验）阳性。入院第 3 天 5 时 30 分尿呈洗肉水样，排柏油样大便一次。肌内注射处渗血不止，虽经积极抢救，血压急剧下降，于 7 时经抢救无效死亡。

讨论：

（1）该患者出现哪些病理过程？其发生原因和机制是什么？

（2）患者出血的原因是什么？

病例 20

患者，男，29 岁。1 天前因煤气爆炸，烧伤头、面、前胸及双上肢住入某院烧伤科。入院检查：T 38℃，P 100 次/分，R 24 次/分，BP 12/9.33kPa（90/70mmHg），头、面、前胸及双上肢多处烧焦，Ⅱ～Ⅲ度烧伤面积达 40%，神志清醒，呻吟不已，心肺未见异常。腹软，肝脾肋下未触及。双下肢无异常。入院实验室检查：血清钠浓度 135mmol/L，血清钾浓度 4.0mmol/L，血清氯浓度 100mmol/L。

讨论：

试分析可导致该患者脱水的原因、脱水类型及治疗原则。

病例 21

患者，女，20 岁，因结核性腹膜炎，肠粘连并发急性肠梗阻在外科进行手术治疗。术前 8 天腹痛，呕吐，不能进食，术后又连续 7 天胃肠引流，共抽出液体 2150ml。平均每天补液（5%葡萄糖氯化钠）2500ml，排尿 2000ml。术后 2 周患者精神不振，全身无力，面无表情，嗜睡，腹胀，转内科治疗。

查体：心率 130 次/分，肺（－），皮肤弹性极差，全腹胀，肠鸣音消失，膝反射迟钝。

实验室检查：血钾 2.2mmol/L，血钠 123mmol/L，血氯 82mmol/L。

心电图显示：ST 降低，T 波双相，有 U 波出现。

讨论：

（1）该患者存在哪些病理过程？其发生机制是什么？

（2）患者术后消化系统症状有哪些？其发生机制是什么？

（3）患者心电图改变的发生机制是什么？

病例 22

患者，男，18 岁，有频繁呕吐史。患者表现为烦躁不安、手足搐搦，血气分析指标如下：pH 7.49，$PaCO_2$ 6.93kPa（52mmHg），AB 35mmol/L，BE+5mmol/L，BB 61mmol/L，Cl^- 88mmol/L，K^+ 3.2mmol/L。

讨论：

（1）请分析该患者酸碱平衡失调的类型，发生机制是什么？

（2）患者出现哪些代偿措施？

（3）患者尿液 pH 可能出现什么变化？

病例 23

患者，女，28 岁，入院当天自然分娩一女婴，产后失血约 1000ml，自觉头晕目眩，伴有少尿。患者以往健康，妊娠期无先兆子痫，高血压等，但有双下肢轻度水肿，无肾病、肝病、心脏病等病史。

查体：T 38℃，P 120 次/分，R 40 次/分，BP 12/9.33kPa（90/70mmHg），发育正常，神志清，急性病容，贫血貌。两肺呼吸音粗糙，心律整，心音低钝。腹软，肝脾未触及。双下肢轻度水肿。

妇科检查：内检无异常，无活动性出血。

实验室检查：Hb 43g/L，RBC $1.51×10^{12}$/L，WBC $9.8×10^9$/L，血清钾 4.5mmol/L，血钠 130mmol/L，血氯 85mmol/L，CO_2 CP 15.2mmol/L，BUN 17.85mmol/L（50mg/dl），肌酐 335.93μmol/L（3.8mg/dl）。

尿检：蛋白（++），比重 1.018，RBC 2～5 个/高倍镜视野。入院后经补液，血压上升到 17.33/10.67kPa（130/80mmHg），但尿量一直减少，每日尿量在 200～300ml。12 日应用甘露醇、呋塞米做实验性治疗，尿量不增，病情加重。14 日全身出现水肿，双肺闻及湿啰音，精神萎靡。复查：血清钾 6.8mmol/L，血钠 125mmol/L，BUN 28.56mmol/L（80mg/dl），肌酐 592.29μmol/L（6.7mg/dl），CO_2 CP 8mmol/L。行腹膜透析治疗 15 天后，病情好转，尿量逐渐增加到 1500～2000ml/d，水肿减轻，两肺啰音消失，精神好。继续治疗后痊愈出院。

讨论：

（1）患者可能存在哪些病理过程？

（2）根据所学知识分析血液生化变化的机制。

病例 24

患者，女，44 岁，患糖尿病 8 年。既往曾多次发生糖尿病昏迷，这次因处于昏迷前状态再次入院。查体意识蒙眬，呼吸深快，酮味（烂苹果味）明显，血糖：61.1mmol/L（1100mg/dl），尿糖（++++），尿酮体强阳性。动脉血气分析结果如下：pH 7.20，$PaCO_2$ 2.13kPa（16mmHg），AB 13.8mmol/L，BE -25.5mmol/L，K^+ 6.9mmol/L。经给 $NaHCO_3$、补液及胰岛素治疗 3 天后复查血：pH 7.56，$PaCO_2$ 4.93kPa（37mmHg），AB 33.2mmol/L，BE+9.8mmol/L，K^+ 2.0mmol/L。

讨论：

（1）哪些问题引起患者血 K^+ 从 6.9mmol/L 降至 2.0mmol/L？

（2）你认为对该患者的治疗措施可能有哪些不妥？

病例 25

患者，女，因外伤急救误输异型血 200ml 后，出现黄疸和无尿。

体格检查：体温 37℃，脉搏 80 次/分，呼吸 20 次/分，血压从入院时的 110/60mmHg 很快降至 80/50mmHg。神志模糊，表情淡漠，皮肤黏膜干燥、黄染，静脉塌陷。

实验室检查：血清尿素氮 15.0mmol/L，非蛋白氮 57.12mmol/L，血 K^+ 6.7mmol/L。

入院后急速输入 10%葡萄糖溶液 1500ml，生理盐水 500ml 后，当晚做血液透析，透析中血压上升并稳定在（110～140）/70mmHg，透析后查尿素氮为 9.46mmol/L，非蛋白氮 44.3mmol/L，血 K^+5.7mmol/L。

患者 5 天内一直无尿，并逐渐出现明显气喘、心慌、不能平卧，嗜睡、呕吐、头痛、精神错乱症状。查体发现，心率 120 次/分，两肺布满湿啰音。血 Na^+ 120mmol/L，血浆渗透压 230mmol/L，血细胞比容 32%。

讨论：

异型输血的危害机制是什么？患者相继发生了哪些病理过程？发生机制如何？

扩展及延深病例

扩 展 病 例

病例 1

患者，男，63 岁，因饱餐后右上腹不适、恶心、呕吐反复发作 1 年多，以慢性胆囊炎、胆石症诊断住院治疗。既往无溃疡病史。体检：一般情况尚好，血压 140/80mmHg，心律 68 次/分，腹软，剑突下轻压痛，无反跳痛，肝脾未触及。血常规 Hb 为 134g/L。B 型超声波检查示胆囊壁毛糙、增厚，囊腔内可见结石阴影，胆总管增粗。入院第 3 天做胆囊切除、胆总管探查T形管引流，术中检查胃无病变，手术顺利。术后第7天上午9时突觉心慌、眼花，检查发现四肢厥冷，血压70/50mmHg，心率120次/分，律齐，T形引流管无血，初疑为冠心病。患者旋而出现柏油样便，血红蛋白下降至87g/L。经输血1800ml，胃内碱性药物间断灌注，术后第10天出血停止。最后痊愈出院。

讨论：

（1）本例患者术后出现柏油样便，其原因是什么？可能的发病机制如何？

（2）此时患者出现四肢厥冷、血压下降、心率增快说明患者发生了何种病理过程，发病机制如何？

（3）治疗中为何要应用碱性药物？

病例2

患者，男，78岁。因呕血2天入院。既往有肝硬化病史。查体：T 38℃，R 24次/分，P 106次/分，BP 98/60mmHg。中度贫血貌，巩膜轻度黄染，双下肢呈凹陷性水肿。辅诊检查：WBC 7.1×10^9/L，大便潜血（＋），肾功能检查正常。经制酸、止血、补液、输血等对症处理，出血停止。患者因有慢性气管炎病史，入院后咳嗽、气短明显，用青霉素240万U加入葡萄糖液250ml静脉滴注，症状好转后停药，10天后患者因受凉再次出现咳嗽，气短，不能平卧，经皮试阴性，给予氨苄西林治疗。用药15分钟后，患者突然出现胸闷、呼吸困难、口唇颜面发绀，测BP为0，即停用氨苄西林，给予肾上腺素、氢化可的松、利多卡因、呼吸兴奋剂，并给氧、吸痰、口对口人工呼吸等抢救措施，患者情况依旧无改善，于用氨苄西林1小时后死亡。

讨论：

患者的死因是什么？为什么患者的血压突然降为0？

病例3

患者，女，35岁。1周前无任何诱因自觉气短，逐渐加重，至入院前1日已不能平卧，但坐位身体前倾可使气短减轻，发病以来感觉疲乏无力，有低热，体温波动于37.5～38.0℃，食欲不佳，睡眠欠佳，大小便正常。2周前曾有心前区疼痛，性质如针刺样，与咳嗽、呼吸有关。2天后疼痛消失，夜间有时盗汗。20岁体检时胸片发现右肺尖有钙化影。查体：体温37.9℃，脉搏110次/分，吸气时脉搏减弱、呼吸22次/分，血压105/85mmHg。神志清楚，略消瘦，两颊潮红，端坐位。口唇轻度发绀，可见颈静脉怒张。叩诊双肺清音，双肺听诊呼吸音正常。心浊音界明显向两侧扩大，心音低钝、遥远，各瓣膜区未闻及杂音。腹软，无压痛，肝脏触诊于右锁骨中线肋缘下2.0cm，边缘钝，无触痛，脾未触及，移动性浊音阴性。双下肢轻度水肿，活动自如。

胸部X线：可见心影向两侧扩大，并随体位改变，卧位时心影呈球形，立位时呈烧瓶形。心电图：窦性心动过速；QRS波群低电压。

讨论：

患者的颈静脉怒张及下肢水肿的机制是什么？

病例4

患者，男，28岁，因右肋疼、乏力4年，呕血、便血、昏迷15h急诊入院。患者于5年前工作后感到疲乏无力，夜间发热、出汗。不思饮食，眼球黄染，肝区疼痛。门诊发现肝大，肝功能不正常，诊断"肝炎"，在本单位治疗半年。黄染渐退，病情减轻，好转。但身体较前差，只做些轻工作。1 年半前因工作劳累，疲乏渐渐加重，食欲缺乏，食量减少为每天 4~8 两。时有头昏，不愿活动，不能支持工作而休息。半年前上述症状加重，身体日渐消瘦。1 个月前断续少量呕血、解黑便。入院前 1 天晚 8 时，同事发现患者勉强呈站立状，衣服扒乱，裤子坠地，意识欠清楚。地面有一摊黑红色大便，烦躁不安，晚 11 时送到我院时，已昏迷。在门诊又多次呕吐咖啡色血液，解暗红色血便，给以止血、输液输血 800ml 等抢救后收入病房。查 T 36.4℃，P 140 次/分，BP 12.0/7.5kPa（90/56mmHg），R 32次/分。有鼾声，深度昏迷。营养欠佳。面色晦暗，手背、颈部有多数蜘蛛痣，肝掌。巩膜不黄，瞳孔稍散大，角膜反射消失。眼睑水肿。有特殊肝臭味。双肺粗湿啰音。心脏（－），腹部饱满，肝脾肋下未触及。四肢肌肉松弛，膝反射弱。血常规：Hb 106g/L，PLT 47×10^9/L[正常（100~300）×10^9/L]，WBC 20.6×10^9/L，N 0.92，M 0.02，L 0.06。尿蛋白（＋），RBC少许，透明管型和颗粒管型（＋）。大便潜血强阳性。肝功能：总胆红素 5mg%（正常值 0.1~1.0mg%），GPT 220[正常值（0~40）U/L]，A/G=1.8/3[正常值（1.5~2.5）/L]。血氨 140.3μmol/L（239μg%），正常值＜59μmol/L，凝血酶原时间 23s（正常值＜15s），BUN 63.18mmol/L（88.5mg%），正常值：10~15mg%。

延深病例及病例讨论思路

病例 1

患者：女，69 岁，退休工人。

主诉：水肿、畏寒、贫血 2 年余。

现病史：患者 2 年前起无诱因出现下肢及面部水肿，畏寒，记忆力减退，对周围事物不感兴趣。食欲减退，每天仅吃一两饭，但体重反增加，常有便秘。皮肤粗糙、苍黄。3年前查血红蛋白 88g/L，红细胞 290 万/mm³。近半年上述症状更明显。十多天前在门诊诊治高血压，常规做胸部透视时无意发现心包积液，并经 B 超证实。门诊以心包积液原因待查收入院。发病以来无心悸、呼吸急促、胸痛、低热、盗汗、咳嗽。

既往病史：患高血压 25 年左右，冠心病（心绞痛型）11 年。

体格检查：体温 35.6℃，脉搏 58 次/分，血压 175/90mmHg。贫血貌、面部虚肿、皮肤苍黄、干燥及脱屑多，面部及下肢水肿，压轻度凹陷。表情较淡漠，反应迟钝，讲话音调低粗。甲状腺无异常，颈静脉无怒张。心界略向左下扩大，主动脉瓣区听诊有 Ⅱ 级吹风样收缩期杂音，心率 58 次/分，律齐，心包无摩擦音。两肺无异常，腹平软，肝大于右锁骨中线肋缘下 2cm，肝-颈静脉反流征阴性，脾于肋缘下未触及，无腹水征。

实验室检查：血红蛋白 80g/L，红细胞 295 万/mm³，白细胞 5400/mm³，尿常规阴性。红细胞沉降率 23mm/h，抗"O"＜250U，血谷丙转氨酶、谷草转氨酶均正常，肌酸激酶偏高，血肌酐及尿素氮均正常。血清白蛋白/球蛋白为 1.6/1，血胆固醇 9.8mmol/L，T_3、T_4 均低于正常。心电图示窦性心动过缓、心肌损害。心脏 X 线示心包积液，B 超示心包少量积液。

1. 讨论要点

（1）本例需要鉴别的疾病有哪些?

（2）本例诊断为哪种疾病？

2. 讨论结果 水肿、畏寒、贫血、心包积液。

本例主要以心包积液原因待查入院，而且心包积液是一个重要的客观存在的临床征象，因此可围绕此症来分析。

（1）心包积液最常见于结核性心包炎，但患者无结核病史，肺部无结核病灶。

（2）其次是风湿性心包炎，但患者无风湿热征象。

（3）少数急性心肌梗死可有心包积液。患者虽有高血压、心绞痛病史、肌酸激酶偏高，拟考虑本病，但无明显心肌梗死临床表现及心电图改变。

（4）尿毒症也可有心包积液。患者有贫血、水肿等似肾病表现，但尿常规及肾功能均正常。

（5）恶性肿瘤、硬皮病、红斑狼疮等也可能会发生心包积液，但本例缺乏相关特征。

（6）从整个病史演变看，患者先有代谢、神经精神功能、消化功能减退表现，以及水肿 2 年后才逐渐出现心包积液，自然要考虑它们之间有无因果关系，结合 T_3、T_4 低，胆固醇高，提示有甲状腺功能减退症可能，而甲状腺功能减退常可合并心包积液，皮肤苍黄贫血皆为甲状腺功能减退所致。

病例 2

患者，男，36 岁，农民，因四肢瘫痪 10 小时于当日下午 6 时入院。患者于当日晨起床时，突然觉得双下肢无力，活动不灵，不能行走，即由家人扶到床上，以后自觉逐渐加重，双下肢在床上不能活动，中午出现上肢肌力减退，下午急送医院。起病以来无发热、头痛、肌肉酸痛及肢体麻木感觉异常，无吞咽困难，饮水无呛咳，无大小便障碍。近日来由于家中建房而劳累。无明显上呼吸道及肠道感染史，近期无化学物质接触及用药史。既往身体健康、无高血压、糖尿病等病史。无类似发作史，家族中亦无相似病史。

体检：体温 37.8℃，脉搏 108 次/分，呼吸 23 次/分，血压 120/70mmHg。神志清、精神尚可，平卧位，皮肤无黄染，无皮疹出血点，全身浅表淋巴结无肿大，结膜无充血，巩膜无黄染，瞳孔等大，光反应正常，眼球活动自如，眼裂正常，无明显突眼，无面瘫，伸舌无偏斜，发音正常。颈软、甲状腺 I°肿大，无明显杂音及震颤。胸廓无畸形，两肺无异常。心界不大，心率 108 次/分、律齐，心尖部可闻及 II 级收缩期吹风样杂音。腹平软，肝脾未触及，腹无压痛及包块。四肢脊柱无畸形、棘突无叩痛。双下肢肌力 0 级，双上肢肌力 II 级，肌张力降低，腱反射消失，瘫痪不随暗示而变化，未见肌束震颤。肌肉无压痛，无肌萎缩，深浅感觉存在，脑神经正常，腹壁及提睾反射存在，病理反射未引出，脑膜刺激征阴性，眼底检查正常。

实验室检查：血红蛋白 110g/L（110g/dl），白细胞 7200/mm³，中性粒细胞 0.68，淋巴细胞 0.28，血小板 22 万/mm³。粪尿常规正常。肝肾功能、空腹血糖均正常。血钾 3.0mmol/L（正常 3.5～5.3），T_3、T_4 均高于正常。腰椎穿刺：脑脊液压力 160mmH₂O，脑脊液常规正常。

1. 讨论要点

（1）本例需要鉴别的疾病有哪些？

（2）本例诊断为哪种疾病？

2. 讨论结果 讨论急性四肢弛缓性瘫痪。

本例主要症状是急性四肢弛缓性瘫痪，首先应分清瘫痪的类型。临床上将其分为四种类型：①上运动神经元瘫痪；②下运动神经元瘫痪；③肌病性瘫痪；④癔病性瘫痪。该患者为壮年男性，肌张力降低，深反射消失，病理反射阴性，起病前无明显精神因素，感觉正常，瘫痪不随暗示而改变，故不符合上运动神经元及癔病性瘫痪。本例根据其临床表现我们需要考虑以下疾病。

（1）急性感染性多发性神经炎：本病特点为肢体对称性下运动神经元瘫痪，感觉异常和脑脊液中蛋白和细胞分离现象。本例表现为对称性肢体瘫痪，却自下肢开始迅速扩展到上肢，锥体束征阴性，符合本病。但有以下几点不符合：①本病患者多数在发病前几天至几周有上呼吸道或肠道感染史。②本病常亚急性发病，常于 3～15 天达高峰，而很少像本例病情发展得如此迅速。③本病常可累及脑神经，半数患者可产生根性疼痛。

（2）急性脊髓灰质炎：本病多发生于小儿，成人亦可发病，可表现为四肢弛缓性瘫痪，无感觉异常感障碍。但该病起病前常有高热，瘫痪常表现为节段性、选择性及不对称性，脑脊液可有异常改变与本例不符。

（3）多发性神经炎：以运动障碍为突出表现的多发性神经炎见于铅中毒等。本例起病以来无剧烈腹痛、皮疹、便秘，亦无铅接触史、铅线及贫血，且这类疾病表现为四肢瘫痪较为少见。

（4）重症肌无力：本病好发于女性，常以脑神经核所支配的肌群瘫痪为主要表现，亦可累及四肢及躯干。临床上具有易疲劳及缓解和复发倾向，可用疲劳试验进行诊断。本例急性起病，无眼肌及面肌瘫痪，休息后发病，与本病不符。

（5）周期性麻痹：本例患者晨起发病，突然出现急性弛缓性瘫痪，从下肢迅速发展为四肢瘫痪，深浅感觉正常，无脑神经及括约肌损害，应考虑此病。本例患者具有低钾血症及 T_3、T_4 升高，就应诊断为甲状腺毒性周期性麻痹。有专家提出对于不明原因的低钾性周期性麻痹患者首先应考虑甲状腺功能亢进症。

病例 3

患者，女，27 岁，未婚，北京市房山区人。主诉咳喘 1 周，不能平卧半天入院。患者 10 年前体检胸透时发现心脏扩大，但当时无任何症状，能参加一般体力劳动。此后逐渐发觉当劳动强度稍大时，即心慌气短。9 年前在某医院诊断为"先天性心脏病"。1 年前安静时自觉胸闷气短，心悸，活动后加重，夜间不能平卧。1 个月后，上述症状进一步加重，并出现尿少和双下肢水肿，当地医院以心包积液待查收治，治疗后症状有所减轻，住院 17 天出院。1 周前因受凉感冒，又出现心慌气短，半天来症状加重，遂急诊收住本院。

既往史：无结核病和风湿病史；其母患高血压，姑母患"心脏病"早年亡故，两个弟弟有心脏病，均有心脏杂音，其中一人在本院拍 X 线胸片见心脏扩大，与其姐情况类似。

体格检查：体温 37.4℃，脉搏 200 次/分，血压 100/70mmHg。两颊紫红，口唇发绀，颈静脉怒张；两肺未闻啰音，叩诊心界向两侧扩大，心率 200 次/分，呈奔马律，因心率过快各瓣膜有无杂音听不清。腹软，肝大，下界在右肋下 6cm，质中等，有压痛，脾未触及；双下肢明显水肿。生理反射存在，病理反射未引出。心电图示：室上性心动过速。X 线胸片：心脏向两侧极度扩大，呈球形，两肺门不清晰；超声心动图未见心包积液。血、粪常规，红细胞沉降率，尿素氮，肝功能，HBsAg，A/G 比值和血电解质均正常。血浆二氧化碳结合力 36.7Vol%，尿蛋白（++）。

患者入院后立即吸氧，并予以洋地黄和利尿剂等治疗，心率于 1 小时后降至 120 次/分，5 小时后降至 100 次/分，心慌气短明显好转。此时，于二尖瓣、三尖瓣区各听到一~Ⅱ级吹风样收缩期杂音。后来发现，此杂音随心力衰竭加重而增强，心力衰竭被控制，杂音则消失，并时有频繁期前收缩，20~30 次/分，有时呈二联律、三联律。未闻心音遥远现象，无奇脉。在以后数日内，患者时有恶心呕吐，食欲差，精神萎靡。经积极治疗，患者病情一度稳定，住院期间，每当活动量稍大时，即感胸闷气短、心悸和期前收缩增多。有时患者突然晕厥，伴双上肢肌张力增高、抽搐、失语和尿失禁等。多次查心电图综合起来有以下变化：偶发或频发房性或室性期前收缩、右束支传导阻滞、二度房室传导阻滞、房室交界性心律和 ST 段 V_5 水平下降或 T 波 V_5 倒置或低平等。入院 3 个月后，患者病情加重，心慌气短严重，尿少，不能平卧，在绝对平静时心率也在 100 次/分以上，期前收缩频繁，腹胀，精神、食欲极差，虽加大洋地黄和利尿药剂量，心力衰竭亦不见明显改善。住院第 4 个月零 7 日时，患者突然心搏骤停、四肢抽搐、口吐白沫、意识丧失，经积极抢救无效死亡。

1. 病例讨论记录

（1）甲医师：本例特点，①患者为年轻女性，10 年前发现心脏扩大，入院后拍 X 线胸片见心脏向两侧极度扩大，呈球形；②心脏听诊二、三尖瓣区各有Ⅱ级吹风样收缩期杂音，并有频繁期前收缩，心电图示各种心律失常，具有多样性和易变特点；③患者经常有心慌气短，心率增速，不能平卧等心功能代偿不全症状；④肝大；⑤多次发生阿-斯综合征。据此，考虑以下疾病。

1）心包积液：患者心脏极度扩大，不能平卧，颈静脉怒张，心动过速，肝大，应考虑此病；但患者不发热，心音未见减弱，无奇脉，二、三尖瓣区有收缩期杂音，心电图未见各导联 T 波普遍低平、倒置和 QRS 波群电压减低现象，超声心动图未见心包积液，且心脏扩大已有 10 多年历史，故可排除此病。

2）先天性心脏病：患者 16 岁时即发现心脏扩大，入院后 X 线胸片亦证实左右心室均极度扩大，曾考虑可能是艾森门格（Eisenmenger）综合征或埃布斯坦（Ebstein）畸形。但这两种先天性心脏病，心血都是自右向左分流，故临床上有明显青紫，且发病较早，婴儿期或青春早期即可出现。本例无青紫现象，不支持上述诊断。

3）风湿性心脏病：患者年轻，二尖瓣区可听到收缩期杂音，并有心悸、气短和心力衰竭，应想到是风湿性心脏病，二尖瓣关闭不全。但此病主要是左心室扩大，全心如此扩大者少见，加之患者否认既往患过风湿热，故风湿性心脏病亦可排除。

4）心肌炎：可有心脏普遍性增大，心率增速，心律不齐，奔马律，心尖部收缩期杂音和心电图上呈多种心律失常改变，本例的临床表现与此完全符合，故很可能是心肌炎。心肌炎的种类很多，如风湿性、病毒性、梅毒性和特发性等。特发性心肌炎也称费德勒（Fiedler）心肌炎，十分罕见，呈急性经过，患者常在数周内死亡，与本例呈慢性经过的临床特点不符，故可除外。梅毒性心肌炎自新中国成立逐渐减少，近年来性病又逐渐增多，但梅毒性心肌炎尚未见文献报告，此病的可能性不大；风湿性和病毒性心肌炎最为常见，风湿性心肌炎易发生在青少年，本例 16 岁时即有心脏扩大，本例的临床经过与之相符，很可能是上述两种性质之一所致的慢性心肌炎。

（2）乙医师：同意考虑心肌炎，但也有不支持的地方，①没有明确的风湿热和病毒感染史；②无白细胞增多、红细胞沉降率增速和血清丙氨酸氨基转移酶（ALT）增高现象；③病程过长。本患者还应考虑心肌病，心肌病有两类。

1）克山病：本例很符合本病的临床表现，且克山病具有流行性，一家中可多人罹患。但北京地区不是克山病流行区，此区从未见有发病报告，患者亦未在克山病流行区居住过，故患克山病的可能性不大。

2）原发性心肌病：支持点如下，①全心脏普遍性极度扩大，呈球形，不能用其他心脏病解释；②二尖瓣、三尖瓣区有收缩期杂音，可用左、右心室极度扩大，二尖瓣、三尖瓣相对闭锁不全解释，心肌病有此特点；③心慌气短、心动过速、奔马律、心力衰竭、阿-斯综合征、心电图上各种心律失常和 ST-T V_5 的改变及肝大等，是充血型心肌病最常见的临床表现，本例上述表现均有；④充血型心力衰竭时，心脏杂音可随心力衰竭加重而增强，随心力衰竭好转而减弱，本例也与此相符；⑤本例病史较久，符合心肌病的发病特点。不支持点：本病远较心肌炎少见，心肌病多并发动脉栓塞症，最常见的是肺栓塞，其次是周围血管栓塞，本例临床上无栓塞现象。

2. 尸检病理所见与讨论

心脏：极度扩大，呈球形，占据胸腔之大部，左右肺被推挤到两侧。心脏体积为 16cm×13cm×12cm，约是尸拳的 3 倍，重 560g。各心腔高度扩大，尤以右心房、右心室和左心室最著。乳头肌和肉柱肥厚增粗，特别是右心室此种现象尤为突出。各瓣膜结构正常，未见粘连、狭窄和赘生物。左心室壁最厚处为 1.6cm，右心室壁明显变薄，最薄处 0.1cm。左右心室部分心内膜增厚，呈灰白色，两心室壁、心室间隔和乳头肌等处均散在有斑点状的灰白色瘢痕灶。右心房内可见一 6cm×7cm 的片状陈旧性附壁血栓。镜下见心肌纤维普遍肥大、增粗，胞核增大，染色质纤细，并见有细奇异状细胞，有心肌间质纤维化，其程度各处不一，或为小片状匀质性玻璃样变性；或残留少数结构模糊的肌纤维断面；或为网状的分支状瘢痕，包绕肥大的肌纤维；或仅为间质的纤维组织轻度增生。以心内膜、心外膜下和小血管周围纤维化最为突出。左心室前壁的心肌纤维横断面出现许多大小不等的空泡，并见有细胞核受挤压现象。

肝：镜下表现为淤血性肝硬化改变。肺、脾、胃、肾和肠道有明显淤血，未发现器质性病变。

病理诊断：原发性心肌病，右心房陈旧性附壁血栓形成，淤血性肝硬化，肺、脾、胃和肾等脏器淤血。

（1）丙医师（病理科）：本例尸检主要病理改变在心脏，其他脏器的病理改变，系慢性心力衰竭的全身表现。本患者心脏病理改变的特征是体积高度增大，呈对称性和弥漫性，组织学上突出表现为心肌纤维肥大和广泛纤维化，心脏各瓣膜和冠状动脉系统未见病变，亦未见特异性及非特异性心肌炎表现。根据病理学所见应考虑以下两种疾病：①克山病，国内报告的克山病与本例的病理改变有某些相似之处，但克山病的本质是心肌变性、坏死和相继发生的修复过程，病理组织学上以心肌的溶解性、凝固性坏死及新旧病变并存为最大特点。本例除部分心肌纤维内出现空泡性改变外，未见有明显的变性和坏死，再结合临床表现和流行病学情况，可除外克山病。②原发性心肌病，尸检发现的病理改变特征，均符合心肌病的病理改变，且无继发性心肌病的原因可寻，故本例病理可确诊为原发性心肌病。

（2）丁医师：原发性心肌病过去认为少见，实际上并不少见，近年来随着对本病认识的加深，发现的病例逐渐增多。本例患者既往无心肌炎病史，故诊断为原发性心肌病是正确的。依据本例有家族史，故可诊断为原发性家族性充血型心肌病。

（薛　冰　柴丽娟）

第四篇 创 新 实 验

实验一 应用膜片钳技术观察药物对离子通道的影响

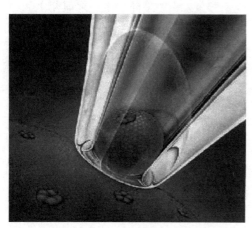

图 4-1 膜片钳

【导言】 膜片钳技术（patch-clamp technique，图 4-1）是一种通过微电极与细胞膜之间形成紧密接触的方法，使尖端下的这片细胞膜在电学上与其他细胞膜膜分离，降低了背景噪声，使单通道微弱的电流分辨并记录出来。在应用膜片钳技术时要使用到电流钳技术和电压钳技术，膜片钳放大器也是电压钳/电流钳放大器。膜片钳技术是由德国马普生物物理化学研究所 Erwin Neher 和 Bert Sakman 博士于1976 年创建，其给电生理学和细胞生物学的发展乃至生物学研究带来了一场革命，使人们对离子通道本质的认识有了一个质的飞跃。膜片钳技术能够活灵活现地观察到一个蛋白质分子的生理活动，对离子通道的功能及细胞功能调控起到了巨大的推动作用，为阐明离子通道病的发病机制并预示治疗的新途径提供了有效的方法。

向细胞内注射恒定或变化的电流，记录由此刺激引起的膜电位变化，这就是电流钳技术。它模拟了细胞的真实自然情况，如神经冲动传递过程中的神经递质释放，可引起神经元膜电位的去极化或超极化，在实验中，给予细胞一系列电流脉冲刺激，诱发细胞产生电紧张电位、动作电位等。

向细胞内注射一定的电流，抵消离子通道开放时所产生的离子流，从而将细胞膜电位固定在某一数值。由于注射的电流的大小与离子流的大小相等，方向相反，因此它可反映离子流的大小和方向，这就是电压钳技术。它是一个负反馈系统，在双极电压钳记录中，一个电极用于监测细胞膜电位，另一个电极用于注射电流，当监测的膜电位偏离钳制电位时，通过向细胞内注射电流可纠正这一偏差，从而维持细胞膜电位不变。

膜片钳技术共有四种记录模式（图 4-2）：①细胞贴附记录模式（cell-attached recor-ding）；②内面向外记录模式（inside-out patch）；③外面向外记录模式（out-side patch）；④全细胞记录模式（whole-cell recording）。前三种为单通道记录模式，其中内面向外记录模式和外面向外记录模式为游离膜片的记录模式。

膜片钳技术是一个应用范围非常广的电生理学技术，它不仅能用来记录生物膜上各种离子通道的电活动，还可对任何跨膜离子流都能记录到并加以研究，如门电流、泵电流、交换体电流及电容电流等。膜片钳技术对离子通道的研究，可观察药物对离子通道的影响、分析药物在靶离子通道或受体上的作用位点等，常用于对活性药物进行筛选。

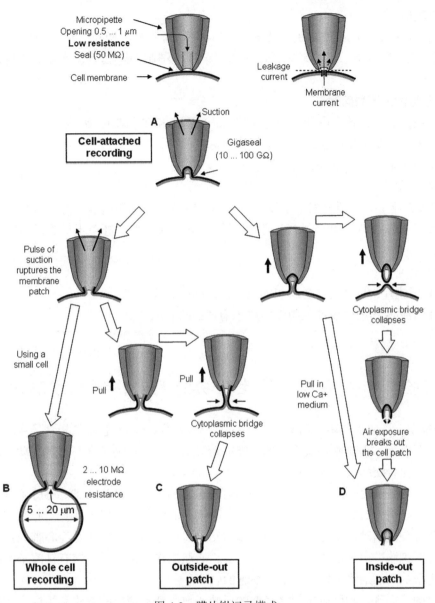

图 4-2 膜片钳记录模式

采用膜片钳技术通过对膜电容变化细微测量,可检测到单个分泌囊泡与细胞膜融合时引起膜电容增加的胞吐过程,还可研究细胞对某些物质进行吞噬的胞吐过程(膜电容降低)。

【虚拟实验】

1. 登录虚拟实验平台(http://mvl.sdu.edu.cn/virlab/),选择"膜片钳应用实验"模块。

2. 阅读实验目的、原理。

3. 观看实验录像,请关注基本实验操作步骤。

4. 虚拟实验操作:根据网页提示,进行电极入水和吸附细胞等操作。

【实验内容】

1. 教师讲授膜片钳技术的基本概念和应用范围和基本操作方法。设计某药物对新生小鼠神经细胞的离子通道影响,观察并记录神经细胞的跨膜电位变化,分析该药物的作用机制。

2. 分组讨论下列问题

(1)应用膜片钳技术设计一种能反映 Na^+ 通道和 K^+ 通道功能活动状态的实验方法。

(2)如何证实电压门控还是化学门控通道?

3. 各组长汇报本组讨论结果。

4. 自由发言。

【教师点评】 教师根据学生发言,在膜片钳技术中利用药理学方法分析膜电流的方向和幅度的变化,观察到离子通道阻断剂与兴奋剂的作用,进一步加深理解膜电导变化的机制。

【学生作业】

1. 利用膜片钳技术设计各组织的离子通道的跨膜离子流。

2. 利用膜片钳技术设计各组织的离子通道的跨膜电位。

(姚 伟)

实验二 心血管正常生理功能无创伤研究方法设计

【导言】 心血管疾病发病率、死亡率高,病因复杂。心血管功能异常导致心血管疾病的发生。开辟无创伤研究心血管生理功能的新方法,对于检测正常心血管活动、诊断、预防和治疗心血管疾病具有重大意义。

血液在心脏和血管之间流动以心脏和血管正常的生理活动为基础。心脏不停地节律性收缩和舒张。舒张时静脉血液回流入心脏,收缩时心室将血液射入动脉。心肌的收缩活动是在心肌细胞电活动的基础上发生的。窦房结自发产生的节律性兴奋经心脏的特殊传导系统传至心肌细胞,引起心肌工作细胞的兴奋,心肌动作电位的平台期有钙离子的内流,胞质内钙离子的增加最终引发心肌工作细胞的收缩。

心电图、心音、动脉血压等是经典的反映心血管活动情况的方法和指标。随着科学技术的发展,心机械图、心肺阻抗血流图、超声心动图、心脏核素检测、X 线平面照相术、放射性核素显像、心肌灌注显像、激发试验技术、心肌梗死显像、心室造影术、正电子发射体层摄影、磁共振成像、多普勒频谱超声心动图等无创伤心血管活动检测方法相继出现,甚至有人试图开发心脏 BP 机,随时检测心血管的活动,并将信息传到医院进行分析和诊断。但是很多方法都存在缺陷和不足,尚需要不断完善和创新。

【实验内容】

1. 教师讲授心血管电活动和收缩活动的基本生理学知识及心血管活动研究方法的最新进展。

2. 学生分组讨论下列问题。

(1)心肌细胞电活动与心电图的关系及差异。

（2）根据已学的心血管生理学知识，设想一种无创伤检测心血管活动的方法，并与同学讨论其可行性。

（3）选择最可行的方法，小组内共同设计方案。

3. 各组组长汇报本组讨论情况和设计方案。

4. 自由讨论各组设计方案的可行性，小组之间点评设计方案。

【教师点评】 教师点评学生设计方案和讨论情况。

【学生作业】 小组各成员分工查询相关资料，论证设计方案的可行性，设计动物实验进行验证。

（崔　敏）

实验三　呼吸神经元与膈神经放电关系的实验

【导言】 呼吸神经元（respiratory neuron）或呼吸相关神经元（respiratory-related neuron）是指在中枢神经系统内有的神经元呈节律性放电，并和呼吸周期相关的神经元群。呼吸神经元主要集中分布于左右对称的三个区域，即延髓的背侧呼吸组、腹侧呼吸组和脑桥头端的脑桥呼吸组。背侧呼吸组呼吸神经元主要集中在延髓背侧孤束核的腹外侧部，主要含吸气神经元，其轴突支配膈肌运动神经元和肋间外肌运动神经元，兴奋时产生吸气。腹侧呼吸组呼吸神经元主要集中于疑核、后疑核和面神经后核附近的包钦格复合体。疑核内主要含吸气神经元，其轴突支配膈肌和肋间外肌运动神经元，兴奋时引起吸气。后疑核内主要含呼气神经元，其轴突支配肋间内肌和腹肌运动神经元，仅在呼吸运动加强时兴奋，引起主动呼气。脑桥头端的呼吸神经元相对集中于臂旁内侧核（NPBM）和相邻的 Kolliker-Fuse（KF）核，合称 PBKF 核群。其中含一种跨时相神经元，其表现在吸气相与呼气相转换期间发放冲动增多。

呼吸神经元有不同的放电类型，根据其自发放电与呼吸时相的关系，分为以下几种类型：①在吸气相放电的为吸气神经元；②在呼气相放电的为呼气神经元；③在吸气相开始放电并延续至呼气相的，为吸气-呼气跨时相神经元；④在呼气相开始放电并延续到吸气相的，为呼气-吸气跨时相神经元。

呼吸肌在相应脊髓前角运动神经元支配下发生收缩、舒张，引起呼吸运动。脊髓中支配呼吸肌的运动神经元位于 $C_3 \sim C_5$ 节段（支配膈肌）和胸段（支配肋间肌和腹肌）脊髓的前角。膈肌运动神经元位于 $C_3 \sim C_5$ 节段，$C_3 \sim C_5$ 前支组成膈神经，支配膈肌。

【实验内容】

1. 教师讲授脑立体定位及引导神经元放电的方法，呼吸神经元的种类及生理作用，分析呼吸神经元与膈神经放电的关系。

2. 学生分组讨论下列问题。

（1）如何证实所记录到的神经元为呼吸神经元？

（2）如何区分呼吸中枢内不同种类的呼吸神经元？

（3）不同种类的呼吸神经元与膈神经在放电时程上有何相关性？

（4）讨论引导呼吸神经元放电的技术方法，设计实验方案观察其对呼吸运动的调节。

3. 各组长汇报本组讨论结果，修正设计方案。

4. 自由发言。

【**教师点评**】　教师根据学生发言，深入讲解各类型呼吸神经元的解剖分布和生理功能及其与膈神经放电之间的关系，使学生有效掌握呼吸中枢对呼吸运动的调控机制。

【**学生作业**】　设计实验方案观察中枢呼吸神经元兴奋与膈神经放电之间的关系。

（于书彦）

实验四　肺扩张反射模型的建立及其应用

【**导言**】　肺扩张反射（pulmonary inflation reflex）是肺扩张时抑制吸气活动的反射，在成年和新生哺乳动物的呼吸节律调节中发挥重要作用。其感受器位于从气管到细支气管的平滑肌中，属牵张感受器，其阈值低，适应慢。肺扩张时，通过牵拉呼吸道，使呼吸道扩张，于是牵张感受器受到刺激，其传入纤维为有髓鞘纤维，传入冲动沿迷走神经进入延髓，在延髓内通过一定的神经联系，促使吸气转为呼气。在动物实验中，切断两侧颈迷走神经后，动物的吸气过程延长，吸气加深，呼吸变得深而慢。肺扩张反射的生理意义在于加速吸气过程向呼气过程的转换，使呼吸频率加快。肺扩张反射的敏感性存在种属差异。在人类，平静呼吸时，肺扩张反射一般不参与呼吸运动的调节。在病理情况下（肺充血、肺水肿等），肺顺应性降低，肺扩张时对气道的牵张刺激较强，可以引起该反射，使呼吸加快，起到重要作用。

　　本实验综合了生理学、病理生理学、药理学等多个学科的内容，通过电刺激迷走神经及脑内微量注射技术，观察膈神经放电的变化，在体研究神经体液因素对肺扩张反射的影响，让学生掌握引导膈神经放电、脑立体定位和微量注射等实验方法，在中枢水平观察肺扩张反射对呼吸的调节及其影响因素。

【**实验内容**】

1. 教师讲授电刺激、脑立体定位及微量注射的方法，肺扩张反射的生理意义和病理意义，分析肺扩张反射的影响因素及其神经机制。

2. 学生分组讨论下列问题。

（1）如何证实所刺激的神经元为呼吸神经元？

（2）如何证实脑内微量注射的部位为呼吸中枢？

（3）采用何种受体阻断剂或激动剂观察肺扩张反射的神经调节？

（4）讨论建立肺扩张模型的方法，设计实验方案观察其调节机制。

3. 各组长向全班汇报本组讨论结果。

4. 自由发言。

5. 上课前请扫描下方二维码，观看实验视频"呼吸运动调节和肺牵张反射"。请关注肺扩张反射的概念、呼吸神经元类型及其功能；熟悉动物脑立体定位方法、脑内微量注射和电刺激方法；分析相应受体的阻断剂或激动剂对呼吸运动的调节机制。

【教师点评】 教师根据学生发言，指导学生学习中枢核团的立体定位和脑内微量注射等技术，使学生有效掌握在中枢水平对呼吸运动进行研究的基本方法，进一步提高学生的实验技能和科研能力。

【学生作业】 设计实验方案在中枢水平观察肺扩张反射的调节及其影响因素。

（于书彦）

实验五　疼痛模型及镇痛方法的设计

【导言】 疼痛是因组织损伤或潜在的组织损伤产生的痛觉，是许多疾病的伴随症状。正常情况下，疼痛是机体对外界伤害性刺激的感受，它是一种报警系统，提示实存的或潜在的组织损伤的可能性。但剧烈的疼痛不仅可以使患者产生痛苦和紧张不安的情绪反应，还可引起机体生理功能紊乱，甚至诱发休克。因此，建立合适的疼痛模型对于深入研究疼痛的发生机制及寻找更好的镇痛方法是十分必要的。

常用的动物疼痛模型有热刺激法、光刺激法、电刺激法、机械刺激和化学刺激等实验方法，近几年来建立的动物疼痛模型，主要是通过疾病或外伤诱发动物的疼痛来模拟人类疼痛的动物模型，如脊髓不完全结扎模型、慢性压迫损伤模型、$L_5 \sim L_6$ 脊髓神经结扎模型和几种小鼠、大鼠的骨癌痛模型等。

针对不同的适应证，临床上采用的镇痛方法主要有阿片类镇痛药、解热镇痛药、局部麻醉药、全身麻醉药及几种不同药物的配伍使用等。随着科学技术的发展和医疗卫生事业的进步，新的、更好的疼痛模型和镇痛方法必将不断产生。

【实验内容】

1. 教师讲授疼痛的基本概念和痛觉的基本发生机制，启发学生建立疼痛模型和镇痛方法的基本思路。

2. 学生分组讨论下列问题，每组选出一位组长做记录。

（1）目前有哪些动物疼痛模型？有哪些常用的镇痛药物和镇痛方法？这些动物疼痛模型和镇痛方法是根据什么原理设计出来的？各自有何优缺点？

（2）根据学过的生理学、病理生理学和药理学的相关科学知识，设计一个或几个动物疼痛模型和镇痛方法。

3. 各组组长向全体同学汇报本组的讨论结果。

4. 自由发言。

【教师点评】 对学生讨论的问题和设计的疼痛模型和镇痛方法进行评论，从科学性、可行性、创新性和思维方法等方面，指出每个设计方案的优缺点。

【学生作业】 每人写一篇实验报告，简要回顾现在常用的动物疼痛模型和镇痛方法，重点设计一个或几个新的动物疼痛模型和镇痛方法。

（陈　琳）

实验六　动脉粥样硬化及其防治技术

【导言】　动脉粥样硬化（atherosclerosis，AS）是常见的心脑血管疾病，在发达国家被称为"头号杀手"，是世界范围内的主要死亡原因。动脉粥样硬化主要表现：受累动脉内膜脂质沉积、单核细胞和淋巴细胞浸润及血管平滑肌细胞的迁移和增生等，形成泡沫细胞和纤维斑块，进而引起血管壁硬化、管腔狭窄甚至血栓形成等，导致心绞痛、心肌梗死、脑缺血、脑梗死等疾病。

动脉粥样硬化发病过程十分复杂，人们相继提出了脂质浸润学说、损伤-反应学说、AS炎症学说和 AS 免疫学说等，但其确切病因至今尚未完全阐明，目前一般认为 AS 是环境因素和遗传因素相互作用引起的多因素、多基因表达所致。

一般早期动脉粥样硬化或轻症患者的治疗可采用饮食疗法及纠正不良生活习惯等，无效或较重者则应给予药物治疗，目前常用药物有调血脂药、抗氧化药、多不饱和脂肪酸、动脉内皮保护药等。此外，目前临床上采用介入治疗及各种动脉搭桥手术等疗法也取得了较满意的结果。随着科学技术的不断发展，新的、更好的 AS 防治技术及基因疗法等必将产生。

【实验内容】

1. 教师讲授动脉粥样硬化的基本概念及其病理生理机制，启发学生寻找抗动脉粥样硬化药的作用靶点及建立各种 AS 防治技术的基本思路。

2. 学生分组讨论下列问题，每组选出一位组长做记录。

（1）讨论 AS 的发生机制和目前抗动脉粥样硬化药的作用靶点，分析还有哪些潜在的药物作用靶点；讨论各种介入疗法和手术治疗的原理，分析其优缺点。

（2）根据学过的生理学、病理生理学和药理学的相关科学知识，寻找一个潜在的药物作用靶点或设计一种 AS 治疗技术。

3. 各组组长向全体同学汇报本组的讨论结果。

4. 自由发言。

【教师点评】　对学生讨论的问题和设计的药物作用靶点和 AS 防治技术进行评论，从科学性、可行性、创新性和思维方法等方面，指出每个设计方案的优缺点。

【学生作业】　每人写一篇实验报告，设计一个潜在的药物作用靶点或一种新的 AS 治疗技术，并分析其可能的应用价值。

（陈　琳）

实验七　脑缺血损伤及其防治技术

【导言】　脑缺血损伤是严重危害人类健康的疾病，具有发病率、致残率和死亡率高的特点，是中老年人致死和致残的主要疾病。近年来，世界各地的科学家对脑缺血损伤的发病机制进行了深入的研究，提出了能量代谢障碍、钙超载、兴奋性氨基酸毒性、毒性氧自由基、炎性反应和损伤等学说，为解释脑缺血的病理生理机制奠定了基础，但其确切发病机制仍尚未阐明，还需进一步研究。

目前，临床上治疗脑缺血损伤主要采用支持疗法、内科保守疗法（包括溶栓治疗、抗血小板和抗凝治疗、神经保护治疗等）及外科手术疗法（包括单纯球囊成形术、支架血管内成形术及颈动脉内膜切除术和去骨瓣减压术等）。随着科学技术的发展和脑缺血损伤发病机制的阐明，新的、更好的治疗药物及防治技术必将不断产生。

【实验内容】

1. 教师讲授脑缺血损伤的基本概念及其病理生理机制，启发学生寻找治疗脑缺血损伤药物的作用靶点及建立各种脑缺血损伤防治技术的基本思路。

2. 学生分组讨论下列问题，每组选出一位组长做记录。

（1）讨论脑缺血损伤的发生机制和目前治疗脑缺血损伤药物的作用靶点，分析还有哪些潜在的药物作用靶点；讨论各种保守疗法和手术治疗的原理，分析其优缺点。

（2）根据学过的生理学、病理生理学和药理学的相关科学知识，寻找一个潜在的药物作用靶点或设计一种脑缺血损伤治疗技术。

3. 各组组长向全体同学汇报本组的讨论结果。

4. 自由发言。

【教师点评】 对学生讨论的问题和设计的药物作用靶点和脑缺血损伤治疗技术进行评论，从科学性、可行性、创新性和思维方法等方面，指出每个设计方案的优缺点。

【学生作业】 每人写一篇实验报告，设计一个潜在的药物作用靶点或一种新的脑缺血损伤治疗技术，并分析其可能的应用价值。

（陈 琳）

实验八 急性低钾血症动物模型的制备及干预研究

【导言】 钾离子是体内最重要的无机阳离子之一，正常人体内98%的钾离子存在于细胞内，在细胞内液的钾浓度为140～160mmol/L。钾离子是细胞内的最主要的阳离子，在维持细胞内液的容量、渗透压和酸碱平衡方面起重要作用。虽然只有约2%的钾离子存在于细胞外液（浓度为3.5～5.5mmol/L），但其对神经肌肉功能的影响极大。机体通过钾的跨细胞转移和肾调节，维持细胞内外钾分布的相对平衡。体液的酸碱平衡状态、胰岛素和儿茶酚胺等激素浓度、物质代谢因素等均可影响钾离子的跨膜转运。

钾代谢紊乱指细胞外液中钾离子浓度的异常变化，通常根据血清钾离子浓度的高低分为高钾血症和低钾血症，血清钾离子浓度低于3.5mmol/L称为低钾血症，包括急性低钾血症和慢性低钾血症。导致低钾血症的原因：①饮食中摄入的钾离子减少；②经胃肠道和肾排出的钾离子过多；③细胞外钾离子向细胞内转移。

低钾血症可引起机体多种功能和代谢的变化，如细胞膜电位异常、细胞代谢障碍和酸碱平衡失调。低钾血症患者可兴奋组织的兴奋性降低，四肢肌肉松弛无力，中枢神经系统反应迟钝，胃肠运动减弱和心律失常。低钾血症的心电图改变是T波低平、出现U波、ST段下移和QRS波群增宽等。急性低钾血症是一严重的病理过程。

学习低钾血症的基本原理和研究治疗低钾血症的有效方法需要复制低钾血症的动物模型。与复制高钾血症动物模型相比较，复制低钾血症动物模型难度较大。

【实验内容】

1. 复习有关发生低钾血症和治疗低钾血症的基本理论知识。

2. 查阅文献，了解低钾血症模型制备的相关知识。

3. 分组讨论下列问题。

（1）根据科学性和可行性的原则，提出可能用于复制动物急性低钾血症的方法。

（2）提出可能用于治疗低钾血症的方法，在治疗过程中的注意事项。

（3）明确实验方案，列出所需动物数量、仪器和试剂。

4. 学生分组进行实验，并写出实验报告。

【教师点评】 教师根据实验结果进行总结，指出实验成功的方面和原因，分析存在的问题和原因。

【学生作业】 各小组查阅相关资料，完善实验设计，完成实验设计报告。

（薛 冰）

实验九 高血压动物模型的制备及其干预研究

【导言】 高血压是常见的心血管疾病，是全球范围内的重大公共卫生问题。高血压是多基因遗传和多个环境因素相互作用的结果，目前关于高血压发病机制有神经源学说、遗传学说、内分泌学说、肾源学说、摄钠过多学说等。

从血流动力学角度看，血压主要决定于心排血量和体循环周围血管阻力，平均动脉压=心排血量×总外周血管阻力。高血压的血流动力学特征主要是总外周阻力相对或绝对增高。从外周血管阻力增高出发，高血压的发病机制集中在以下几个环节：交感神经系统活性亢进、肾性水钠潴留、肾素-血管紧张素-醛固酮系统激活、细胞膜离子转运异常、胰岛素抵抗等。

由于高血压的病因及发病机制尚无明确的定论，高血压的治疗只能针对各个因素进行干预。对于高血压的治疗不仅仅是单纯的降压问题，更重要的是预防和逆转靶器官的损害，降低心脑血管并发症的发病率和致死率。

动物实验是研究高血压发病机制及治疗的重要手段，科研工作者已成功复制出犬、大鼠、兔、猫等多种高血压动物模型。根据研究目的建立不同的高血压动物模型，即有利于高血压病因、发病机制的研究，也可以促进高血压治疗新药的开发研究。

【实验内容】

1. 教师讲授高血压病因和发病机制的基本研究现状及主要的抗高血压药物。

2. 学生分组讨论下列问题。

（1）从高血压的发病机制出发，提出可能用于制造高血压动物模型的方法。

（2）从科学性和可行性出发，选择一种合适的制备高血压动物模型的方法。并根据设计原则，设计降低血压及保护靶器官的干预性治疗措施。

（3）明确实验方案，选择合适的实验动物及所需试剂和仪器等。

3. 各组汇报本组讨论情况和设计方案。

4. 自由讨论各组设计方案的可行性，小组之间互评设计方案。

【教师点评】 对学生讨论的问题和设计的动物模型进行点评。从科学性、可行性、创新性和思维方法等方面，指出每个设计方案的优点和不足。

【学生作业】 小组各成员分工查询相关资料，完成实验设计。

（薛 冰）

实验十 中药制剂对肝性脑病防治作用的实验研究

【导言】 肝性脑病是严重肝脏疾病引起的，以脑神经细胞代谢紊乱为基础的中枢神经系统综合征。在排除其他已知脑疾病前提下，肝性脑病主要临床表现可包括人格改变、智力减弱、意识障碍等。肝性脑病晚期发生不可逆性肝昏迷甚至死亡。临床上将肝性脑病分为四期：一期（前驱期）：轻微的神经精神症状；二期（昏迷前期）：嗜睡、定向理解力减退等，有明显的扑翼性震颤；三期（昏睡期）：明显精神错乱，昏睡；四期（昏迷期）：神志丧失，不能唤醒，无扑翼性震颤。

肝性脑病的发病机制迄今尚未完全阐明，一般认为产生肝性脑病的病理生理基础是肝细胞功能障碍和门腔静脉之间侧支分流。来自肠道的多种代谢产物未被肝脏解毒和清除，进入体循环后透过血脑屏障到达中枢神经系统，引起神经功能紊乱。有关肝性脑病的发病机制有许多学说，包括氨中毒、假性神经递质、γ-氨基丁酸、氨基酸代谢失衡等学说。临床上对肝性脑病的防治措施包括早期识别和去除肝性脑病发病诱因，调整饮食清洁肠道以减少肠内氨源性毒物的生成与吸收，恢复肠道菌群，口服锌制剂，补充天冬氨酸-鸟氨酸、支链氨基酸等。但目前所有这些针对肝性脑病的治疗措施其临床效果仍不令人满意。

由于肝性脑病的发病涉及多种机制，单一靶点的干预很难奏效。而中药的治疗作用多是多靶点、多机制的共同作用。因此人们提出中药在肝性脑病的治疗中可能具有更显著的优势。临床研究表明，中药制剂对于肝性脑病的治疗作用可能通过以下几方面：①降低肝病患者血清肿瘤坏死因子、血浆内毒素及血氨水平；②改善胃肠黏膜血液循环，减轻内毒素引起的肠壁血管通透性增高；③促进肠道平滑肌细胞膜去极化，直接增强细胞的电兴奋性，从而促进肠蠕动和肠道毒素排泄；④抑制肠道细菌生长繁殖；⑤减轻肝细胞的变性和坏死；⑥抑制体液免疫，增强细胞免疫，修复肝细胞等作用；⑦清除氧自由基，提高细胞抗氧化能力。

【科学问题】 设计一个动物实验，观察中药大黄提取物对实验性肝性脑病的防治作用，并根据已有知识探索其可能的作用机制。

【实验内容】

1. 回顾肝性脑病的基本概念及病理生理学机制 教师介绍研究现状及未来研究方向展望。

2. 分组讨论下列问题。

（1）实验性肝性脑病动物模型主要有哪些？

（2）主要观察指标可包括什么？除大体指标外，还可通过哪些实验室检测指标帮助疗效判断？

（3）针对科学问题，如何设计实验（主要讨论动物分组，如何设置对照组）？

3. 各组组长汇报本组讨论结果。

4. 自由发言。

【教师点评】 教师根据学生发言，对学生讨论的问题和设计的实验进行点评。从科学性、可行性、创新性和思维方法等方面，指出每个设计方案的优点和需要完善的环节。

【学生作业】 根据课堂讨论结果撰写实验设计报告一篇。

（蒋　凡）

实验十一　抗抑郁治疗的方法及其疗效验证

【导言】 抑郁症是指某种不愉快的心境和一定身体器官的功能紊乱，其程度可以从轻度的忧伤到重度的绝望、自杀企图等，是一种常见的精神病理状态或综合征。目前，世界卫生组织（WHO）已将抑郁症、癌症及艾滋病并列为 21 世纪的三大疾病，并作为卫生教育预防工作重点。但关于抑郁症发病机制仍不明确，学者们认为可能是遗传、心理社会因素和各种生物学改变包括中枢去甲肾上腺素、5-羟色胺、多巴胺等神经递质的水平过低及其受体功能低下等多种因素交互作用的结果。

针对诱发抑郁症的各种因素，出现了多种抗抑郁治疗方式，包括心理治疗、物理治疗及药物治疗，旨在通过缓解症状、降低功能残疾而减少患者的痛苦，并增加其主观满意度，提高生活质量，改善全面功能。现有治疗方式的实施及新的治疗手段的提出，不仅带来了实际的临床效果，而且也进一步推动了对抑郁症发病原因及病理过程的研究。在该过程中，抑郁症动物模型的应用是必不可少的，通过观察治疗前后动物相关行为、细胞及分子水平的变化，来判断治疗方法的效果及原理。

【实验内容】

1. 教师讲授

（1）目前常见的抗抑郁治疗的方法及其原理。

（2）目前用于抑郁症研究的动物模型及其设计原理。

2. 学生分组讨论 根据已掌握的关于抑郁症方面的知识，提出一种抗抑郁治疗的方法，并设计实验证实疗效。

【教师点评】 根据学生发言，从科学性、可行性、创新性和思维方法等方面，指出每个设计方案的优缺点。

【学生作业】 分析自己设计的抗抑郁治疗方法的原理。

（于　卉）

实验十二　脑卒中后肌肉形态结构变化的超声评估

【导言】 卒中（stroke）是一种由于脑血管突发性的栓塞或出血引起的脑部神经细胞坏死疾病。据报道我国的脑卒中发病率每年约为 200/10 万，且呈上升趋势。近年来随着医学水平的提高，其死亡率大大降低，但致残率极高，据统计 1/3～1/2 的脑卒中患者出院后 3 个月内不能独立行走，大大降低了患者的生活质量，同时给家庭和社会带来沉重的负担。脑卒中可以引起身体偏瘫，主要为偏身肢体运动功能障碍和（或）伴有偏身感觉障碍。这是由于脑损伤导致运动细胞和运动传导通路受损，引起主动控制能力减弱，肌张力改变，肌肉功能下降，使患者不能行走或出现异常步态，表现为行走缓慢、稳定性差、效率低下。

我们希望通过本实验能从肌肉肌腱形态结构的变化揭示和阐明脑卒中后肌肉功能改变的生物力学机制。首先，步态（gait）作为一个复杂的行为动作，是受到神经肌肉骨骼系统的控制和影响的，包括中枢神经系统兴奋的产生和传递到周围神经系统，最后由肌肉肌腱（musculotendon system）接收指令并到达骨骼和关节完成运动指令的全部过程，步态的完成和肌肉肌腱系统是分不开的。肌纤维长度（fascicle length）、羽状肌的肌纤维角度（pennation angle）和肌肉厚度（muscle thickness）等结构形态参数都能影响肌肉肌腱的力学特征。有研究发现脑卒中患者的肌肉肌腱参数在发病后患侧和健侧有明显的不同。这提示我们可以将肌肉肌腱形态学参数作为一个评估患者步行能力改变的指标。

超声是指频率超过人耳听觉范围的声波，通常是指频率高于 20 kHz 的高频振动机械波，应用于医学诊断的超声频率一般在 1MHz 至几十 MHz 之间。超声是第一种可以辅助诊断肌肉疾病的成像技术，随着该技术的不断发展，它已越来越受到临床医师及患者的青睐。超声可以被用来辅助诊断肌肉疾病，如神经肌肉疾病、肌肉恶性肿瘤、肌肉血肿和肌肉撕裂等。从 20 世纪 90 年代起，有学者甚至认为超声可以提供详细的解剖结构，是诊断肌肉骨骼系统疾病的首选方法。和 MRI 一样，超声测量可以较好地发现肌肉和脂肪的差别，具有良好的软组织对比能力，同时避免暴露于电离辐射。它较 MRI 的优势在于超声更加便宜，使用方便，并且可以在肌肉静态和动态的条件下和其他测力设备一起使用，并得出良好的图像。

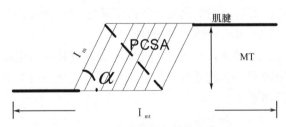

图 4-3 肌肉肌腱形态结构示意图

I_mt. 肌肉肌腱长度，I_m. 肌纤维长度，α. 羽状角，MT.肌肉厚度（由 Narici 的模型改良而来）

超声在骨骼肌形态结构的评估中，主要采用羽状角（pennation angle，PA）、肌肉厚度（muscle thickness，MT）和肌纤维长度（fascicle length，FL）等形态结构参数来表述肌肉的状态变化，这些参数还可以进一步用于计算肌肉生理横截面积（physiological cross-section area，PCSA）。羽状角是指肌束与深层筋膜所成的角度，矢状面中肌肉厚度指浅层筋膜到深层筋膜之间的最短直线距离。肌纤维长度是指肌纤维两端分别与浅层筋膜和深层筋膜交叉点的连线长。羽状肌的形态结构如图 4-3 所示。

测量肌肉参数时，由于超声探头长度的限制（如大多数 B 型线阵探头的标准长度是 38mm），有时不能显示全部的肌纤维长度，需由可视的肌纤维长度计算全部的肌纤维长度，

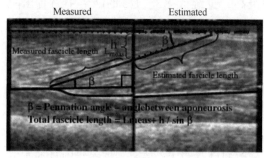

图 4-4　应用公式计算全部的肌纤维长度

如图 4-4 所示。

肌肉收缩可以产生身体运动，因此肌肉收缩是反映运动功能的重要指标，目前认为最大等长收缩（maximum isometric voluntary contraction，MIVC）是定量评定肌肉功能的可靠指标。既往文献证实，当肌肉处于放松和收缩状态时，肌纤维长度和羽状角有着显著的差别。同时随着肌肉收缩程度的变化，肌纤维长度和羽状角也跟着产生相应的变化。通过肌肉的收缩可以产生力，利用超声还可以分析肌肉状态和力量之间的关系。肌肉的发力情况与肌肉肌腱形态结构参数密切相关。经典的长度-张力曲线显示，骨骼肌的强直收缩张力在静止长度附近为最大，而肌肉长度不论增加还是减小，强直收缩张力都减小。早在 1993 年日本学者就发现肌肉厚度和羽状角是正相关的，进而指出病态肥大的肌肉的发力效率因为羽状角的增大而减小。

然而，已有的大部分试验是通过正常人或者运动员来完成的。只有在近年来才开始出现利用超声对脑卒中或脑瘫等中枢神经系统损伤所致异常张力的肌肉进行形态结构的观察。Li 等通过研究发现脑卒中后患者肘关节肌肉肌腱参数的改变情况，如肌纤维长度缩短、羽状角变大等，并且这些参数与关节所处位置及发力情况均有关。Gao 等则用超声观测到脑卒中患者患侧腓肠肌内侧头的肌纤维长度缩短，羽状角变小。

以上大量研究均证明超声观察肌肉形态结构的可行性及有效性。也有学者将超声和肌电图在肌肉活动性的评估结果进行对比，发现超声对于低水平肌肉活动的探测敏感性不亚于肌电图，但对于高水平的肌肉活动相对不敏感；超声探测对于腹肌也相对不敏感，但应用于下肢肌肉则表现良好。此外，超声的可重复性也经过验证。国内也有研究小组由不同医师对股四头肌用力收缩前后形态学测量，并将结果与 MRI 测量结果对比，证实超声进行股四头肌形态测量有较好的可重复性及有效性。

【实验内容】　采用 B 型超声技术测量受试者下肢膝踝关节运动相关的肌肉形态结构参数，包括羽状角、肌肉厚度和肌纤维长度；采用便携式肌力与关节活动度测试仪测量膝踝关节的肌力与关节活动度。

1. 超声检测　研究对象为脑卒中患者健侧、患侧及正常人一侧下肢的以膝关节、踝关节运动为核心的肌肉，包括 1-股直肌（rectus femoris，RF）、2-股二头肌长头（biceps femoris long head，BFLH）、3-胫骨前肌（tibialis anterior，TA）、4-腓肠肌内侧头（medial gastrocnemius，MG）。选取膝关节屈曲 0～90°，踝关节背屈 0～15° 和跖屈 0～45° 的活动范围。膝关节每变动 30° 做一次测量，共选取 4 个不同的膝关节角度：膝屈曲 0、+30°、+60° 及+90°。踝关节每变动 15° 做一次测量，共选取 5 个不同的踝关节角度：−15°

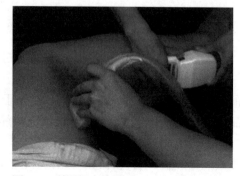

图 4-5　利用超声检测 BFLH 和利用 FET 测量屈膝肌力

（背屈）、0（解剖中立位）、+15°（跖屈）、+30°及+45°。测量 TA 和 MG 时，取仰卧位，在膝关节伸直的情况下变动踝关节角度；测量 RF 时取坐位；测量 BFLH 时取侧卧位，被测量的下肢位于上方（图 4-5）。超声探头的放置位置如表 4-1 所示。

表 4-1 超声检测的体位及探头定位

肌肉	体位	探头放置位置
RF	坐位	髂前上棘与髌骨上缘外侧连线中点的肌腹处
BFLH	侧卧	坐骨结节和胫骨外侧髁连线中点的肌腹处
TA	仰卧	胫骨近端与踝之间中点的肌腹处
MG	仰卧	胫骨外侧髁和外踝连线中上 1/3 交点的肌腹处

利用 B 型超声的线阵探头，顺着肌纤维的走向平扫于肌腹处，获取不同膝关节、踝关节角度时的矢状面超声图像，分别在静息状态及最大等长收缩状态下测量相同参数。超声探头的方向会影响肌纤维的长度和角度等参数，探头对皮肤的压力会影响肌肉的形态，因此在操作中我们将超声探头置于肌腹的位置，并垂直于皮肤表面，通过超声导电胶充分接触皮肤而不压迫软组织，以减小操作技术引起的误差。获取超声图像的同时，由数字肌力测试仪记录膝关节踝关节的肌力和关节角度。测试期间可给予受试者适当休息，以避免在疲劳的情况下进行测量。每种状态下均测量 3 次以减小误差。

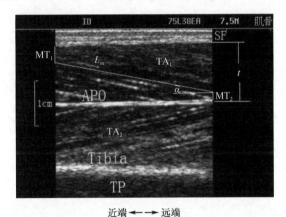

近端 ←——→ 远端

图 4-6 某受试者踝关节 0° 时在 TA 肌腹测得的矢状面超声图像

2. 超声图像分析 将 B 型黑白超声图像导入计算机，利用图像处理软件（NIH）划分肌膜、肌肉、肌腱、骨骼等不同部位，测量羽状角、肌肉厚度和肌纤维长度等肌肉形态结构参数。每一数据均测量 3 次，取其平均值进行分析以减小误差。沿肌纤维走向设定长度和角度，视野外肌纤维按平行四边形模型延长计算。TA 为双羽状肌，既往研究已证实其在沿肌腹的矢状面超声图像上双侧的羽肌部分是对称的，并且大多文献都使用单侧数据，照此在本研究中也分析靠近体表的一侧羽肌，如图 4-6 所示：三条白色水平线分别表示肌肉浅表、中间及深处腱膜的回声，白色斜线表示肌束包膜的回声。SF（subcutaneous fat）为皮下脂肪层，APO（aponeuro-sis）为腱膜，TA_1 为胫骨前肌浅层羽肌部分，TA_2 为胫骨前肌深层羽肌部分，Tibia 为胫骨，TP（tibialis posterior）为胫骨后肌。肌束与腱膜间的角度 α 为羽状角，t 为浅层羽肌的厚度，MT_1 和 MT_2 是两段肌肉深度，L_m 仅为超声探头可视部分肌纤维长度，全部肌纤维长度 L_f 可以通过平行四边形模拟的下述公式实现：

$$L_f=L_m+MT_1/\sin\alpha+MT_2/\sin_\alpha$$

3. 分组讨论下列问题

（1）采用超声技术观察骨骼肌形态结构有哪些优点？

（2）在采用超声技术测量受试者相关的肌肉形态结构参数时，为了保证测量结果的准确性，应该注意哪些问题？

4. 各组长汇报本组讨论结果 略。

5. 自由发言 略。

【教师点评】 在康复领域中，康复超声影像（rehabilita-tive ultrasound imaging，RUSI）已逐渐成为一个研究的热点，康复医师可以利用超声测量肌肉的形态结构评估肌肉的功能，并指导康复计划的制定、评估康复治疗的效果。希望同学们通过本次实验课，能够理解和基本掌握超声技术测量骨骼肌形态结构参数。

【学生作业】 采用 B 型超声技术测量受试者上肢肘关节运动相关的肌肉形态结构参数，包括羽状角、肌肉厚度和肌纤维长度。选取的肌肉包括肱二头肌、肱三头肌、肱肌、肱桡肌。

（李 乐）

附　录

附录一　常用生理溶液的成分和含量

见附表 1-1。

附表 1-1　常用生理溶液的成分和含量（单位：g/L）

	生理盐水 Normal Saline	台氏液 Tyrode's	克氏液 Krebs'	任-洛氏液 Riger-Locke's	克-亨氏液 Kreds-Henselert	任氏液 Riger's
NaCl	9.0	8.0	6.9	9.0	6.92	7.0
KCl	—	0.2	0.35	0.2	0.35	0.14
MgCl$_2$	—	0.1	—	—	—	—
CaCl$_2$（无水）	—	0.2	0.28	0.2	0.28	0.12
NaH$_2$PO$_3$	—	0.05	—	—	—	—
KH$_2$PO$_4$	—	—	0.16	—	0.16	—
NaHCO$_3$	—	1.0	2.1	0.3	2.1	0.2
MgSO$_4$·7H$_2$O	—	—	0.29	—	0.29	—
Glucose	—	1.0	2.0	1.0	2.0	1.0
通气	—	空气	O$_2$+5%CO$_2$	O$_2$	O$_2$充10minCO$_2$	—
	哺乳类小量 iv	哺乳类肠肌	哺乳类及鸟类各种组织	哺乳类心脏	豚鼠离体气管类	蛙类器官

说明：①表中各溶液成分、含量和用途各家不一，但大同小异。②凡溶液中含有 NaHCO$_3$、NaH$_2$PO$_4$ 或 CaCl$_2$ 者，应先分别溶解，然后加入其他已充分溶解稀释的成分中，以防产生沉淀。③Glucose 临用前加入，以防变质。

附录二　溶液浓度的计算

（一）溶液的配制

对于以一定体积的溶液中含溶质的质量或体积表示的%（g/ml）、%（ml/ml）、M、N 等浓度，是将一定量的溶质先加入适量溶剂使其完全溶解，然后在量筒或容量瓶中加入溶剂，至所要求的体积，混合均匀而得到。

在计算溶质的量时，应注意的是许多固体药品含有结晶水，配制溶液时，要将结晶水计算在内。

设 W=无水物质的重量，X=含结晶水物质的重量，M=无水物质的分子量，M_{H_2O}=含结晶水物质的分子量

则它们之间的关系如下式：$W : X = M : M_{H_2O}$

依据此关系式可将无水物质的量换算为含结晶水物质的量。

（二）溶液的稀释

稀释是指向浓溶液中加入溶剂变成稀溶液的过程。稀释时溶质的量没有变，故溶质的量$=C_浓 \times V_浓 = C_稀 \times V_稀$

式中 C 为浓度，V 为体积。即浓度与体积成反比关系。依据此式可进行计算。

（三）溶液的混合

两种溶液（含同种溶质）混合后，混合后溶液中溶质的量应等于混合前两溶液中溶质量之和。

故 $C_1V_1 + C_2V_2 = C_混 V_混$

（四）溶液浓度的换算

1. 当量浓度与摩尔浓度的换算

$$当量浓度 = 摩尔浓度 \times 化合价$$

2. 百分浓度（g/ml）与当量浓度的换算

$$当量浓度 = \frac{百分浓度 \times 10 \times 化合价}{分子量}$$

附录三　一定浓度酸、碱溶液的配制

见附表 3-1～附表 3-3。

附表 3-1　配 1L 某百分浓度的酸、碱溶液，所需浓酸或浓碱的毫升数

溶液	质量分数					
	25%	20%	10%	5%	2%	1%
HAC	248	197	97	48	19	9.5
HCl	635	497	237	116	46	23
HNO$_3$	313	244	115	56	22	11
H$_2$SO$_4$	168	130	61	29	12	6
NH$_3 \cdot$H$_2$O	不稀释	814	422	215	87	44

附表 3-2　配一定当量浓度的酸溶液

酸的名称和化学式	相对密度（20℃）	质量百分率	当量浓度（约数）	配制方法
浓盐酸 HCl	1.19	37.23	12mol/L	
稀盐酸 HCl	1.10	20.0	6 mol/L	浓盐酸 496ml 与水 500ml 混合
稀盐酸 HCl		7.15	2 mol/L	浓盐酸 167ml 与水 833ml 混合
浓硝酸 HNO$_3$	1.42	69.83	16 mol/L	
稀硝酸 HNO$_3$	1.20	32.34	6 mol/L	浓硝酸 381ml 与水 619ml 混合
浓硫酸 H$_2$SO$_4$	1.84	95.6	18mol/L	
稀硫酸 H$_2$SO$_4$	1.18	24.8	3mol/L	浓硫酸 167ml 慢慢加水 833ml 水中，并不断搅拌
浓乙酸 CH$_3$COOH	1.05	99.5	17 mol/L	
稀乙酸 CH$_3$COOH	…	35.0	6 mol/L	浓乙酸 350ml 与水 650ml 混合

附表 3-3　配一定当量浓度的碱溶液

碱的名称和化学式	相对密度质量（20℃）	百分率	当量浓度（约数）	配制方法
氢氧化钙 Ca（OH）₂	—	—	0.05mol/L	溶液（每升中约含 CaO1.3g）
氢氧化钠 NaOH	1.22	19.7	6mol/L	溶 250g NaOH 于水中，稀释至 1L
氢氧化钾 KOH	—	—	2mol/L	溶 112g KOH 于水中，稀释至 1L

附录四　几种易变质药物溶液的配制与保存法

1. 氯化乙酰胆碱　本品一般水溶液中易水解失效。但在 pH 4 的溶液中则比较稳定。如以 5% NaH_2PO_4 溶液配成 0.1%左右的氯化乙酰胆碱储存液，用小瓶分装，密封后在冰箱中存放，约可保持药效 1 年。临用前用生理盐水稀释至所需浓度。

2. 盐酸肾上腺素　本品在溶液中易氧化失效。如溶液带有碱性，则破坏更快。因此只能以生理盐水稀释，不能以任氏液或台氏液稀释。盐酸肾上腺素的稀溶液一般只能保存数小时，如在溶液中添加微量（$1×10^{-4}$mol/L）维生素 C（抗坏血酸）则其稳定性可显著提高。

3. 洋地黄　洋地黄的有效成分为苷类物质，后者在水溶液中易水解失效。因而常以片剂和酊剂的形式保存。药理实验中临用前调制成水溶液供用，方法如下：取适量洋地黄酊置蒸发皿中，在水溶上蒸干。冷却后加生理盐水调成适当浓度，过滤后在冰箱中储存。这种稀释液只能保持药效 3 天。

4. 磷酸组织胺　本品在水溶液中易变质失效。如溶液呈酸性则较稳定。可以仿照氯化乙酰胆碱的方法，以 5%NaH_2PO_4 溶液配制储存液，临用前以生理盐水稀释至所需浓度。

5. 水杨酸毒扁豆碱　本品在水镕液中易氧化变质，在制剂中宜适当添加抗氧化剂。取水杨酸毒扁豆碱 0.1g 及亚硫酸氢钠 0.05g，加水至 100ml，制成 0.1%水杨酸毒扁豆溶液，用棕色瓶储存，约可保持药效 1 周。如发现溶液出现粉红色；即不可用。

6. 催产素及脑垂体后叶素　它们在水溶液中也易变质失效；但如以 0.25%乙酸溶配制成每 ml 含催产素或脑垂体后叶素 1U 的储存液，用小瓶分装，灌封后置冰箱中保存（4℃左右，不宜冰冻），约可保持药效 3 个月，用前用生理盐水稀释至适当浓度。如发现催产素或脑垂体后叶素的溶波中出现沉淀，则不可用。

附录五　动物给药量的确定及人与动物的用药量换算方法

（一）动物给药量的确定

在观察一个药物的作用时，剂量太小，作用不明显；剂量太大，又可能引起动物中毒致死。应给动物多大的剂量，可按下述方法确定。

（1）先用小量小鼠粗略地探索中毒的剂量或致死量，然后用小于中毒量的剂量，或取致死量的若干分之一（一般可取 1/10～1/5），作为应用剂量。

（2）粗制的植物药的剂量多按生药折算。

（3）化学药品可参考化学结构相似的已知药物的剂量，特别是化学结构和作用都相似的药物所用的剂量。

（4）确定剂量后，如第一次实验的作用不明显，动物也没有中毒的表现（体重下降、精神不振、活动减少或其他症状），可以加大剂量重复实验。如作用明显但出现中毒现象，则应减少用量重复实验。在一般情况下，在适宜的范围内，药物的作用常随剂量的加大而增强（即剂量-作用关系）。所以，有条件时，最好用几个不同剂量做实验，以便获得关于药物作用的较完整的资料。如实验结果表明剂量与作用强度之间毫无规律可循时，则应慎重分析，甚至须考虑假阳性反应的可能。

（5）确定动物给药剂量时要考虑动物的年龄和体质。一般所说的给药剂量是指成年动物，如是幼小动物，剂量应减少。如以犬为例：6 个月以上的犬给药剂量为 1 份时，3～6 个月的给 1/2 份，1.25～3 个月的给 1/4 份，20～45 日的给 1/8 份，10～20 日的给 1/16 份。

（6）确定动物给药剂量时，要考虑给药途径不同，所用剂量也不同。以口服量作为 100 时，灌肠量应为 100～200，皮下注射为 30～50，肌内注射为 25～30，静脉注射为 25。

（二）人与动物的用药换算方法

药理学家研究药物在动物体内的作用时则习惯于 mg/kg 等形式来计算药物剂量。这种办法行之于同种动物的不同个体之间，问题似乎不大；但如行之于不同种类动物之间，常常会严重偏小或过大，以致无法完成实验。1958 个 Pinkel 报告 6-MP 等抗肿瘤药物在小鼠、大鼠、犬和人身上的治疗剂量，按 mg/kg 计算时差距甚大；但如改按 mg/m^2 体表面积计算，就都很接近。此后按体表面积计算剂量的概念逐渐为药理学界所接受，被认为尤其适用于不同种类动物之间剂量的换算。

（三）人和动物的体表面积计算法

1. 人体体表面积计算法　计算我国人的体表面积，一般认为许文生公式尚较适用，即：

体表面积（m^2）=0.0061×身高（cm）+0.0128×体重（kg）–0.1529

例：某人身高 168cm，体重 55kg，试计算其体表面积。

解：$0.0061×168+0.0128×55.0–0.1529=1.576m^2$

2. 动物的体表面积计算法　有许多种，在需要由体重推算体表面积时，一般认为 Meeh-Rubner 公式尚较适用，即：

$$A(体表面积，以m^2计算) = K \frac{W(体重，以g计算)^{2/3}}{10\ 000}$$

式中的 K 为一常数，随动物种类而不同：小白鼠和大白鼠 9.1、豚鼠 9.8、家兔 10.1、猫 9.9、犬 11.2、猴 11.8、人 10.6（上列 K 值各家报道略有出入）。应当指出，这样计算出来的体表面积还是一种粗略的估计值，不一定完全符合于每个动物的实测数值。

例：试计算体重 1.50kg 家兔的体表面积。

解：$A = 10.1 \times \dfrac{1500^{2/3}}{10\ 000}$

$$lgA=lg10.1+\frac{2}{3}lg1500–lg10\ 000=–0.8783$$

$A=0.1324m^2$（体重 1.50kg 家兔的体表面积）

（四）不同种类动物之间药物剂量的换算法

有好几种方法，兹举一例分别加以说明。

例: 某利尿剂大白鼠灌胃给药时的剂量为 250mg/kg, 试粗略估计犬灌胃给药时可以试用的剂量。

解 1 (直接计算法):

实验用大白鼠的体重一般在 200g 左右, 其体表面积 (A) 为:

$$A = 9.1 \times \frac{200^{2/3}}{10\,000} 0.0311\text{m}^2$$

250mg/kg 的剂量如改以 mg/m² 表示, 即为:

$$\frac{250 \times 0.2}{0.0311} = 1608\text{mg/m}^2$$

实验用犬的体重一般在 10kg 左右, 其体表面积 (A) 为:

$$A = 11.2 \times \frac{10\,000^{2/3}}{10\,000} \times 0.5198\text{m}^2$$

于是 $\dfrac{1608 \times 0.5198}{10}$ =84mg/kg (犬的适当试用剂量)

解 2 (利用 "mg/kg 折算 mg/m² 转换因子" 进行计算):

将某种动物按 mg/kg 计算的剂量乘以相应的转换因子 (附表 5-1), 即为按 mg/m² 计算的剂量。

附表 5-1　进行不同种类动物间剂量换算时的常用数据

动物种类	Meeh-Rubner 公式的 K 值	体重 (kg)	体表面积 (m₂)	mg/kg-mg/m² 转换因子	每 kg 体重占有体表面积相对比值
小白鼠	9.1	0.018	0.0063	2.9	
		0.020	0.0067	3.0 粗略值 3	1.0 (0.02kg)
		0.022	0.0071	3.1	
		0.024	0.0076	3.2	
大白鼠	9.1	0.10	0.0196	5.1	
		0.15	0.0257	5.8 粗略值 6	0.47 (0.20kg)
		0.20	0.0311	6.4	
		0.25	0.0361	6.9	
豚鼠	9.8	0.30	0.0439	6.8	
		0.40	0.0532	7.5 粗略值 8	0.40 (0.40kg)
		0.50	0.0617	8.1	
		0.60	0.0697	8.6	
家兔	10.1	1.50	0.1323	11.3	
		2.00	0.1603	12.4 粗略值 12	0.24 (2.0kg)
		2.50	0.1860	13.4	
猫	9.9	2.00	0.1571	12.7	
		2.50	0.1824	13.7 粗略值 14	0.22 (2.5kg)
		3.00	0.2059	14.6	
犬	11.2	5.00	0.3275	15.3	
		10.00	0.5199	19.2 粗略值 19	0.16 (10.0kg)
		15.00	0.6812	22.0	
猴	11.8	2.00	0.1873	10.7	
		3.00	0.2455	12.2 粗略值 12	0.24 (3.0kg)
		4.00	0.2973	13.5	
人	10.6	40.00	1.2398	32.2	
		50.00	1.4386	34.8 粗略值 35	0.08 (50.0kg)
		60.00	1.6246	36.9	

$$\frac{250 \times 6(大白鼠的转换因子)}{19(犬的转换因子)} = 79mg/kg(犬的适当试用剂量)$$

解 3 （利用"每 kg 体重占有体表面积相对比值"进行计算）：

各种动物的"每 kg 体重占有体表面积相对比值（简称体表面积比值）"亦见附表5-1。

$$\frac{250 \times 0.16(犬的体表面积比值)}{0.47(大白鼠的体表面积比值)} = 85mg/kg(犬的适当试用剂量)$$

解 4（利用"人和动物间按体表面积折算的等效剂量比值表"进行计算）：查附表5-2。12kg 犬的体表面积为 200g 大白鼠的 17.8 倍。

附表 5-2　人和动物间按体表面积折算的等效剂量比值表

	小白鼠（20g）	大白鼠（200g）	豚鼠（400g）	家兔（1.5kg）	猫（2.0kg）	猴（4.0kg）	犬（12kg）	人（70kg）
小白鼠（20g）	1.0	7.0	12.25	27.8	29.7	64.1	124.2	387.9
大白鼠（200g）	0.14	1.0	1.74	3.9	4.2	9.2	17.8	56.0
豚鼠（400g）	0.08	0.57	1.0	2.25	2.4	5.2	4.2	31.5
家兔（1.5kg）	0.04	0.25	0.44	1.0	1.08	2.4	4.5	14.2
猫（2.0kg）	0.03	0.23	0.41	0.92	1.0	2.2	4.1	13.0
猴（4.0kg）	0.016	0.11	0.19	0.42	0.45	1.0	1.9	6.1
犬（12kg）	0.008	0.06	0.10	0.22	0.23	0.52	1.0	3.1
人（70kg）	0.0026	0.018	0.031	0.07	0.078	0.16	0.32	1.0

该药大白鼠的剂量为 250mg/kg，200g 的大白鼠需给药 $250 \times 0.2 = 50mg$

$$于是 = \frac{50 \times 17.8}{12} = 74mg/kg(犬的适当试用剂量)$$

3. 注意事项　造成动物对药物敏感性种属差异的因素甚多。上述不同种类动物间剂量的换算法只能提供粗略的参考值。究竟是否恰当，须通过实验才能了解。

在人身上初次试用新药时对于剂量的考虑尤须慎重。不能随便把从动物实验资料换算过来的剂量直接用于人体。有些人认为在人身上初次试用新药时最多只能用犬或猴安全剂量（按 mg/kg 计算）的 1/20～1/10，在证明确实无害后方可小心地适当增量。

附录六　常用实验动物的正常生理生化数值

见附表 6-1～附表 6-4。

附表 6-1　常用实验动物的正常生理生化值

	犬	兔	大白鼠	小白鼠		犬	兔	大白鼠
寿命（年）	10～20	4～9	2～3	2～3	血非蛋白氮 mg/dl	20～44	28～51	20～44
性成熟期（日）	180～300	120～240	60～75	35～60	血清钾 mmol/L	3.7～5.0	2.7～5.1	3.8～5.4
成年体重（kg）	8-20	1.5 以上	♂150g 以上 ♀250g	20g 以上	血清钠 mmol/L	129～149	155～165	126～155
体温（直肠℃）	37～39	38.5～40	37.5～39	36.5～39	血清钙 mmol/L	3.8～6.4	5.6～8.0	3.1～5.3
血红蛋白（g%）	10.5～20	7.1～15.5	12.0～17.8	10～19	血清氯 mmol/L	104～117	92～112	94～110
红细胞（百万/mm^3）	5.5～8.5	4.0～6.4	7.2～9.6	7.7～12.5	血清胆红素 mg/dl	0.1～0.3	＜0.1	0.1～0.3
白细胞（千/mm^3）	6～17	5.2～12	5.0～25.0	4.0～12.0	尿比重	1.02～1.05	1.01～1.05	
血小板（千/mm^3）	12.0～30	12～25	10～138	15.7～152				
总血量（占体重%）	8～9	5.46	5.76～6.94	7.78				

附表 6-2　动物安静状态下呼吸系统参数表

动物	体重（kg）	呼吸频率（次/分）	潮气量（ml）	通气量（L/min）	耗气量（mm^3/g）
兔	1.5～2.5	51（38～60）	21.0（19.3～24.6）	1.07（0.80～1.14）	785
豚鼠	0.274～0.941	90（69～104）	1.8（1.0～3.9）	0.16（0.10～0.38）	816
大白鼠	0.063～0.152	85.5（66～144）	0.86（0.60～1.25）	0.073（0.05～0.101）	2000
小白鼠	0.012～0.026	128.6（118～139）	0.15（0.09～0.23）	0.024（0.011～0.036）	1530
犬	16.4～30.5	18（11～37）	320（251～432）	5.21（3.3～7.4）	580
猫	2.3～5.7	26（20～30）	34（20～42）	0.96（0.86～1.09）	710

附表 6-3　实验动物血液的 pH 及二氧化碳、氧和剩余碱含量

动物	pH	CO$_2$浓度（mmol/L）	HCO$_3$（mmol/L）	CO$_2$分压（kPa）	O$_2$分压（kPa）	血氧含量（ml%）	剩余碱浓度（mmol/L）动脉	剩余碱浓度（mmol/L）静脉
犬	7.40（7.31～7.48）[1]	21.4（17.0～24.0）[1]	23.5[1]	5.07（4.13～5.73）[1]	（10.26～13.60）[1]	…	-3+4	…
猫	（7.32～7.40）[2]	…		（4.67～6.27）[2]	（4.27～6.27）[2]	15.0		-2
兔	7.35（7.28～7.36）[1]	22.8（13.0～33.0）[1]	17[1]	5.33（2.67～6.13）[1]	…	15.6	-8	…
豚鼠	7.35（7.17～7.55）[1]	…		5.33（2.80～6.67）[1]	…	…	-3	…
大白鼠	7.35（7.26～7.44）[1]	24.0（20.0～28.0）[1]	22.8[1]	4.2（4.67～6.53）[1]	…	18.6	-2	…

①动脉血；②静脉血。

附表 6-4　实验动物心率和脉搏

动物	平均体重（kg）	心率（次/分）	心率与状况（次/分）	最高心率（次/分）	脉搏（次/分）
犬	19.3	120（100～139）	5kg（105～125）；5～20kg（72～200）	—	70～120

续表

动物	平均体重（kg）	心率（次/分）	心率与状况（次/分）	最高心率（次/分）	脉搏（次/分）
猫	3.1	116（110～140）	0.1kg300；0.75kg、麻醉215(161～290)；2.5kg（110～240）	—	120～140
兔	2.6	205（123～304）	1.43kg220；1.3kg、麻醉251(167～330)	—	205（123～300）
豚鼠	0.60	280（260～400）	0.3～0.75kg(230～300)；0.58～0.59kg、麻醉（132～288）	—	287（297～350）
大白鼠	0.18	328（216～500）	0.2kg（360～520）；0.27kg、36.9℃、麻醉（330～480）	390～490	334（324～341）
小白鼠 金地鼠	0.019	600（328～780）	10～20g、38.4℃、清醒642(480～738)；17g、麻醉（450～550）	—	485（422～540）

附录七　随机数字表

	1→10	11→20	21→30	31→40	41→50
1	22 17 68 65 84	68 95 23 92 35	87 02 22 57 51	61 09 43 95 06	58 24 82 03 47
2	19 36 27 59 46	13 79 93 37 55	39 77 32 77 09	85 52 05 30 62	47 83 51 62 74
3	16 77 23 02 77	09 61 87 25 21	28 06 24 25 93	16 71 13 59 78	23 05 47 47 25
4	78 43 76 71 61	20 44 90 32 64	97 67 63 99 61	46 38 03 93 22	69 81 21 99 21
5	03 28 28 29 08	73 37 32 04 05	69 30 16 09 05	88 69 58 28 99	35 07 44 75 47
6	93 22 53 64 39	07 10 63 76 35	87 03 04 79 88	08 13 13 85 51	55 34 57 72 69
7	78 76 58 54 34	92 38 70 69 92	52 06 79 79 45	82 63 18 27 44	69 66 92 19 09
8	23 68 35 26 00	99 53 93 61 28	52 70 05 48 34	56 65 05 61 86	90 92 10 70 80
9	15 39 25 70 99	73 86 52 77 65	15 33 59 05 28	22 87 29 07 47	86 96 98 29 06
10	58 71 96 30 24	18 46 23 34 27	85 13 99 24 44	49 18 09 79 49	74 16 32 23 20
11	57 35 27 33 72	24 53 63 94 09	41 10 76 47 91	44 04 95 49 66	39 60 04 59 81
12	48 50 86 54 48	22 06 34 72 52	82 21 15 65 20	33 29 94 71 11	15 91 29 12 03
13	61 96 48 95 03	07 16 39 33 66	98 56 10 59 79	71 21 30 27 12	90 49 22 23 62
14	36 93 89 41 26	29 70 83 63 51	99 74 20 52 36	87 09 41 15 09	98 60 16 03 03
15	18 87 00 42 31	57 90 12 02 07	23 47 37 17 12	54 08 01 88 63	39 41 88 92 10
16	88 56 3 27 59	33 35 72 67 47	77 34 55 45 70	08 18 27 38 90	19 95 86 70 75
17	09 72 95 84 29	49 41 31 06 07	42 38 06 45 18	64 84 73 31 65	52 53 37 97 15
18	12 96 88 17 31	65 19 69 02 83	60 75 86 90 68	24 64 19 35 51	56 61 87 39 12
19	85 94 57 24 16	92 09 84 38 76	22 00 27 69 85	29 81 94 78 70	21 94 47 90 12
20	38 64 43 56 93	93 77 87 68 07	91 51 67 62 44	40 98 05 63 78	23 32 65 41 18
21	53 44 09 42 72	00 41 86 79 79	68 47 22 00 20	35 55 31 51 51	00 83 63 22 55
22	40 76 66 26 84	57 99 99 90 37	36 63 32 08 58	37 40 13 68 97	87 64 81 70 83
23	02 17 79 18 05	12 59 52 57 02	22 07 90 47 03	28 14 11 30 79	20 69 22 40 98
24	95 17 82 36 53	31 61 70 98 46	72 06 89 07 77	56 11 50 81 69	40 23 72 51 39
25	35 76 22 42 92	96 11 83 44 80	34 68 35 48 77	33 42 40 90 60	73 96 53 97 86

附录八　t 值 表

自由度（ν）	t值		自由度（ν）	t值	
	P=0.05	P=0.01		P=0.05	P=0.01
1	12.706	63.567	22	2.074	2.819
2	4.303	9.925	23	2.069	2.807
3	3.182	5.841	24	2.064	2.797
4	2.776	4.604	25	2.060	2.787
5	2.571	4.032	26	2.056	2.779
6	2.447	3.707	27	2.052	2.771
7	2.365	3.499	28	2.048	2.763
8	2.306	3.355	29	2.045	2.756
9	2.262	3.250	30	2.042	2.750
10	2.228	3.169	35	2.030	2.724
11	2.201	3.106	40	2.021	2.704
12	2.179	3.055	45	2.014	2.690
13	2.160	3.012	50	2.008	2.678
14	2.145	2.977	55	2.004	2.669
15	2.131	2.947	60	2.000	2.660
16	2.120	2.921	70	1.994	2.648
17	2.110	2.898	80	1.989	2.638
18	2.101	2.878	90	1.986	2.631
19	2.093	2.861	100	1.982	2.625
20	2.086	2.845	120	1.980	2.617
21	2.080	2.831	∞	1.960	2.576

（李　莉　薛　冰）